Doc Esser

HEALTH FOOD

Rock 'n' Roll

INHALTSVERZEICHNIS

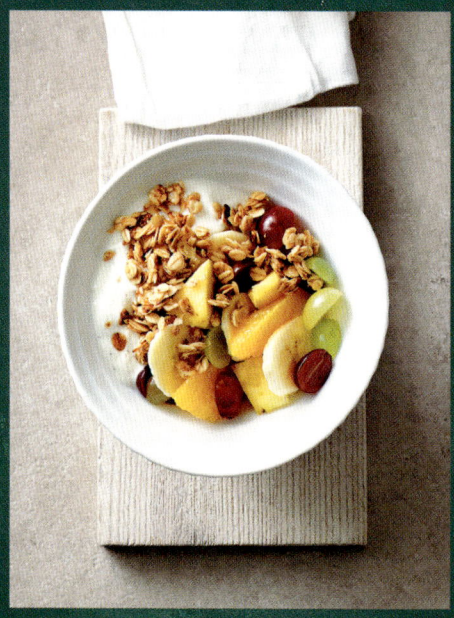

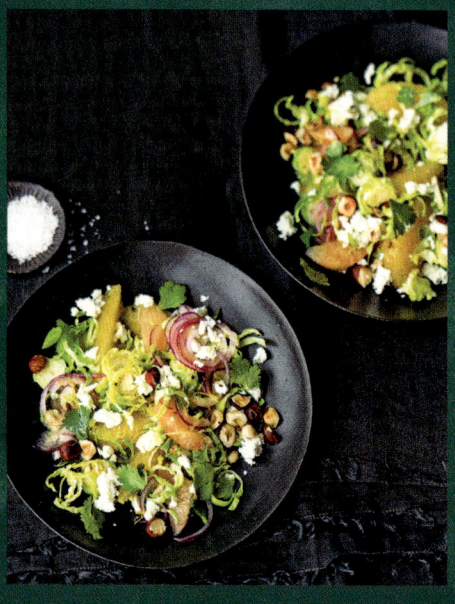

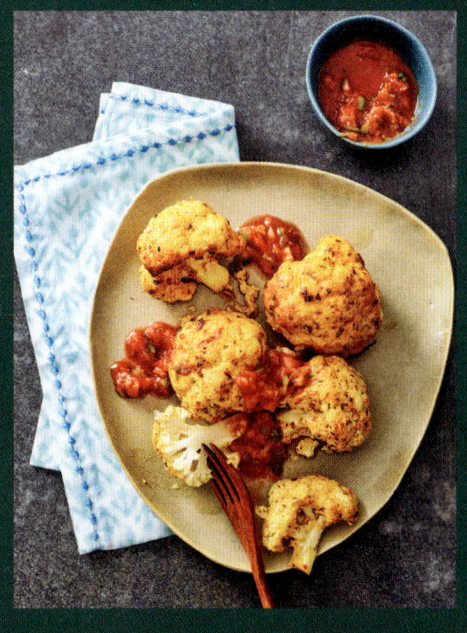

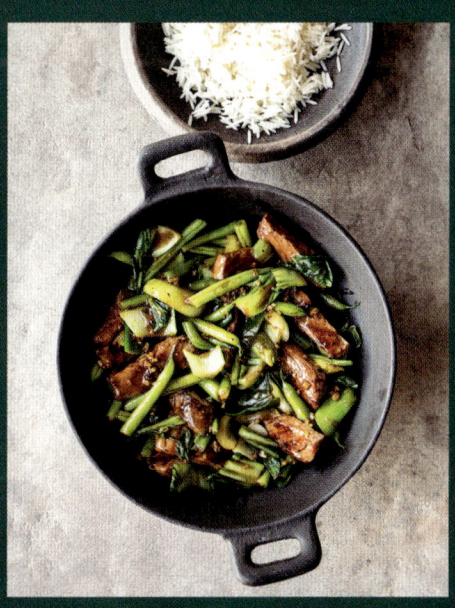

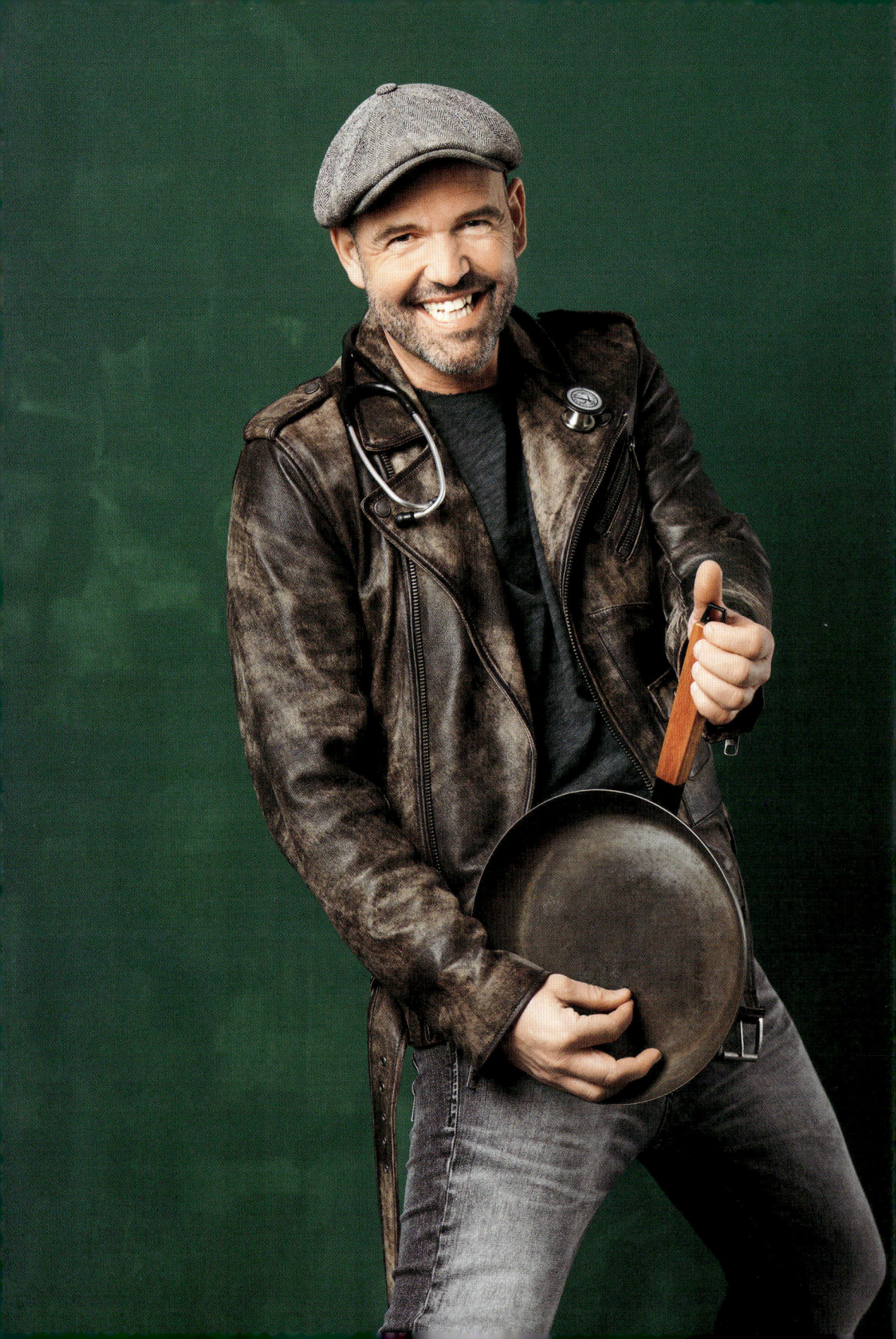

INTRO

Ein Wort vorab ...

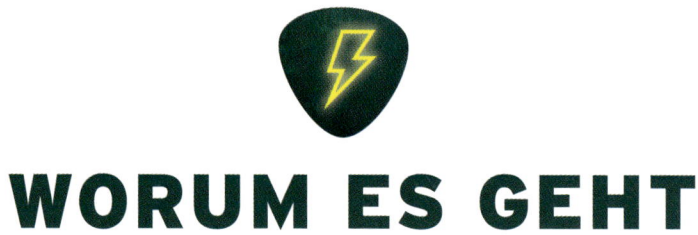

WORUM ES GEHT

Mann, was haben Sie für ein Glück: Sie halten nämlich mit diesem Buch die einzig wahre, für alle gültige, allumfassende und für ein langes, gesundes, vitales Leben nötige Doc-Esser-Ernährungsmethode in den Händen. Stimmt nicht!

—

Glauben Sie wirklich, dass es die eine Ernährung gibt? Glauben Sie wirklich, dass es die Nahrungsmittel und die Rezepte gibt, die allen schmecken und die dafür stehen, dass Sie mit genügend Political Correctness und Nachhaltigkeit die usselige Verwandtschaft mal wieder zu einem Essen einladen können, das zudem magenschonend, leberentgiftend, abführend ist (ein wichtiges Thema für alle ab 50), das

Immunsystem stärkt und im günstigsten Fall auch noch die Bikinifigur für den kommenden Sommer fördert? Glauben Sie das wirklich?

Essen aus Überzeugung

Wer was wann, wo, wie und wie viel isst, hängt von vielen Faktoren ab, die individuell unterschiedlich verteilt sind und unterschiedlich großen Einfluss auf unser Leben haben.

Glaubenssache

Fangen wir mal mit den Religionen an: In nahezu jeder Religion (man verzeih mir, aber ich bin kein Theologe und kenne somit nicht alles) gibt es Vorgaben, wann und wie Speisen zubereitet werden sollten und worauf man besser verzichtet. So hat jede Religion ihre Fastenzeit. Von unseren muslimischen Freunden kennen wir das Zuckerfest (Eid-al Fitr), welches sich an den Fastenmonat Ramadan anschließt, bei uns sind es die 40 Tage nach Aschermittwoch bis zur Osternacht, in denen wir Verzicht üben sollten. Bei den Juden ist der Versöhnungstag Jom Kippur ein Fastentag. Easy, denken Sie – von wegen! Dafür gibt es bei den Juden die sogenannte Kaschrut, die wiederum in der Tora steht. Das sind Speisegesetze, die zum einen festlegen, was Sie kochen dürfen und was Sie besser weglassen (Schweine beispielsweise, da sie als unrein gelten), aber auch Kombinationen von Lebensmitteln sind verpönt und sollten nicht zusammen gekocht und verzehrt werden. Mittlerweile ist das sogar in der Ernährungswissenschaft angekommen: Es kommt auf die Kombination an und nicht auf die Einzelsubstanz – food synergy! Interessanterweise haben viele Religionen den gleichen Grundgedanken: »Schade anderen so wenig wie möglich durch deine Nahrung und verschwende sie nicht.« Der Hinduismus ist meiner Meinung nach absoluter Vorreiter, da hier die Prämisse gilt:

»Iss nur so viel wie nötig und lass Lebensmittel niemals vergammeln.« Im Vergleich dazu sind wir im Christentum ziemlich lax. Hier ist alles erlaubt zu konsumieren, was nicht bei drei auf den Bäumen ist, es gibt keinen Nahrungsmittelindex, nur freitags ist statt Fleisch Fisch angesagt. Damit soll der Kreuzigung Jesu an einem Freitag Tribut gezollt werden. Fisch und Meerestiere zählen dabei nicht als Fleisch. Und so war es auch bei uns zu Hause: freitags Fisch, samstags Eintopf, sonntags der Braten.

Neue Ideologien

Für viele von uns hier in Deutschland spielen Religionen eh nur eine untergeordnete Rolle und haben hinsichtlich Nahrungszubereitung und -aufnahme kaum noch etwas zu sagen. Dafür haben sich aber Ernährungs- und Lebensweisen entwickelt, die gar nicht so weit von religiösen Ideen entfernt sind, von ihren Anhängern dogmatisch gelebt werden und oft schon ideologischer Natur sind. Dabei ist der Grundsatz absolut lobenswert! Worüber rede ich? Natürlich über Vegetarier und Veganer.
Die vegetarische Ernährung, also der Verzicht auf Produkte, die aus getöteten Tieren gewonnen werden,

Info

Rock 'n' Roll goes vegan

Straight Edge

Ich kam Ende der 80er beziehungsweise Anfang der 90er erstmals mit Veganern in Kontakt, und zwar im Rahmen der Straight-Edge-Bewegung, einer Lebensweise, die sich aus dem Punkrock entwickelte, jedoch das Destruktive und Selbstzerstörerische der Punker ablehnt und stattdessen das Leben zu schätzen weiß. Klarheit im Kopf, Monogamie, Nachhaltigkeit und der Respekt vor anderen Lebewesen wird zum höchsten Gut erklärt. Im Prinzip eine musikalisch vorgetragene ärztliche Empfehlung zur gesunden Lebensführung – wenn man die Mädels und Jungs der Szene sieht, dann scheinen die einiges richtig zu machen. Zumindest wirkt der größte Teil sehr gesund und fidel!

entwickelte sich übrigens aus der christlichen Askese und erlangte bereits zu Beginn des 19. Jahrhunderts eine größere Popularität durch den Prediger Sylvester Graham. Nahezu zeitgleich ging der Arzt und Lebensreformer William A. Alcott noch einen Schritt weiter und empfahl, komplett auf Tierprodukte zu verzichten – quasi der erste Veganer.

Eating for future

Ich mag es, wenn es Menschen gibt, die sich Gedanken darüber machen, was sie täglich an kulinarischen »Kostbarkeiten« konsumieren. Wir nehmen vieles als gegeben hin und zahlreiche Kinder wissen oft bis ins Grundschulalter nicht, dass es den »Chicken-McNuggets-Baum« gar nicht gibt, ihnen ist nicht klar, dass dafür ein Lebewesen sein Leben gibt. Ich bin zudem ein Verfechter der Ansicht, dass man Kinder frühzeitig an die Erzeugung von Lebensmitteln heranführt, und dazu gehört auch das Schlachten eines Tieres.

Nicht zuletzt frage ich mich jeden Tag, inwiefern eine Packung Wurstaufschnitt nur wenige Cent kosten kann. Abgesehen davon, dass jedem Tier eine lebenswerte Aufzucht gewährleistet sein sollte und dass wir ein Tier mit Demut und Respekt schlachten und verwerten müssen, trägt die Massentierhaltung, durch

unseren maßlosen Fleischkonsum ge-
fördert, zu einem nicht unbeträchtli-
chen Anteil zum Treibhauseffekt bei –
nämlich fast 20 %. Auch die Haltung
von Freilandtieren hat ihre Nachteile:
12 % der weltweiten Rodung, also
der Vernichtung von Wäldern (die wir
übrigens dringend benötigen, da wir
sonst bei steigenden CO_2-Werten auf
Kiemenatmung umsteigen sollten), ist
auf die Schaffung von Weiden für frei
laufende Nutztiere zurückzuführen.
Mit Fischen ist das gleichfalls so eine
Sache. Viele sind mit Schwermetallen
belastet oder man bekommt bei dem
Genuss von Fisch noch eine Extra-
portion Kunststoff umsonst dazu,
da Menschen ja die letzten Schweine
sind, was Recycling angeht, und lieber
alles ins Meer verklappen.

Gesund essen

Und dann ist zu viel Fleisch ja auch
alles andere als gesundheitsfördernd.
Obwohl ich ein überzeugter Fleisch-
fresser war und auch nicht komplett
dem Fleischgenuss abgeschworen
habe, sogar einmal im Monat im
Brauhaus meines Vertrauens den
Metthaben (natürlich mit Pfeffer,
Salz und frischen Zwiebeln) zelebriere, halte ich mich an den restlichen
Tagen mit dem Fleischkonsum extrem

zurück. Nicht nur aus ökologischen
Gründen, sondern auch aus gesundheitlichen – dazu später mehr.

Bewusst essen

»Wer ist man, wenn man was isst?«
Eine Frage, für die man täglich einmal
Gehirngrütze verschwenden sollte.
Man tut sich und seinem Körper was
Gutes und anderen Menschen übrigens auch. Ich habe bis heute nicht
verstanden, warum manche Zeitgenossen im Winter dringend frische
Erdbeeren für ihr Wohlbefinden brauchen. Also wegen Vitaminen kann
es nicht sein, da diese in den impor-
tierten Beeren nicht mehr zu finden
sind. Abgesehen davon, dass man die
Bauern in unserem Land unterstützt,
indem man auf regionale und saisona-
le Lebensmittel zurückgreift, reduziert
man zugleich seinen CO_2-Fußabdruck,
der eh schon paar Nummern zu groß
ist, da es einen dramatischen Unterschied macht, ob mein Leinsamen mit
dem Trecker aus dem Vorort um die
Ecke kommt oder der Chia-Samen mit
dem Schiff aus China.
Von daher bin ich ein großer Fan von
Menschen, die sich für eine gesunde
nachhaltige Ernährung einsetzen, bin
aber an der Stelle raus, wenn diese
vorgeben, dass ihr Weg der einzig

wahre ist. Ernährung basiert auf so vielen individuellen Vorgaben und Vorlieben, sie hat was damit zu tun, wie man aufgewachsen ist, wo man lebt und liebt. Und natürlich existieren auch Motivationen, bestimmten Ernährungsweisen nachzugehen, wenn man gesundheitlich nicht mehr so ganz auf der Höhe ist.

Zwingende Gründe

Neben religiösen oder nahezu religiösen Gründen gibt es natürlich auch krankheitsbedingte Einschränkungen der Nahrungsaufnahme.

Diabetes

Ein Klassiker ist beispielsweise der Diabetes mellitus Typ 2, früher auch Alterszucker genannt. Ich erinnere mich noch bis heute an die furchtbare Diabetikerschokolade meines Opas, die zu keinem Zeitpunkt des Kauens einen guten Geschmack im Mund hinterließ. Diabetes ist heute keine Erkrankung der Älteren mehr, sondern hat durchaus Einzug bei den 30- bis 40-Jährigen gefunden, da viele sich schon in jungen Jahren saumäßig schlecht ernähren. Diese Erkrankung führt bestenfalls zu einer kohlen-

hydratarmen Ernährung, damit die Bauchspeicheldrüse nicht dauernd Insulin ausschütten muss, was die entstandene Insulinresistenz noch zusätzlich verstärkt.

Magensaft auf Abwegen

Reflux gehört ebenfalls zu den Erkrankungen, die eine Ernährungsumstellung erfordern. Hier im Westen sagt man zum Aufstoßen oder Sodbrennen nach einer opulenten Speise auch »Pfötchen geben«. Ab und zu nicht schlimm. Aber bei täglichem oder auch nächtlichem Besuch der Magensäure in Regionen, in denen sie nichts zu suchen hat (Speiseröhre, Rachen und auch Lungen), und den damit verbundenen brennenden Schmerzen führt Reflux teilweise zu dramatischen Einschränkungen, was die Auswahl der Lebensmittel und damit auch die Lebensqualität angeht.

Allergien und Asthma

Omega-6-Fettsäuren (hauptsächlich aus Nuss- und Pflanzenölen) stehen im Verdacht, ein Asthma bronchiale verstärken zu können, während Omega-3-Fettsäuren als entzündungshemmend gelten und so bei der Behandlung von Asthma von Vorteil sein könnten. Vor allem die Kinder werdender Mütter profitieren davon, wenn die Mama weniger Omega-6- und dafür mehr Omega-3-Fettsäuren zu sich nimmt. Und wo wir gerade bei Schwangeren sind: Auch ein erhöhter Zuckerkonsum der Mutter scheint das Risiko für Allergien und Asthma beim Kind deutlich zu erhöhen. Eine Low-Carb-Ernährung bringt dagegen etwas für übergewichtige Asthmakranke: Durch die Gewichtsreduktion kommt es zu einer Verbesserung der Lungen-kraft – abgesehen von vielen anderen gesundheitlichen Vorteilen also noch ein zusätzlicher Motivator für das Erreichen eines gesunden, angemesse-nen Wohlfühlgewichts.

Wenn der Darm gereizt reagiert

Darmerkrankungen (im wahrsten Sinne des Wortes »für den Arsch«) führen ebenfalls dazu, dass die betroffenen Patienten sich nur sehr eingeschränkt ernähren. Und damit meine ich nicht nur chronische Erkrankungen wie Colitis ulcerosa oder Morbus Crohn, sondern auch den Reizdarm, ein Problem, das inzwischen viele Menschen betrifft.

Fit bleiben

Und dann mal ehrlich: Wir essen doch alle aus gesundheitlichem Aspekt. Nicht, weil uns Erkrankungen ein-schränken, sondern weil wir durch Verzicht oder vermehrten Konsum spezieller Lebensmittel oder durch die geschickte Kombination bestimmter Lebensmittel Krankheit und Alterung verhindern wollen. Und so wird nahe-zu jedes Jahr »eine Sau durchs Dorf gejagt«, sprich, wir hecheln wieder mal einem angesagten Ernährungs-trend mit lechzender Zunge hinterher, da er ewige Jugend und Vitalität bis ins hohe Alter verspricht und natür-lich ganz einfach und ohne jede Mühe umsetzbar ist.

Welt der Extreme

Man darf sich wundern, dass es die Menschheit überhaupt bis ins 21. Jahrhundert geschafft hat, da es sich doch mit dem Grundlegendsten, näm-lich der Energiebereitstellung durch die Nahrungsaufnahme, so unglaub-lich schwierig gestaltet.
»Gesund gestorben ist trotzdem tot«: Dieser Satz geht mir immer wieder durch den Kopf, wenn ich so den einen oder anderen Zeitgenossen beobachte, der sein Leben damit verbringt, der vermeintlich gesunden Lebensführung zu frönen und dabei das Leben komplett verlernt.

Es scheint eigentlich nur noch zwei Arten von Spezies in unserer Wohlstandsgesellschaft zu geben:

Maßlose »Genießer«: Die, die sich einen Sch...dreck um ihre Gesundheit kümmern, ein (kurzes) Leben lang leben wie Sau und dann mit Erschrecken feststellen, dass viele Dinge, die man so in Gang gebracht hat (in diesem Fall körperlicher Verfall und die sogenannten Wohlstandserkrankungen wie Diabetes, Bluthochdruck, Übergewicht), nicht mehr umkehrbar sind, weshalb man deutlich früher ins Gras beißt, als man rein statistisch eigentlich müsste. Durch Rauchen, Saufen, Übergewicht und Bewegungsmangel schafft man es spielend, seine gute Lebenserwartung um zehn Jahre zu reduzieren. Statt stattlicher 82 Jahre sieht Frau schon mit 72 Jahren die Radieschen von unten, bei uns Männern kommt der Sensenmann sogar mit Ende 60 – kaum Zeit, die Rentenkasse ordentlich zu plündern. Und das sind Durchschnittswerte! Sprich, der ein oder andere tritt noch viel früher ab – und das, obwohl man sagt, dass 60 Jahre die neuen 40 sind. Live fast – die young. Dieses Statement, anno dazumal für Rebellen und Rockstars reserviert, gilt heute für die Masse.

»Gesundheitsapostel«: Auf der anderen Seite existieren die Körperhörigen, die Checker und Selbstvermesser, die täglich bis zum Exzess Sporttreibenden, die Genussverbieter und fanatischen Gesundheitspropheten, die jeden schräg anschauen, der nicht jeden Tag mindestens 25000 Schritte (natürlich in Barfußschuhen oder am besten wirklich barfuß) absolviert und ansonsten mit dem Lastenfahrrad ökologisch nachhaltig unterwegs ist, während das Elektroauto nur benutzt wird, um dem Nachbarn mit seinem Diesel schön eine ökologisch abbaubare Ohrfeige zu versetzen. Unter diesen Ökofaschisten verbreiten sich Ernährungstrends schneller als Fußpilz in einer Männer-WG (und ich kann Ihnen sagen: das geht da ratzfatz). Ob Vegetarier, Veganer, Fruktarier, ob basische Ernährung, 16/8, 5/2 oder Paläo – hier findet man alles, was das kulinarische Herz nicht erfreut! Diese Spezies ist genauso maßlos wie die erstere, nur dass hier mit dem scheinbar gesunden Lifestyle übertrieben und weit über das Ziel hinaus Körperoptimierung betrieben wird. Mit allen Mitteln versucht man, den Alterungsprozess zu verhindern, um mit 103 Jahren noch der übrig gebliebenen Verwandtschaft gehörig auf den Keks zu gehen. Und nachdem diese Selbstkasteiung ja dann dennoch mit maximal 114 Jahren (älter wird rein zellteilungstechnisch kein Mensch – die Erklärung folgt später) in der Kiste endet, sehe ich jetzt schon das hämische Grinsen der Hinterbliebenen, die sich beim Beerdigungskaffee mit vollen Backen zurufen: »Gesund gestorben ist trotzdem tot.« Und da haben sie absolut recht, denn das hat leider überhaupt nix mit glücklichem und erfülltem Leben zu tun.

Schluss mit der »Erbsenzählerei«!

Aus meiner Sicht gehen wir mittlerweile viel zu kleinteilig an Nahrungsmittel ran. Wir kennen von jedem Stück Fleisch, jedem Gramm Obst oder Gemüse, jedem Getränk seine exakte Zusammensetzung aus Fetten, Kohlenhydraten, Eiweißen, Mineralien und Vitaminen, genauso natürlich die Kilokalorien pro Portion. Ausgehend von diesen Werten versuchen wir dann über Überproportionierung des einen und Weglassen des anderen Körperziele zu erreichen, die aber fast immer nur symptomorientiert sind.

Mut zu Fett

Wer abnehmen will, meidet in den meisten Fällen fettreiches Essen, da sich so viele Kilokalorien reduzieren lassen – die negative Kalorienbilanz soll ja abends auf unserer »Uhr« stehen. Viele Diäten zielen allein auf diesen Effekt, der natürlich zweifelsohne funktioniert, meist jedoch nur von kurzem Erfolg gekrönt ist, da es zum berüchtigten Jo-Jo-Effekt kommt, sobald man wieder eine normale Energiezufuhr betreibt. Fett macht nicht zwangsläufig fett und Fett macht für sich genommen auch nicht krank! Diese beiden Aussagen kann man nicht oft genug wiederholen.

Ernährungsmythen

Die wahnsinnige Angst vor Fetten ist einer vor knapp 60 Jahren ins Leben gerufenen Studie zu verdanken, deren Ziel es war, die Unbedenklichkeit von Zucker- und Kohlenhydratkonsum aufzuzeigen und das Krankmachende der Fette mit Blick auf Arteriosklerose und Herzinfarkt hervorzuheben. Obwohl sich die Ergebnisse damals ausschließlich auf gesättigte Fette bezogen, wurden alle Fette in die Lebensmittelhölle verbannt. Ein großer Fehler, wie wir mittlerweile eingesehen haben. Sie wissen selbst, wie gesund ein Großteil der ungesättigten Fettsäuren sind und dass diese uns nicht dick machen, sondern satt – es sind nämlich wichtige Energielieferanten und Geschmacksträger.

Und was die gesättigten Fettsäuren angeht: Die Mär von der ungesunden gesättigten Fettsäure ist längst widerlegt. Wer regelmäßig gesättigte Fettsäuren aus Milch, Fleisch oder sogar Kokosfett konsumiert, muss keine Sorgen haben, deshalb vorzeitig ins Gras zu beißen. Die Angst, so das Risiko für alle möglichen Herz-Kreislauf-Erkrankungen zu steigern, ist aus heutiger Sicht unbegründet.

Der Versuch

Für eine meiner »Doc Esser – Der Gesundheitscheck«-Sendungen unternahmen wir folgendes Experiment: Ein Mittfünfziger sollte seine sehr kohlenhydratlastige, da weizenreiche Ernährung umstellen auf wenig Kohlenhydrate und dafür reichlich Fett. Bis dato ernährte sich der Kollege von selbst geschmierten Stullen (Weißmehl) und abends ordentlich Pasta. Trotz normaler Portionen war er im Laufe der Jahre etwas aus seiner optimalen Figur geglitten. Nun durfte er fetten Fisch essen, Avocados, Nüsse, Fleisch und griechischen Joghurt.

Den ersten Einkauf für sein neues Leben erledigte ich zusammen mit meinem Freund, Professor Stephan Martin, einem der steten Prediger einer fettreichen, aber kohlenhydratarmen Ernährung. Der Einkaufskorb wurde von uns bis zum Bersten mit fettreichen Lebensmitteln gefüllt und dann meinem Protagonisten übergeben. Dieser staunte nicht schlecht und prophezeite uns den kompletten Verlust seiner Bikinifigur nach vier Wochen dieser Ernährungsform, da die zugeführte Energie deutlich über der jetzigen war.

Das Ergebnis

Was soll ich sagen: Nach vier Wochen sahen wir uns wieder und der Kollege kam mit 'ner Hosengröße kleiner zum Set. Ganze 5 kg hatte er verloren – durch eine leckere, sättigende, fettreiche Ernährung. Und sein Prädiabetes, den wir per Zufall nebenbefundlich diagnostiziert hatten, war gänzlich normalen Blutzuckerwerten gewichen. Damit bestätigten wir im ganz Kleinen, was aktuelle Studien im Großen gezeigt haben: Fettreiche Kost trägt mehr zu einer Normalisierung des Körpergewichts bei und kann Übergewicht besser verhindern als eine erzwungenermaßen fettarme Ernährung.

Im Kombipack günstiger

Kleinteilig ist für mich auch der gänzlich falsche Ansatz, sich Wunder von nur einem Lebensmittel oder einem Mikronährstoff zu erwarten – erst die Kombination von Lebensmitteln macht den Effekt.

Ein junger Mann war bei mir in der Praxis zum Lungencheck. Da ich immer gern schwatze, erzählte er mir, dass er sich aktuell nur von Rindfleisch ernähre, da seine Muckis einfach zu klein seien. Seine Rationale: tierisches Eiweiß – da würden die Muckis dann schon sprießen. Und so hat sich der arme Kerl nur noch mit kiloweise Rindfleisch ernährt, mit dem Resultat, dass seine Muckis vom Volumen weiterhin viel Luft nach oben hatten, er selbst aber immer weniger Luft bekam, da sich sein Asthma unter dieser einseitigen Ernährung deutlich verschlechterte. Natürlich steht Rindfleisch mit einem Eiweißgehalt von 21 g je 100 g Fleisch ziemlich gut da. Aber es geht ja nicht nur um den absoluten Eiweißgehalt, sondern auch darum, wie gut dieses Eiweiß vom Körper verwertet werden kann. Das nennt sich die biologische Wertigkeit. Sie gilt als Maß dafür, wie effizient Nahrungsprotein in körpereigenes Protein umgewandelt werden kann. Als Referenzwert, quasi als Nullpunkt, hat man das Ei definiert und ihm die biologische Wertigkeit von 100 gegeben. Lebensmittel und Kombinationen, die von ihrer Wertigkeit darunter liegen, können nicht so gut aufgenommen werden, solche mit höherer Wertigkeit sind Proteinbomben. Rindfleisch hat eine biologische Wertigkeit von 84, die Kombination mit Kartoffeln liegt aber bei 113. Man nimmt an, dass sich die verschiedenen Aminosäuren, aus denen die Proteine aufgebaut sind, ergänzend addieren. Der Proteinbomber ist die Kombination von Ei und Kartoffeln mit einer biologischen Wertigkeit von 137. Fairerweise muss ich an dieser Stelle aber sagen, dass die biologische Wertigkeit sehr theoretischer Natur ist, es werden nicht alle Aminosäuren durch den Darm aufgenommen. Dennoch zeigen aber die Beispiele, dass es gar nicht so einfach ist, die gesunde Ernährungsformel zu finden.

Normal essen

Ich würde mich freuen, wenn Sie durch die Lektüre dieses Buches wieder das »normale« Essen lernen.

Normal bedeutet für mich, dass man auf seinen Körper hört, der einem viel besser klarmacht, was er gerade braucht, als Ihr behandelnder Arzt das jemals könnte.

Babys und Kleinkinder besitzen diese Fähigkeit übrigens noch. Vielleicht haben Sie ja mal von der Methode des »Baby led weaning« gehört? Hier lässt man Kinder ab sechs Monaten »selbst entscheiden«, was sie gerade zum Essen bevorzugen. Statt des üblichen Beikostbreis dürfen sie selbst Nahrungsmittel greifen, in den Mund nehmen und dann entscheiden, ob sie sie essen wollen. Die Methode ist nicht kritikfrei, da die Kinder in ihrer motorischen und kognitiven Entwicklung so weit sein müssen, dass ein gezieltes Greifen und Die-Hand-Mund-zum-Führen gewährleistet ist. Und natürlich haben die Eltern sicherzustellen, dass das Nahrungsangebot ausgewogen ist, da sonst eine Unterversorgung beispielsweise mit Eisen droht. Aber wenn alle Punkte berücksichtigt werden, zeigen einige Studien, dass diese Kinder auch später beim Heranwachsen ein gesünderes und genussvolleres Essverhalten zeigen und deutlich vielseitiger essen. Im Hinblick auf Übergewicht gibt es allerdings unterschiedliche Ergebnisse in den Studien. In einigen wurde ein geringeres Risiko für späteres Übergewicht nachgewiesen, in einer großen neuseeländischen Studie waren die Baby-led-weaning-Kinder später sogar etwas dicker. Optimalerweise probieren Sie ein Hybridmodell mit Brei, Muttermilch und eben »Fingerfood«.

Wider das Bauchgefühl

Leider geht aber das instinktive Essen bereits beim Heranwachsen im Teeniealter echt wieder vor die Hunde. So kam das Robert-Koch-Institut in seinen groß angelegten Eskimo-I- und Eskimo-II-Studien zu folgenden aufschlussreichen Ergebnissen:

1. Jugendliche versuchen ihre Ernährung mit Nahrungsergänzungsmitteln zu optimieren.
2. Jeder zwanzigste Jugendliche macht dauerhaft Diät.
3. Vor allem Mädchen sind bereits in jungen Jahren Vegetarier.
4. Essen Familien gemeinsam, ernähren sich die Kinder gesünder, bleiben normalgewichtig und entwickeln seltener Essstörungen.

Gesund genießen

Aber was ist denn bitte die optimale Ernährung und Lebensführung? Was ist das gesunde Mittelmaß zwischen Sport und gesunder Ernährung auf der einen Seite, aber Genuss und Leben erleben auf der anderen Seite? Wie viel braucht's an Nahrungsergänzung? Was ist dran an den Superfoods und wieso hatten unsere Großeltern überhaupt eine Chance, alt zu werden ohne Spirulina, Kurkuma & Co.? Lernen Sie mit mir, wieder ein wenig auf die Nahrungsmittel zu vertrauen, die »Omma« schon dem Opa regelmäßig auftischte. Lernen Sie die Heilkräfte unserer regionalen Nahrung kennen. Ohne Chichi Chuchu und Pestizide, dafür aber mit Sinn und gesundem Menschenverstand.

Lernen Sie was über Zellgesundheit, Mitochondrien und oxidativen Stress und wie der richtige Speiseplan zu einem gesunden, langen, vitalen, aktiven Leben führt, das dabei auch noch Spaß macht und ganz ohne Selbstaufgabe funktioniert.

Ich möchte Ihnen auf den folgenden Seiten die Angst vor »falschem« Essen oder ungesunden Gerichten nehmen.

Ich zeige Ihnen, dass man auch sündigen darf, sogar muss, und dass gesundes Essen alles andere als fade und langweilig ist.

Ich bringe Ihnen bei, wieder auf Ihr Bauchgefühl zu hören (was bei der Nahrungsverwertung ja auch nicht ganz unwichtig ist).

Geschmäcker sind eben verschieden und das ist auch gut so! Legen wir los mit Rock-'n'-Roll-Food!

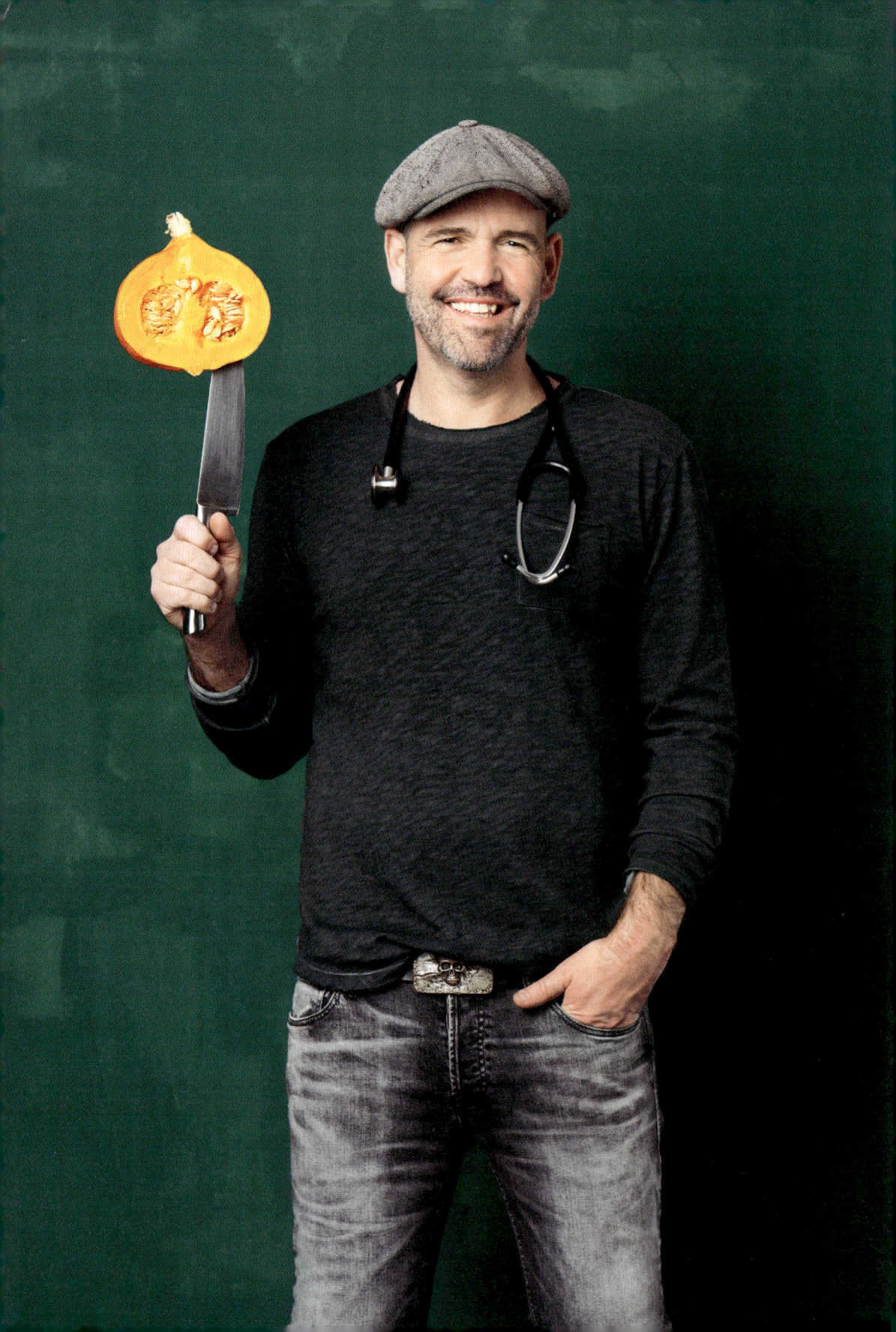

ZELL-GESUNDHEIT

Dos and Don'ts

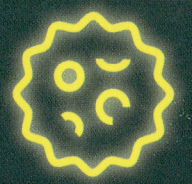

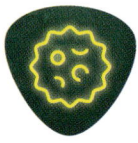

WARUM WIR ALTERN

Wissen Sie, warum ich Ginkgos liebe? Zum einen, weil sie toll aussehen, aber auch, weil sie über 1000 Jahre alt werden können und bis zum Schluss super im Saft stehen. Man nennt sie auch die Grünen Methusalems. Wenn Sie also mal so einem Ginkgo begegnen, dann machen Sie sich bitte bewusst, dass der schon zugesehen hat, wie Ihre Ahnen noch vom Baum abgestiegen sind.

———

Aber was ist ihr Geheimnis? Wieso können Ginkgos so wahnsinnig alt werden und bis zum Schluss im Saft stehen? Im wahrsten Sinne des Wortes? Die Antwort ist an sich einfach, die Umsetzung jedoch nicht.

Von Grund auf gesund

Ginkgos unterbinden den Prozess der Alterung, indem sie an die Basis ihres Lebens gehen, nämlich an die Zellen. Diese schützen sie vor Zellalterung und bewahren sich so bis ins hohe Alter hinein eine enorme Vitalität und Widerstandskraft. Das Ganze funktioniert über eine verlangsamte Aktivität der Gene, die bei Zellen die Alterung »einläuten« – sie teilen sich dann nicht mehr und sterben. Zudem fanden Wissenschaftler heraus, dass selbst uralte Bäume noch jede Menge an Flavonoiden – das sind sekundäre Pflanzenstoffe – bilden und sich so auch im »fortgeschrittenen Alter« gegen Parasiten oder UV-Strahlen effektiv schützen.

Wenn ich also meine Zellen gesund halte, dann ist das Zellgesundheit, und Zellgesundheit scheint die Zauberformel zu sein, die ewige Jugend verspricht. Klingt doch mega, oder? Mit etwas Workout für meine Zellen bleiben diese länger gesund und ich damit im Endeffekt auch. Jetzt stellt sich natürlich folgende Frage: Was für ein Workout darf es denn sein? Intervalltraining (High Intensity Interval Training, HIIT)? Marathon? 100-Meter-Sprint? Oder eher Krafttraining? Wie sorge ich für gesunde Zellen? Was mögen sie und was mögen sie nicht? Wie funktionieren Zellen überhaupt und warum altern Zellen? Gibt es tatsächlich Möglichkeiten, das Altern meiner Zellen zu stoppen? Oder zumindest zu verlangsamen? Fragen über Fragen.

Typsache

Aber immerhin scheinen einige Zeitgenossen diese Kunst der Zellpflege ziemlich gut zu beherrschen. Sicherlich haben Sie auch Bekannte in Ihrem Freundeskreis, deren chronologisches Alter überhaupt nicht zum biologischen Alter passt. Also ich persönlich kenne mehrere 60-Jährige, die nicht nur fit und aktiv wie Leute mit 40 Jahren sind, sondern auch so aussehen. Da werden Alpen durchwandert, Tauchkurse geplant, neue Projekte mit Tatkraft angegangen und der Zahn der Zeit scheint bei diesen Menschen wirklich auf Granit zu beißen – oder zumindest auf einen ausgesprochen strammen Körper.

Allerdings kenne ich auch die Gegenbeispiele. Und nein – es sind nicht nur die Kumpels aus meiner früheren Rock-'n'-Roll-Zeit mit dem Motto »Live fast and die young«. An sich vom absoluten Alter ausgehend noch junge Kerle, die eigentlich im eigenen Saft stehen und täglich die Welt aus den Angeln heben könnten und auch wollten. Vom biologischen Alter heben sie sich dann aber maximal selbst noch auf die Couch und wirken so agil wie ein 15-jähriger Teenager, der mit seinen Eltern im Schwarzwald wandern muss (und ich kann da mitreden, als Experte für beide Seiten des Wanderstocks). Sie lavieren sich aufs Unerträgliche durchs tägliche Leben, leiden an diversen Zipperlein und wirken den größten Teil des Tages so, als ob sie schon ins Licht schauen würden. Und neben dem »janzen Gekühme« gesellen sich dann durchaus ernst zu nehmende Erkrankungen hinzu, wie Bluthochdruck, Diabetes, Atherosklerose im schlimmsten Fall schießen sie bereits in jungen Jahren in einen Herz- oder Hirninfarkt.

Alles Veranlagung?

Warum ist das so? Warum scheint Gruppe 1 alles richtig zu machen und Gruppe 2 nimmt jedes Fettnäpfchen mit, das so im Wege steht, und auch die, für die man streng genommen einen Umweg gehen müsste?
Meine Mutter würde jetzt bestimmt sagen, das liegt einzig und allein an den Genen, »da kannste machen, watt de willst, der Jupp sah mit 20 schon so aus wie sein eigener Vatter«, »da hilft auch die jute Luft hier nicht«. Vielfach gehen wir davon aus, dass ein langes gesundes Leben in der Familie liegt. »Omma ist 92 geworden, dann werde ich auch so alt, und dat, obwohl Omma im Krieschhh war!« Und dann lehnen wir uns zurück im festen Glauben, dass unsere DNA (von Omma geerbt) schon dafür sorgen wird, dass die Rentenkasse ordentlich von uns geschröpft wird. Dummerweise stimmt das aber nicht so ganz. Schauen wir uns mal an, was die Wissenschaft dazu sagt.

Das richtige Umfeld

Schlaue und akribische Menschen haben knapp 400 Millionen Menschen aus den letzten zwei Jahrhunderten nachverfolgt und unter anderem ihre Lebensdauer, Verwandtschaftsverhältnisse und soziokulturellen Gemeinsamkeiten verglichen. Ja, das geht tatsächlich! Obwohl ich auch ab und zu irritiert bin, mit was andere so ihren Lebensunterhalt verdienen. Dabei kamen die Wissenschaftler zu dem Schluss, dass unsere Lebensdauer nur zu ungefähr 7 % genetisch bedingt ist und weit mehr davon abhängt, wie wir unser Leben gestalten und inwiefern der Partner Einfluss darauf hat. Und damit meine ich nicht die Ehefrau, die dem Ehemann das Messer in den Rücken rammt, weil er eine Liaison mit der Nachbarin hat (die vielleicht auch noch zehn Jahre jünger ist). Wir suchen uns nämlich unbewusst Partner, die zu unserem Leben passen und von denen wir ausgehen, dass er oder sie ähnlich alt werden. Das klappt leider nicht immer, da gerade wir Männer den Frauen beim Paarungstanz deutlich mehr Vitalität vorspielen, als wirklich vorhanden ist. Und dann sind die Frauen sauer, dass wir Männer uns null an unsere

Gesundheitsgelübde halten und frühzeitig von dannen gehen. Augen auf bei der Partnerwahl, wenn man nicht allein alt werden will.

Gewusst wie

Es hängt eben eine ganze Menge von meinem persönlichen Lebensstil ab, ob ich im fortgeschrittenen Alter eher in den »Club der Unter-27-Jährigen« eintrete oder mit Johannes Heesters noch in der »Gentlemen Bar« einen hebe. Die gute Nachricht dabei:

Sie haben Ihre Gesundheit und Ihr Leben in der eigenen Hand und sind nicht komplett von Ommas Genen abhängig. Aber damit sind Sie eben auch für sich und für die Fitness Ihrer Zellen verantwortlich und müssen halt schauen, dass sich keine Alterungsprozesse einschleichen. Das kann jedoch nur funktionieren, wenn Sie die Zelle an sich und die Prozesse, die sich darin abspielen, in- und auswendig kennen. Denn eine optimale Pflege und Wartung funktioniert ja nur dann, wenn man auch weiß, wie »dat Maschinche« funktioniert.

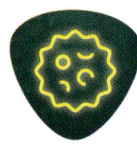

DOC ESSERS BASIS-SPEEDKURS »ZELLE«

Boah, was habe ich Biologie in der Schule gehasst – ein Fach, bei dem ich mein Hirn regelmäßig auf »Bypass« gestellt habe. Mit Blick auf die Vergangenheit muss ich mir allerdings eine große Portion Ignoranz attestieren, da gerade die Biologie des Menschen extrem faszinierend ist. Immerhin habe ich das Verpasste nachgeholt und kann nun frei nach dem Motto »See one, do one, teach one« einen Speedkurs zum Aufbau unserer Zellen geben. Schnallen Sie sich an, es geht los:

Zellen sind nicht nur die kleinste Einheit unseres Organismus, sondern sie stellen auch den kleinsten Bau-stein von Leben dar. Es gibt auch nicht »die« eine Zelle, sondern wir unterscheiden Zelltypen: Das können Haut- oder Knochenzellen sein, Zellen, die unser Blut bilden oder unser Immunsystem bestücken, das können Zellen sein, die unsere Organe bauen und Gewebe bilden, und: Bei dem ein oder anderen Menschen scheint es sogar Gehirnzellen zu geben – wobei es sich da wirklich um Kolibris handelt.

Eukaryot versus Prokaryot:

Lebewesen unterscheidet man in Eukaryoten und Prokaryoten, und nach meiner Meinung noch in Idioten. Aber im Ernst: Pflanzen, Pilze, Tiere und natürlich der Mensch zeichnen sich dadurch aus, dass ihre Zellen einen Zellkern haben: Das nennt der Biologe dann Eukaryot. Prokaryoten sind also im Vergleich dazu Lebewesen, die keinen Zellkern haben – Bakterien gehören beispielsweise dieser Gruppe an. In den meisten Fällen handelt es sich bei den Prokaryoten um Einzeller und bei den Eukaryoten um Mehrzeller – ich seh gerade Ihre Gesichter vor mir und Ihr hämisches Grinsen bei dem Gedanken an Ihren Chef, von dem Sie immer schon wussten, dass er ein Einzel … Lassen wir das!

Kommen wir mal schnell auf den Boden der Tatsachen zurück, bevor Sie mir im Angesicht der Mehrzelligkeit abheben: Profan gesagt sind wir nämlich nichts anderes als ein Zellhaufen, mal größer, mal kleiner, mal dicker, mal dünner. Zugegebenermaßen geschickt zusammengesetzt, aber doch nur circa drei Billionen Zellen, die für eine gewisse Zeit (unsere Lebensspanne) ihrer Arbeit nachgehen.

Bausteine der Zelle

Die Zellen bestehen zum größten Teil aus Proteinen, die unterschiedliche Aufgaben haben. Proteine sind übrigens nichts anderes als Aminosäuren, die in unterschiedlichen Kombinationen zusammengesetzt werden und so die verschiedenen Proteine bilden. Es gibt Strukturproteine, die das Gerüst der Zelle bilden, Transportproteine, die für einen geordneten In- und Export der Zelle sorgen. Es gibt Proteine, die chemische Prozesse unterstützen, sogenannte Enzyme. Und haben Sie sich in den letzten Monaten nicht auch gewünscht, aus dem Nichts neutralisierende Antikörper gegen SARS-CoV-2 zu entwickeln? Antikörper sind auch nix anderes als Proteine, in diesem Fall Immunproteine. Na, und die Motoproteine sind natürlich wichtig für die Muskelkontraktion.

Die Schaltstelle

Die menschliche Zelle ist trotz unterschiedlicher Aufgaben und Funktionen immer gleich aufgebaut:
In der Mitte ist der bereits erwähnte Zellkern mit dem Zellkörperchen. Hier befindet sich die Erbinformation, unsere DNA, die im Rahmen der Zellteilung – Mitose, wir kommen gleich dazu – als festes Chromosom vorliegt und ansonsten in Form von Chromatinfäden im Zellkern rumfloddert. Die gesamte Erbinformation

Rund 3,2 Milliarden DNA-Bausteine hat jeder Mensch in seiner Erbinformation und diese tragen die Bauanleitung für etwa 20 000 verschiedene Proteine.

eines Lebewesens, das Genom, verteilt sich beim Menschen auf 46 Chromosomen, von denen je eine Hälfte von unseren Eltern geerbt wurde. Die Erbinformation macht uns als Individuum aus und entscheidet unter anderem über unsere Blutgruppe.

Produktionsbereiche

Ansonsten kann man sich die Zelle vorstellen wie ein großes Fabrikgelände mit einzelnen Werkstätten, die alle eine eigenständige Funktion haben, aber dennoch für ein gemeinsames Produkt arbeiten.
Diese durch Membranen abgetrennten Werkstattbereiche werden auch Zellorganellen genannt. Dazu gehört der erwähnte Zellkern, das endoplasmatische Retikulum, Ribosomen, die

die Messenger-RNA auslesen (ja, unter anderem auch die mRNA, die als Corona-Impfstoff in den Medien war) und demgemäß die entsprechenden Proteine bilden. Im Golgi-Apparat werden diese Proteine spezialisiert, dann verpackt und zu anderen Zellregionen transportiert.
Dann gibt es noch die Vesikel, bewegliche Zellorganellen, die gleichfalls Proteine transportieren, aber auch die Untereinheiten Peroxysom und Lysosom bilden, die für die Zellentgiftung und Verdauung zelleigener Stoffe und Fremdstoffe erforderlich sind.

Inneres Kraftwerk

Die Mitochondrien sind die Kraftwerke unserer Zelle – sie stellen die Moleküle bereit, die jede Zelle braucht, um zu funktionieren. Diese Moleküle heißen Adenosintriphosphate, ATP, und gelten quasi als Energiewährung unseres Körpers. Sie finden sich in jeder, aber auch wirklich jeder Zelle. Schauen wir mal genauer hin: Mitochondrien sind nämlich wahre Energiezauberer. Sie müssen ja auch mit verschiedensten Situationen umgehen können. Führen wir von außen – mit der Nahrung – Energie zu, ist alles fein. Aber was passiert in längeren Hungerperioden? Wenn die Reserven letztendlich aufgebraucht sind? Stellen Sie sich ein Auto vor, dessen Motor mit Normalbenzin, Diesel oder Gas fährt. Und das Beste: Wenn der Tank leer ist, generiert das Auto neue Energie aus sich selbst heraus. Zu schön, um wahr zu sein, oder? Aber genau das können Mitochondrien, nämlich aus unterschiedlichsten Substanzen ATP herstellen, und wenn diese fehlen, werden unsere Energiereserven oder auch Abfallprodukte in neue Energie umgesetzt. Das geschieht bei der Zellatmung und im Citratzyklus.

Erneuerbare Energien

Unter Zellatmung versteht man den Vorgang, in dem Diesel, Benzin und Gas durch verschiedene chemische Vorgänge zu ATP umgewandelt werden. Einer der drei Vorgänge heißt Glykolyse: Diese verarbeitet Zuckermoleküle, die Atmungskette verbindet die Energie aus der Nahrung mit Sauerstoff und durch den Zerfall zu Kohlendioxid und Wasserstoff wird schließlich ATP gebildet. Noch genialer ist aber der Citratzyklus, auch Zitronensäurezyklus genannt. Leider muss jeder Studierende der Humanmedizin diesen Zyklus verstehen oder zumindest einmal im Leben auswendig lernen und so tun, als ob er ihn verstünde. Aber was ist das Geniale daran? Fette, Eiweiße und Kohlenhydrate liefern bei ihrer Verwertung im Körper jeweils das Abbauprodukt Acteyl-CoA, einen aktivierten Essigsäurerest. Und da Zellen wahre Recyclingmeister sind, wird aus diesem Produkt im Citratzyklus neue Energie gewonnen. Ich erspare Ihnen die genauen chemischen Vorgänge, aber der Vorgang ist extrem effektiv und zusammen mit anderen energieliefernden Prozessen sorgt er für genügend ATP und damit für gesunde Zellen, die in ihrer Gesamtheit dafür sorgen, dass wir tipptopp funktionieren.

Wenn der Motor stottert

Je gesünder wir leben, desto mehr Mitochondrien bildet die Zelle. Das ermöglicht uns neue sportliche Höchstleistungen, was dann wiederum zu einer Mitochondrienexpansion führt. Also, auf die Mitochondrien heißt es aufpassen. Quasi Mitochondrium gesund = Mensch gesund.

Während des Alterns werden jedoch sowohl der oxidative als auch der biosynthetische Stoffwechsel der Mitochondrien zunehmend verändert, wobei sich Fehlfunktionen entwickeln, die wiederum die mitochondriale Funktionalität beeinträchtigen. Wenn die Kraftwerke schwächeln, schwächelt die Zelle natürlich auch. So können kranke oder alte Zellen eben auch Ursache dafür sein, dass es uns nicht mehr gut geht, dass wir nicht mehr so leistungsfähig sind, dass wir Stress nicht mehr gut aushalten oder auch kognitiv nachlassen – wir werden vergesslich und sind obendrein von neuen Herausforderungen schnell überfordert.

Im schlimmsten Fall bauen wir nicht langsam ab, sondern die Zellen machen uns aktiv krank, da sie selbst nicht mehr ihrer ursprünglichen Funktion nachkommen, sondern entarten – ja, ich spreche von Krebs.

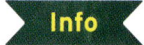

Info

Aus der Wissenschaft

Haben Sie schon mal was von Telomeren gehört? Das sind die Schutzkappen an den Enden der Chromosomen. Wie die Plastikkappen eines Schnürsenkels, die dessen Ausfransen verhindern, schützen sie unsere DNA vor Schäden.

Telomere und Zellalterung: Wie man inzwischen weiß, werden die Telomere mit jeder Zellteilung kürzer, bis sie so kurz sind, dass sie ihrer Schutzfunktion nicht mehr nachkommen können. Die ungeschützten Chromosomenenden senden Signale aus, damit sich die Zelle nicht mehr teilt (Seneszenz) oder es wird der Zelltod (Apoptose) eingeleitet.

Feinde der Telomere: Eine beschleunigte Verkürzung der Telomere tritt insbesondere bei chronischen Entzündungen, oxidativem Stress und Insulinresistenz auf. Auch psychischer Stress spielt eine Rolle. Wer seinen Telomeren also etwas Gutes tun will, sollte genau diese Faktoren zu vermeiden versuchen.

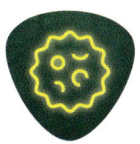

ZELLTEILUNG - AUS EINS MACH ZWEI

Aber wieso sind Zellen im Allgemeinen und Mitochondrien im Speziellen mit zunehmendem Alter so fehleranfällig? Was machen die Zellen eines Ginkgobaums anders?

Schauen wir uns dafür mal die Zellteilung an. Zellen beherrschen nämlich etwas, von dem der Narzisst träumt: Sie können sich teilen und 100%ige Kopien von sich herstellen. Das hat auch seinen Sinn. Wie sonst könnten wir uns im Mutterleib entwickeln und heranwachsen, zudem braucht es viele Millionen Zellen für die Bildung von Organen und Geweben.
Ähnlich wie die eine Schwalbe, die noch keinen Sommer macht, kommt

eine einzelne Zelle natürlich auch nicht wirklich weiter. Nehmen Sie als Beispiel nur mal die Hautzelle – wenn diese sich nicht teilen würde, wäre unser Anblick vielleicht nicht ganz so schön und alle Hersteller von Hautpflegeprodukten würden in schwerste Depressionen verfallen und sich in ihren Hautcremes ertränken. Doch fangen wir mal von vorne an.

Eine für alle

Das Leben eines jeden Menschen beginnt ja erst mal mit der schönsten Sache der Welt: Sex. Mann und Frau vereinigen sich und im besten Falle kommt es zu einer Verschmelzung von Eizelle und Spermium.

Diese befruchtete Eizelle hat es sau-eilig und teilt sich, um neue Zellen zu bilden, sogenannte embryonale Stammzellen. Und das macht diese Eizelle, als ob es kein Morgen gäbe. Nach circa acht Zellteilungen kön-nen bereits alle Körperzellen aus den bis dato erschaffenen Zellen gebildet werden. »Totipotent« bezeichnet man diese Zellen – jedes Gewebe kann sich aus diesen acht Zellreihen entwi-ckeln, sodass man rein theoretisch nur eine einzige embryonale Stammzelle braucht, um einen kompletten Orga-nismus zu entwickeln! Das hätte Dr. Frankenstein vor seinen Experi-menten wissen sollen …

Zunehmende Spezia-lisierung

Aber wie bei uns Männern lässt die »Potenz« mit zunehmendem Alter nach (sagen zumindest Freunde von mir). Die Zellen des Embryos können zwar noch immer die verschiedenen Zelltypen bilden, sie sind aber nicht mehr in der Lage, einen ganzen Or-ganismus zu formen. Als pluripotent bezeichnen die Forscher nun diese Zellen. Und so gedeiht das Baby im Bauch der Mutter und wächst heran.

Die stille Reserve

Alles könnte so fein sein, wenn da das Altern nicht wäre. Im Erwachsenen-alter sterben pro Sekunde 50 Millio-nen Zellen ab! Gott sei Dank sorgen aber unsere Stammzellen für schnelle Nachlieferung. Die Zahlen dazu sind ebenfalls super: Stammzellen erzeugen täglich Milliarden von Körperzellen. Die Haut erneuert sich einmal im Mo-nat, die Darmschleimhaut in weniger als einer Woche und das Knochen-mark bildet 300 Milliarden Blutzel-len pro Tag. Die Leber kann auf die Hälfte schrumpfen und wächst wieder nach; Skelettmuskeln bauen sich – je nach Training – fast im Wochenrhyth-mus auf und wieder ab.
Na, dann ist doch der Alterungsdrops gelutscht, oder? Ein Hoch auf unsere Stammzellen – altern können andere!

Ewiger Jungbrunnen?

Dummerweise ist das Stammzellen-dasein auch nicht immer »rosarot«:
Spezialisierung: Im Gegensatz zu den embryonalen Stammzellen sind die Zellen auf einen Gewebetyp festge-legt. Stammzellen im Knochenmark können zwar Zellen fürs Blut

bilden, wie Erythrozyten, Blutplätt-
chen oder weiße Blutkörperchen,
stehen aber ziemlich doof da, wenn
Hautzellen gebraucht werden. Die
können sie nämlich nicht bilden. An-
dersrum geht's natürlich auch nicht:
Wenn Sie aus irgendeinem Grund zu
Blutarmut neigen, wollen Sie sicherlich keine Vermehrung Ihrer Stammzellen für die Haut, sondern solcher,
die für die Blutbildung zuständig sind.
Zellalterung: Und das Schlimmste –
erwachsene Stammzellen können sich
nicht mehr unendlich vermehren! Ein
Grund dafür, dass Menschen altern:
Die Zellen verlieren im Laufe eines
Lebens ihre Regenerationsfähigkeit.

Begrenzte Kapazitäten

Der menschliche Körper kann sich
also erstaunlich gut regenerieren
– dank der kleinen, aber aktiven
Schar von erwachsenen Stammzellen.
Äußerlich unterscheiden sie sich kaum
von anderen Zellen, die inneren Werte
sind entscheidend: das Potenzial, sich
ein Menschenleben lang zu teilen und
unterschiedliche Zellen zu erzeugen.
Da sich Zellen sehr oft teilen können,
ging man in den 60er Jahren davon
aus, dass es keine Limitierung in der

Info

Unwiederbringlich verloren

Keine Zellteilung
Es gibt nur wenige Zellen, die sich
nicht mehr teilen. Nervenzellen
beispielsweise, die Signale wie
Schmerz ans Gehirn weiterleiten,
weil wir uns gedankenverloren auf
der heißen Herdplatte abstützen,
aber auch Infos vom Gehirn zu-
rückspielen, dass die Hand schnell
weggezogen werden sollte.

Langsam, aber stetig
Allerdings haben diese Zellen den
Vorteil, dass sie sehr langsam
altern. Aber sie tun es doch, und
so nimmt die Zahl der Nervenzellen im Laufe des Alterns eben
auch ab.

Schonender Umgang
Ein Bekannter machte mal den
Spruch »Zu schlau ist auch nix!«,
als sein Sohn mit einer Riesen-
beule um die Ecke kam. Mit Blick
in die Zukunft ist es jedoch schade um jede Nervenzelle, die zu
früh den Bach runtergeht!

Zellteilung gibt und man dem Geheimnis der ewigen Jugend sehr nah gekommen sei. Aber wie so oft, es gibt immer einen Spielverderber, der es besser weiß und alle Träume zerplatzen lässt. In diesem Fall hieß der junge Mann Leonard Hayflick. Er fand heraus, dass Zellen sterblich sind. Und wer in Wissenschaftskreisen was auf sich hält, gibt der Beobachtung direkt seinen Namen, in diesem Fall wurde die Hayflick-Grenze daraus: Nach circa 50 Zellverdopplungszyklen ist Schicht im Schacht, sprich, es kommt zu keiner weiteren Zellteilung mehr. Zellseneszenz nennt sich das, wenn die Zelle ihre Arbeit quasi einstellt.

Eindrucksvolles Lebenswerk

Übrigens sind 50 Zellverdopplungen gar nicht mal so wenig Zellen, die dabei entstehen. Kennen Sie die Geschichte von Zeta, dem Erfinder des Schachspiels, der von seinem Herrscher Sheram belohnt werden sollte, weil dieser das neue Spiel superdufte fand? Leider war Sheram nicht firm im exponentiellen Wachstum. Was hat Zeta gefordert? Sein »bescheidener« Wunsch: Beginnend mit einem Reiskorn auf dem ersten Schachfeld

wünschte er sich eine Verdopplung der Anzahl der Reiskörner auf dem nachfolgenden Feld. Also auf dem zweiten Feld waren es zwei Körner Reis, auf dem dritten vier Körner Reis und auf dem vierten Feld acht Körner Reis ... Der dusselige Herrscher war beleidigt, da er die Belohnung für zu gering erachtete, ließ sich aber auf den Deal ein. Jetzt hat ein Schachbrett 64 Felder: Auf dem 64. Feld lagen 9 Trillionen Reiskörner, insgesamt war der Herrscher Zeta 18 Trillionen und ein paar zerquetschte schuldig. Jetzt fehlen unseren Zellen noch 14 Verdopplungen bis 64, aber allein 50 Zellverdopplungen sind eine ungeheure Anzahl an neuen Zellen, die dann auch alle gepflegt werden wollen.

Der limitierende Faktor

Jetzt stellt sich natürlich die Frage, warum sich unsere Zellen nicht unendlich weiterteilen. Was soll dieser Unsinn mit der Zellseneszenz? Denn wenn nach 50 Zellteilungen Feierabend ist, bedeutet das ja auch für den Inhaber dieser Zellen das Ende seines Lebens, was bei völliger Ausschöpfung immerhin bei 114 Jahren läge, aber keinen Tag drüber. Der

Grund liegt in der Zellgesundheit. Pro Sekunde werden in unserem Körper circa 50 Millionen neue Zellen gebildet. Da ist es wirklich ein Wunder, dass die Kopien alle fehlerfrei sind. Durch verschiedene Faktoren kann die DNA, die Erbinformation, verändert werden – wir sprechen von Mutation. Zudem kann es zu Fehlern im Rahmen der Zellteilung kommen. Die DNA muss ja schließlich 1a abgeschrieben werden und hier kann es zu Fehlern kommen – wie beim Abschreiben in der Schule, wenn der Tischnachbar unleserlich schrieb!

Out of order

Und hier kommt dann die Seneszenz ins Spiel: Über diverse Regulatorproteine und Wächterenzyme werden fehlerhafte Erbinformationen in den Zellen entdeckt. Mit der Konsequenz: Entweder kriegt die Zelle das Problem in den Griff oder sie sieht keine gute Prognose für sich, leitet den eigenen Untergang ein und stirbt. Problematisch wird es allerdings dann, wenn das Wächtersystem selbst so geschädigt ist, dass es die Zellteilung der fehlerhaften Zelle nicht verhindern kann. Dann kommt es zu

immer weiteren Zellteilungen und eine bösartige Geschwulst wächst heran. Es entsteht ein Tumor – Krebs! Und als würde das nicht schon reichen, verändert sich auch noch die Struktur und Funktion der Zelle. Das Ganze nennt sich dann Alterungsprozess, und weil man ja immer einen Schuldigen braucht, scheinen es in diesem Fall die Mitochondrien zu sein, die ihrer Aufgabe der Energiebereitstellung nicht mehr so 150%ig nachkommen. Und tatsächlich, schlecht gealterte Mitochondrien sind so aktiv wie ein schlafendes Faultier und schaffen gerade mal 25 % der sonst üblichen Leistung.

Leider fehlt es im Alter nicht nur an Leistungsbereitschaft, sondern die gealterten Zellen zeigen viele Defekte auf: Proteine sind falsch zusammengebaut oder durch freie Radikale beschädigt, Lipide kommen nicht mehr ihrer normalen Arbeit nach und die Erbinformation in den Mitochondrien und im Zellkern wird durch dauerhaften oxidativen Stress verändert, es ergeben sich neue Mutationen.

An dieser Stelle wird, glaube ich, jedem klar, wie wichtig es ist, seine Zellen so gesund wie möglich zu halten. Aber wo lauert genau der Feind? Was macht Zellen krank?

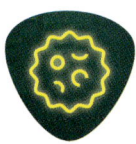

OXIDATIVER STRESS VERSUS MITOHORMESIS

Gut oder böse? In Bezug auf freie Radikale fällt die Antwort auf den ersten Blick relativ leicht, werden sie doch mit einer ganzen Reihe verschiedenster Erkrankungen in Zusammenhang gebracht. Doch manchmal können diese reaktiven Sauerstoffspezies sogar gesund sein! Es lohnt sich also durchaus, das Spiel zwischen Radikalen und ihrer Abwehr mal genauer unter die Lupe zu nehmen!

Unvollständige Verbrennung

Wir hatten uns ja bereits mit den Mitochondrien als Energiekraftwerken beschäftigt, insbesondere mit ihrer außergewöhnlichen Fähigkeit, verschiedene Energieformen in eine einheitliche Energiewährung = ATP umzuwandeln – das geschieht unter Sauerstoffverbrauch, und wenn der Vorgang vollständig abläuft, entstehen dabei Kohlendioxid (was man dann ausatmet) und Wasser.

Leider sind unsere Zellen im Kleinen genauso wie wir Menschen als Zellhaufen im Großen: nämlich nicht perfekt. Dementsprechend läuft ein kleiner Teil dieser Reaktionen nicht vollständig ab und es bleiben Rückstände wie beispielsweise Superoxide oder Sauerstoff-Wasserstoffverbindungen, die wiederum die Grundlage für oxidativen Stress bilden. Freie Radikale? Da horchen wir doch alle auf, da diese politischen Extremisten in Verdacht stehen, einer der Hauptverantwortlichen für Zellalterung und diverse Erkrankungen im menschlichen Körper zu sein.

Schädliche Abfallstoffe

Freie Radikale werden mit dem Entstehen vieler Erkrankungen ursächlich in Zusammenhang gebracht. Dazu zählen beispielsweise:

1. Arteriosklerose
2. rheumatische Erkrankungen
3. Diabetes mellitus
4. neurodegenerative Erkrankungen (Morbus Parkinson und Alzheimer)
5. Autoimmunerkrankungen
6. Krebs
7. Schlaganfall
8. Alterungsprozesse

Diese Liste lässt sich übrigens problemlos ewig weiterführen. Nicht überraschend sind viele dieser Erkrankungen, wie Arteriosklerose, Krebs oder rheumatische Beschwerden, durch chronische Entzündungen mitverursacht. Und diese werden durch die Anwesenheit freier Radikale befeuert. Diese verdammten Radikalen! Sie scheinen ja tatsächlich der Ursprung alles Bösen zu sein und verantwortlich dafür, dass wir nicht in Würde altern können. Aber was sind das überhaupt für chemische Verbindungen?

Was sind freie Radikale?

Freie Radikale sind zunächst mal extrem umtriebige Sauerstoffmoleküle, die in unserem Körper wie plündernde Piraten andere Moleküle überfallen und diesen ihre Elektronen entreißen. Dummerweise entstehen bei diesem Vorgang aber wieder freie Radikale, die weiter ihr Unwesen treiben. Mit dem Alter nimmt ihre Zahl zu. Es gibt vier Hauptquellen für freie Radikale:

Innerliche Produkte: Unser Körper produziert ständig als Nebenprodukt normaler Stoffwechselfunktionen eine gewisse Menge freier Radikale.

Die Umwelt: Luftverschmutzung, Zigarettenrauch, Giftmüll, Düngemittel, Insektenschutzmittel, Strahlung, Drogen und bestimmte Nahrungsmittel können Radikale erzeugen.

Stressfaktoren: Altern, Verletzungen, verschiedenste Medikamente, Krankheiten und anhaltender Stress können die körpereigene Produktion freier Radikale antreiben.

Kettenreaktionen: Wenn ein freies Radikal einem anderen Molekül ein Elektron stiehlt, um selbst wieder in Balance zu kommen, erzeugt es damit neue freie Radikale in der vorher bestohlenen Verbindung. Meist wird dann dieses freie Radikal ebenso versuchen, ein Elektron zu stehlen.

Angriff: Zellschädigung

Und jetzt stellen Sie sich das finstere Mittelalter vor und eine Burg, die bis dato den Feinden getrotzt hat. Dickste Wände haben bisher vor den Angriffen geschützt und der Alltag innerhalb der Burg konnte nahezu unberührt weitergelebt werden. Aber so langsam wird die Zahl der Feinde immer größer und das Essen in der Burg wird zunehmend knapp. So ähnlich ist es, wenn das Verhältnis von freien Radikalen zu Antioxidantien zugunsten der Radikalen ausfällt.
Wenn dann von allen Seiten freie Radikale in die Zellen eindringen, kommt es zu einer dramatischen Funktionseinschränkung der Mitochondrien, da wichtige DNA-Enzyme oder auch Bestandteile der Zellwand (Lipide) von der Zerstörung betroffen sind. Durch diese Schädigung verlie-

ren Mitochondrien die Fähigkeit, die zugeführten Substanzen in die vom Körper benötigte Energiewährung (ATP) umzusetzen. Und wenn kein ATP gebildet wird, passiert mit einer Zelle dasselbe wie mit einer belagerten Burg, deren Burgbewohner keine Nahrung mehr haben. Sie können den Feinden kein Paroli mehr bieten und müssen die Burg aufgeben.
Eine geringere ATP-Produktion bedeutet übrigens zusätzlich, dass noch mehr Radikale entstehen können, die dann andere Zellen angreifen.
Eine Alterungshypothese besteht genau in der Annahme, dass die Zellen beim Alterungsprozess in diesen Teufelskreis geraten und lebenswichtige Funktionen dadurch zunehmend geschwächt werden.

Verteidigung: Antioxidantien

Jetzt ist es aber nicht so, dass unser Körper sich einfach so geschlagen geben würde. Wenn wir bei dem Vergleich mit der Burg bleiben, so haben unsere Zellen edle Ritter, die den marodierenden Vandalen die Stirn bieten. Konkret bedeutet das: Der Körper besitzt ein eigenes antioxidatives System, das die Konzentration der freien Radikale kontrolliert und ein Zuviel durch verschiedene Abwehrmechanismen (z. B. Harnsäure, Enzyme, Metallbindungsproteine) neutralisieren kann.

Wie groß der Schutz durch Antioxidantien ist, kann anhand der Totalen Antioxidativen Kapazität im Blutplasma gemessen werden. Interessanterweise ist ein verminderter Wert unter anderem bei Bluthochdruck, Arteriosklerose, akutem Herzinfarkt, Krebs und männlicher Infertilität zu beobachten, was dementsprechend die Theorien untermauert, dass ein Zuviel an freien Radikalen im Körper denselben altern lässt und krank macht.

Kapitulation: Oxidativer Stress

Je höher die Konzentration an freien Radikalen in den Zellen wird, desto mehr bestimmen diese den Zellstoffwechsel, es kommt zu oxidativem Stress. Dauerhaft führt dies zu einer Erschöpfung der antioxidativen Verteidigungslinie. Und sobald diese dann die weiße Flagge hisst und sich geschlagen gibt, laufen chemische Reaktionen ab, die die Zellen in ihrer Funktion nicht gerade besser machen:

➤➤ direkte Schädigung der Zelle
➤➤ Zersetzung der Zellwand
➤➤ Veränderung der Erbinformation im Zellkern und in den Mitochondrien

Funktionelle Veränderungen und Schädigung von Mitochondrien stellen wichtige Einflussfaktoren bei der Entscheidung dar, ob eine Zelle fortbesteht oder nicht. Was nichts anderes bedeutet, als dass eine Zelle ohne vollfunktionierende Mitochondrien dem Untergang geweiht ist.

Von der Verteidigung zum Gegenangriff

Mittlerweile weiß man also, dass Mitochondrien zentrale Zielstrukturen von freien Radikalen sind und so Erkrankungen oder Vergiftungen durch massiven oxidativen Stress entstehen. Besonders anfällig gegenüber oxidativem Stress sind die mitochondrialen Membranen (die Wände der Mitochondrien), wobei strukturelle und molekulare Schädigungen zu einer veränderten Membrandurchlässigkeit führen können. Während sich die Innenmembran hierbei durch eine gewisse Flexibilität auszeichnet, treten in der Außenmembran häufig irreversible Schäden auf, die ein Freisetzen von Proteinen aus dem Intermembranraum und in der Konsequenz ein Absterben der Zellen zur Folge haben.

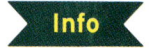

Zellfeind Nr. 1

Der größte Feind gesunder Zellen ist also oxidativer Stress, der wiederum durch freie Radikale entsteht, die in zu hoher Konzentration in unserem Körper vorhanden sind, maßgeblich die Stoffwechselvorgänge bestimmen und unsere Zellen – und damit auch uns – schnell alt aussehen lassen.

Dann stellt sich aber doch auch die Frage, ob wir unsere antioxidative Verteidigungsmaschinerie nicht irgendwie »pimpen« oder zumindest zahlenmäßig aufmotzen können, dass sie mehr freie Radikale neutralisiert? Ein Heer wie in dem Bücherepos »Herr der Ringe« zu haben, wäre schön (okay, Hand aufs Herz, ich war schwach und statt zu schmökern, habe ich stattdessen die Filme geschaut). Der Gedanke, dass Kerle wie Aragon, Legolas oder Gandalf meine Zellen und Mitochondrien verteidigen, würde Hoffnung machen und stärkt natürlich den Wunsch nach solchen Helden.

Die richtigen Nahrungsmittel rekrutieren

Okay wir müssen jetzt nicht gerade Mittelerde verteidigen, aber es stellt sich ja schon die Frage, warum manche Menschen vor Gesundheit strotzen und andere eben nicht. Dabei ist eines der Geheimnisse der ewigen Jugend recht einfach zu lüften: Wer instinktiv zu den richtigen Nahrungsmitteln greift, hat die eben genannten Helden quasi mit inhaliert. Einige von uns haben den richtigen Riecher beziehungsweise den richtigen Geschmack und ernähren sich auf eine Art und Weise, dass oxidativer Stress im Keim(-ling) erstickt wird.
Viele Lebensmittel enthalten nämlich antioxidativ wirksame Stoffe und ich kann allen Fleischliebhabern an dieser Stelle schon mal verraten: Der Mettigel gehört definitiv nicht dazu!
So, und jetzt folgen die ultimativen

Rezepte gegen oxidativen Stress? Neeeeeeeee. So einfach ist es eben doch nicht. Frei nach Adenauer: »Was kümmert mich mein Geschwätz von gestern!« erklär ich Ihnen jetzt, warum freie Radikale saugesund sind!

Antistress-Programm

Sporttreiben war ein Muss in meiner Familie und gerade mein Vater hat immer darauf geachtet, dass wir Kinder uns regelmäßig und viel bewegen. Als Kind (junger Jugendlicher) habe ich es gehasst, dass er so dahinterher war. Heute bin ich ihm unendlich dankbar, da ich beim Sporttreiben viel über mich gelernt habe und es heute eher als Selbsthypnose nutze und nicht nur als Mittel zum Zweck, um mich fit zu halten. Ich bin dann im Ausdauersport »hängen geblieben« und gehe bis heute täglich entweder schwimmen, laufen oder Rad fahren. Es »resettet« mich und gibt mir das Nötige an Gelassenheit, um viele Dinge, die mich sonst zur Weißglut treiben würden, neu einzuordnen und in nahezu 99,99 % für so nichtig zu erklären, dass jedes darüber verlorene Wort massive Zeitverschwendung bedeuten würde. Und der wunderbare Neben-effekt: Noch ist mein Brustumfang etwas größer als mein Bauchumfang! Wenn es unten schwabbelt, muss es obenrum umso straffer sein ... Und so schwöre ich bei jedem meiner Vorträge auf die Macht der Bewegung, mit der Zellalterung verhindert werden kann, nur durch die Bewegung allein! Gesunder Geist, gesunde Zellen! Von all den anderen gesundheitlichen Vorzügen, die durch Bewegung entstehen, gar nicht zu sprechen ...

Sport und freie Radikale

Natürlich sind bei der Bewegung mal wieder die Mitochondrien gefragt. Was passiert, wenn Sie sich deutlich mehr und länger belasten als gewohnt? Sie werden zunächst tiefer und dann schneller ein- und ausatmen, Ihre Herzfrequenz wird ansteigen. Das liegt natürlich daran, dass Teile unseres Körpers – in diesem Fall die Muskeln, die ich gerade beanspruche – mehr Energie benötigen und für diesen Vorgang Sauerstoff brauchen, der über eine schnellere, tiefere Atmung aufgenommen und durch eine erhöhte Herzfrequenz mit dem Blut zu den Zellen transportiert wird. Das heißt natürlich auch, dass unsere Mitochondrien bei körperlicher Belastung »im Brass« sind. Unsere Kraftwerke arbeiten mit Blick auf maximale Energiebereitstellung, damit unsere Muskeln der abgefragten Leistung entsprechend arbeiten können. Dabei entstehen vermehrt freie Radikale, und zwar in den Mitochondrien selbst! Je untrainierter Sie sind, desto weniger haben Sie diesen Burschen entgegenzusetzen und umso schlechter fühlen Sie sich nach der sportlichen Betätigung. Fazit: Ab auf die Couch und Beine hoch. Sie wollen ja nichts riskieren und durch diesen überflüssigen oxidativen Stress Ihre Zelle altern lassen. Und wenn Sie dann drei Tage später einen leichten grippalen Infekt bekommen, sehen Sie sich in Ihrer Annahme (und Churchills Behauptung) bestätigt: Sport ist Mord.

Zusätzlicher Trainingseffekt

Das ist natürlich kompletter Unsinn. Wenn Sie sich und Ihre Zellen schützen wollen vor freien Radikalen, wenn Sie Ihr Immunsystem stärken wollen, dann müssen Sie Ihren Hintern eben doch von der Couch bewegen und eine Runde durch den Stadtpark laufen oder Rad fahren, schwimmen, Tennis spielen, tanzen oder was weiß ich. Hauptsache, es ist eine Sportart, die Sie fordert und aus der Puste bringt. Und außer Puste sollten Sie nicht nur einmal, sondern mehrfach die Woche sein. Dann kommt es nämlich zu einem tollen Phänomen: Unsere Zellen gewöhnen sich an die vermehrte Produktion von freien Radikalen und erhöhen die antioxidative Reservekapazität. Somit sind sie deutlich besser in der Lage, freie Radikale unschädlich zu machen. Der nicht zu unterschätzende Nebeneffekt: Erkrankungen, die mit einer Erhöhung der entzündlichen und oxidativen Belastung einhergehen, treten bei trainierten Sportlern deshalb deutlich seltener auf.

Mitohormesis

Aber es kommt noch besser: Die verbesserte Neutralisation von freien Radikalen hält nicht nur während der sportlichen Tätigkeit an, sondern führt darüber hinaus zu einer erhöhten Stressresistenz für die restlichen Stunden am Tag und reduziert erwiesenermaßen unseren oxidativen Stress – ganz egal, auf welche Weise er entsteht. Hammer, oder?

Dieses Phänomen ist als Mitohormesis bekannt und zeigt mal wieder eindrucksvoll, wie komplex die Abläufe in unserem Körper sind und dass man nie pauschal in gesunde und ungesunde chemische Reaktionen unterscheiden kann. Besser genau hinsehen, bevor man versucht, die scheinbar schädliche Reaktion (in diesem Fall das Entstehen von freien Radikalen und nachfolgend von oxidativem Stress) zu unterdrücken.

Mitohormesis ist ein Begriff, der genau die biologische Reaktion definiert, bei der eine reduzierte Menge an mitochondrialem oxidativem Stress erzeugt wird, der so zu einem Anstieg der Gesundheit und Lebensfähigkeit einer Zelle, eines Gewebes oder eines Organismus führt.

Mitokine als Botenstoffe

Mitohormesis – was da in der Zelle abgeht, ist absolut faszinierend und verdient eine genauere Beschreibung.

Freisetzung von Mitokinen: Frei nach dem Hormesisprinzip »Was uns nicht umbringt, das macht uns noch härter« reagieren die Mitochondrien auf den oxidativen Stress mit der Freisetzung von sogenannten Mitokinen.

Immunantwort: Mitokine sind Proteine, die unter anderem Stoffwechselprozesse regulieren. Sie werden durch die »Überbeanspruchung« der Mitochondrien freigesetzt und kommunizieren mit der eigenen Zelle, aber auch mit anderen Gewebszellen und sorgen so für eine Immunantwort.

Systemisch: Durch die Auslösung der Immunantwort wirken Mitokine auch im ganzen Körper auf Entzündungen, oxidativen Stress, Metabolismus und verschiedene Altersvorgänge. Das Ganze wird allerdings nicht durch die Mitochondrien allein in Gang gesetzt, sondern braucht die Zustimmung des Zellkerns. Grundvoraussetzung für die mitohermetische Antwort ist jedoch ein Anstieg von freien Radikalen in den Mitochondrien. Es gibt zwar auch noch andere Stresssignale, die aber alle keine so effektive Reaktion der Zelle hervorrufen.

Fadenwürmer leben länger!

Nachdem man herausgefunden hatte, dass eine gewisse Menge an oxidativem Stress gar nicht mal so schlecht ist, da die Mitohormesis zumindest unser Immunsystem positiv beeinflussen kann, lag natürlich die Frage nahe, inwiefern das auch für meine Lebensspanne gilt. Dieser Frage ist man im Rahmen von Tierversuchen nachgegangen. Okay, es sind jetzt nicht unbedingt die höchstentwickelten Tiere unter unserer Sonne, die man untersucht hat, aber dafür waren die Ergebnisse umso erstaunlicher. Der gemeine Fadenwurm stand im Mittelpunkt der wissenschaftlichen Begierde und wurde in seinen Mitochondrien genetisch so manipuliert, dass er erhöhtem oxidativem Stress ausgesetzt war. Erstaunlicherweise führte das nicht zu einem vorzeitigen Ableben des Wurmes, sondern verlängerte dessen Lebensspanne – und das reproduzierbar. Es handelte sich also nicht um ein Einzelphänomen. Interessanterweise waren Würmer, die in jungen Jahren »gestresst« worden waren, ihr restliches Leben resistenter gegen oxidativen Stress, lebten länger und waren bis ins hohe Alter kern-

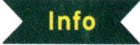

Warum der Fadenwurm?

Falls es Sie wundert, warum der Fadenwurm in der Wissenschaft so beliebt ist:

Guter Bekannter: Das Tierchen besteht nur aus knapp 1000 Zellen, die der Wissenschaft allesamt bekannt sind.

Im Schnelldurchgang: Seine kurze Lebensdauer ist ein Drama für den Wurm, lässt aber die Wissenschaft jubeln, die in nur drei Wochen alle Lebensabschnitte, vom Babywurm über die Sturm- und Drangphase bis ins Rentenalter, mitverfolgen kann.

Viele Parallelen: Und er ist dem Menschen ähnlicher, als uns lieb ist – viele Faktoren, die unser Älterwerden beeinflussen, sind auf ihn übertragbar und führen so zu erstaunlichen Erkenntnissen über das Älterwerden. Und plötzlich ist der Wurm gar nicht mehr so unfancy.

gesund – okay, das bedeutet für einen Fadenwurm 20 gesegnete Tage, also ein sehr überschaubares Leben. Jetzt bestehen wir Menschen aber nicht nur aus 1 000 Zellen wie ein Fadenwurm und so können wir die Theorie des Alterns nicht mal eben auf uns übertragen, aber zumindest konnte man anhand der Zunahme von mitochondrialen Enzymen und einer gesteigerten Abwehrreaktion der Zelle einen klaren Vorteil für unsere Gesundheit und die unserer Zellen nachweisen, da der Stoffwechsel und das Immunsystem sich dadurch deutlich verbessern.

Nahrungsergänzungsmittel beim Sport

Als bekannt wurde, dass Sport oxidativen Stress verursacht, zog man natürlich sofort Rückschlüsse: Der oxidative Stress sei die Ursache für Muskelschäden oder verlangsamte Regeneration. Und so schwören bis heute viele Sportler auf hoch dosierte Vitamincocktails und Nahrungsergänzungsmittel (NEM), die während oder kurz nach einer sportlichen Einheit eingenommen werden sollten.
Die dazu geführten Untersuchungen zeigten zwar, dass die Biomarker im Blut, die oxidativen Stress melden, nach der Einnahme reduziert waren, jedoch war der Muskelkater genauso schmerzhaft vorhanden wie bei den Athleten, die ohne antioxidative Präparate ausgekommen waren. Zusätzlich sorgten die Athleten durch die Einnahme der NEM unwissentlich für eine »Vermüllung« ihrer Zellen: Die durch Mitochondrien freigesetzten Radikale aktivieren die Autophagie der Zellen. Autophagie ist quasi der große Frühlingsputz der Zellen. Dabei werden defekte oder beschädigte Zellbestandteile zersetzt und wieder recycelt. Also haben Sie keine Angst vor freien Radikalen, die unsere Mitochondrien während einer sportlichen Belastung produzieren: Sie sorgen für eine regenerative Zellkur mit der Möglichkeit, intrazellulär entstandene Schäden zu reparieren.

Worauf es noch ankommt

Aber Bewegung ist eben nur das eine, die Ernährung das andere – und auch die sollte so optimal wie möglich sein, damit wir überhaupt in der Lage sind, Sport zu treiben und im besten Fall die gesundheitsfördernden Effekte beider Ansätze zu addieren. Wenn ich

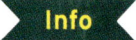

Freie Radikale

Ganz normal

Die Bildung freier Radikaler ist zunächst ein normaler biologischer Prozess, der von unserem Körper auch zu seinem Vorteil genutzt wird.

Initialzündung

Freie Radikale aktivieren mitochondriale Gene, die für die Produktion antioxidativer Enzyme zuständig sind.

Immunbooster

Freie Radikale optimieren unser Immunsystem, das wiederum freie Radikale zum Abtöten von Krankheitskeimen braucht.

Das richtige Maß

Ein Zuviel an freien Radikalen macht uns jedoch krank, zerstört unsere Zellen und lässt uns altern. Umso wichtiger ist das ausgeglichene Verhältnis von Antioxidantien und freien Radikalen, das es über Bewegung und Ernährung aufrechtzuerhalten gilt.

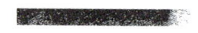

durch Bewegung die Entstehung einer gewissen Menge an freien Radikalen und somit indirekt gesundheitsfördernde Effekte generiere, sollte ich durch die Zufuhr der richtigen Nahrungsmittel die notwendigen Oxidantien bereitstellen, falls mal zu viel an oxidativem Stress entsteht. Bevor wir jedoch zu »meinen« Empfehlungen zu einer gesunden und ausgewogenen Ernährung kommen, möchte ich Ihnen den wichtigsten Tipp für gesunde Zellen ans Herz legen!

Hören Sie auf zu essen!

Das meine ich absolut ernst. Dann müssen Sie sich auch keine Gedanken mehr machen, ob kohlenhydratreich oder -arm, ob basisch oder sauer oder ob gesättigte oder ungesättigte Fette, sekundäre Pflanzenstoffe, Ballaststoffe und Mikronährstoffe in Ihrem Essen enthalten sind – Sie betreiben Askese der allerfeinsten Art und haben gleichzeitig deutlich mehr Zeit, sich sportlich zu betätigen.

Was ja dann wiederum Ihren Zellen zugutekommt. Stopp! Bevor Sie jetzt das Buch weglegen, weil Sie denken, dass ich komplett verrückt geworden bin, erkläre ich, was gemeint ist.

Kalorien runter

Wer fastet, tut seinen Zellen etwas Gutes. Und mit Fasten meine ich das »traditionelle« Fasten, beispielsweise nach Buchinger, und nicht irgendeine dieser furchtbaren Diäten. Für sieben bis zehn Tage (wer kerngesund und fastenerprobt ist, auch länger) reduziert man seine Energieaufnahme auf maximal 300 kcal pro Tag; die meisten nehmen die Energie in Form einer Fastensuppe auf, es kann aber auch etwas gedünstetes Gemüse sein. Wichtig ist dabei wirklich die strikte Einhaltung dieser Kalorienzahl.

Lebensdauer rauf

Der Körper reagiert auf diese Energieeinschränkung mit einer Entschleunigung und fährt seine Stoffwechselvorgänge aufs Nötigste runter. Und das auf allen Ebenen:
Auch in unseren Zellen kommt es zu dieser Entschleunigung, die Mitochondrien stellen nur noch die gerade so benötigte Energie her und nutzen die Zeit der Ruhe für einen ordentlichen Hausputz. Diese Kalorienrestriktion, also die stark reduzierte Kalorienaufnahme ohne Mangelernährung, ist ein hormetischer Effekt. Er verlängert nachweislich das Leben und reduziert altersbedingte Erkrankungen – und diesmal zieh ich als Beweis nicht nur den Fadenwurm, sondern auch Studien an Mäusen und Rhesusaffen heran. Was eindrucksvoll belegt wurde: Alterserkrankungen wie Osteoporose, Arteriosklerose und Krebs traten bei den Affen unter Kalorienrestriktion seltener auf.
Das kleine Problem an der Sache: Wir können halt nicht 365 Tage im Jahr fasten. Unser Körper und unser Geist brauchen Energie und die sollten wir auch regelmäßig zuführen, aber vielleicht behalten Sie im Hinterkopf, dass ein Essstopp ein bis zweimal im Jahr viele gesundheitliche Vorteile mit sich bringt – für Körper und Geist.

Bewusst essen

Jetzt müssen wir aber dennoch im restlichen Jahr von etwas leben. Wir haben hier in Deutschland ein nahezu unerschöpfliches Nahrungsangebot. Und da wäre es doch fein, wenn wir über die »richtigen« Lebensmittel die Regeneration unserer Körperzellen genauso positiv beeinflussen könnten wie durch Sport und Askese. Und wenn das dann noch schmeckt, steht einem langen und genussvollen Leben doch nichts mehr im Weg, oder?

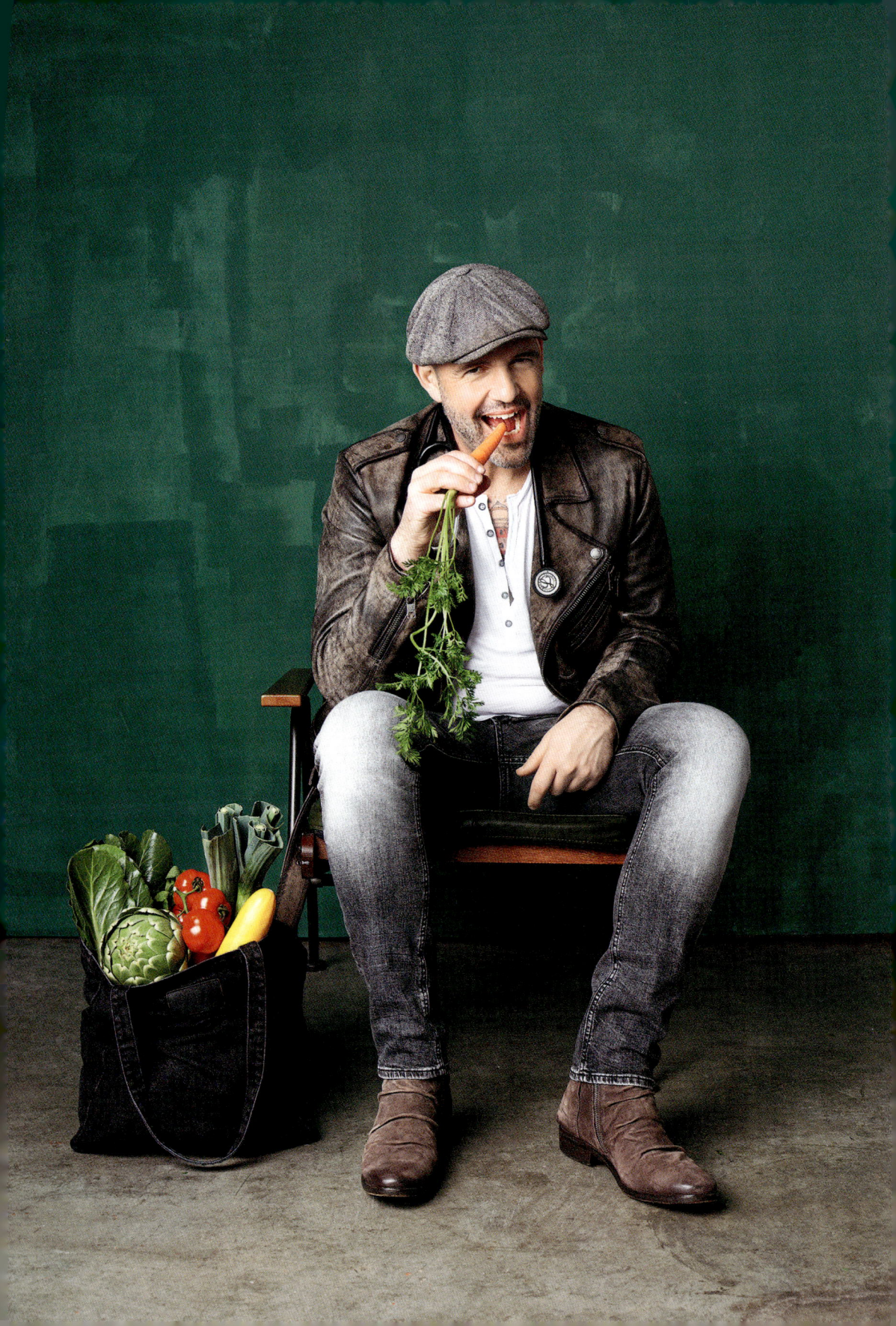

ERNÄHRUNG

Da rockt die Zelle ab

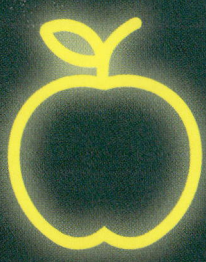

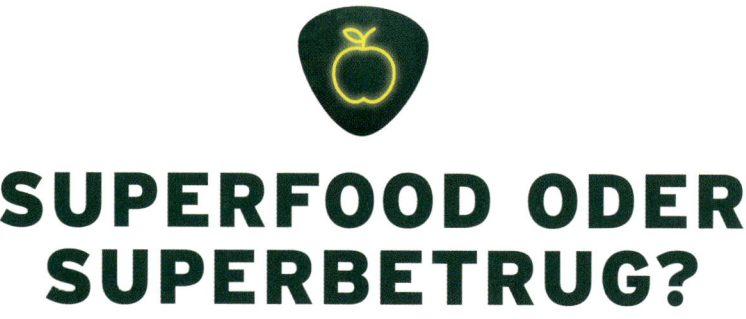

SUPERFOOD ODER SUPERBETRUG?

Seit einigen Jahren sind Super-foods mega im Trend. Jeder, der was auf sich und seine Ernährung hält, hat Açaí, Chia, Goji, Maqui oder Moringa in seinem Sortiment zu Hause … Mindestens! Seit Längerem gilt auch das Currygewürz Kurkuma als Heilsbringer und etwas neuer, aber schwer im Kommen ist Spirulina, eine Blaualge mit angeblich unfassbarer Wirkung auf unsere Gesundheit.

Unfassbar ist eher unsere Blauäugigkeit, was das Glauben von Gesundheitsversprechen angeht. Je exotischer die Frucht oder der Samen und je ausgefallener der Name, umso gesün-

der scheint das Lebensmittel uns zu machen. Und wehe, man äußert sich kritisch oder reagiert zurückhaltend gegenüber Superfoods – da wird der ein oder andere Verfechter zum militanten Gegner, zumindest in den Großstädten. Dort, wo es die Bevölkerung einfach nicht besser weiß. Auf dem Land sieht es nämlich anders aus. Dazu später mehr.

Doc Esser und die (vermeintlichen) Superhelden

Meinen ersten Kontakt mit Super-foods hatte ich 2014. Ich war für einige Wochen in Hamburg und vertrat einen Kollegen in seiner Praxis. Dieser war so freundlich gewesen, mich in seiner Wohnung – herrlich an der Innenalster gelegen – unterzubringen. Er selbst war mit seiner Familie mal für ein paar Wochen in die Ferien gefahren und ich sollte in dieser Zeit die Praxis weiterführen. Ich durfte mich auch an den Lebensmitteln, die noch in der Wohnung waren, bedienen, und auf der Suche nach etwas Essbarem stieß ich eines Morgens auf Chia-Samen. Ich gehöre leider zu den Menschen, die alles mit viel Delay (also zeitverzögert) mitbekommen – so waren mir Chia-Samen als Nahrungsmittel bislang unbekannt. Ich vermutete, dass es sich um Vogelfutter handeln würde, war allerdings etwas verunsichert, da ich bis dato keine Voliere mit lebendem Inhalt wahrgenommen hatte. Meine Frau, immer sehr gut informiert, was Gesundheitstrends angeht, klärte mich allerdings sehr schnell auf, dennoch verzichtete ich auf einen Geschmacksversuch und blieb bei meinem traditionellen Haferbrei.

Klaren Kopf behalten

Nur wenige Wochen später wurden Chia-Samen ähnlich wie Bitcoins in meinem Bekanntenkreis gehandelt und alle bejubelten die sensationelle Wirkung der Minisamen auf ihren Körper. Dementsprechend brauchte es nur eine kurze Zeit, bis sich neben Chia-Samen auch weitere angebliche Superfoods in unseren heimischen Küchen breitmachten.

Superfoods sollen ja ähnlich wie Superhelden über besondere Kräfte verfügen. So wird ihnen allen eine gesundheitsfördernde Wirkung nachgesagt, die nicht von schlechten Eltern ist. Superfoods können nämlich nahezu alles – sie wirken antientzündlich, antibiotisch, spenden Energie, verhindern Krebs, sorgen für die Gesundheit in unseren Zellen, regulieren optimal den Blutdruck oder Blutzuckerspiegel und sind quasi unsere Geheimwaffe gegen den »Endgegner« Zeit und das damit verbundene Altern.

Dummerweise ist das meiste davon Kokolores und beruht einfach nur auf maximal übertriebenen Gesundheitsversprechen, die im Rahmen eines genialen Marketingkonzepts erfunden worden sind. Wissenschaftlich fundierte Studien existieren nämlich nur bedingt, und wenn, dann handelt es sich um In-vitro-Studien, also Untersuchungen im Reagenzglas und nicht mit menschlichen Probanden. Schauen wir uns mal die bekanntesten Vertreter dieser Blendernaturalien an!

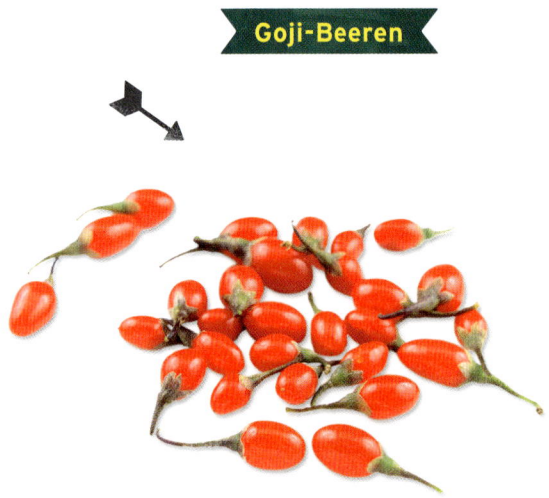

Goji-Beeren

Die chinesische Wolfsbeere gehört zur Familie der Nachtschattengewächse und findet seit ewigen Zeiten in der chinesischen Küche und in der Traditionellen Chinesischen Medizin Verwendung. Bei uns werden Goji-Beeren meist getrocknet oder als Nahrungsergänzungsmittel (was ich per se schon sch… finde) verkauft, aber es gibt sie auch in Form von Konfitüre.

Soll und Haben

Goji-Beeren wird ein hoher Gehalt an Vitamin C nachgesagt. Das ist auch erst mal so richtig, allerdings sollte man wissen, dass den Goji-Beeren, die in Kapselform vorliegen, das Vitamin C künstlich zugesetzt wird und gar nicht aus der Beere stammt.

Auch Carotinoide sind in den Beeren enthalten. Diese sekundären Pflanzenstoffe sollen freie Radikale abfangen und damit den oxidativen Stress senken. Weiterhin schützen Lutein und Zeaxanthein die Netzhaut angeblich vor Makuladegeneration. Doch die Untersuchungen dazu sind rar und es handelt sich immer um zellbiologische Studien, die man nicht so einfach auf uns Menschen übertragen kann. Die Behauptung, dass die Frucht der Aminosäurelieferant schlechthin wäre, insbesondere auch solcher Aminosäuren, die vom Körper nicht selbst hergestellt werden können, ist natürlich auch etwas übertrieben. Ja, die Beere enthält Aminosäuren, darunter auch neun essenzielle, aber nicht in einem Maße, dass es sonderlich beeindrucken würde.

Hoher Zuckergehalt

Was ich persönlich frech und unlauter finde, ist, dass Verkäufer der Beeren jede einzelne Aminosäure und jedes Spurenelement aufzählen und deren Wirksamkeit abfeiern, aber nur selten (und wenn, dann eher im Nebensatz) einen Bestandteil der Goji-Beere erwähnen, der tatsächlich im hohen Maße vorhanden ist: Neben dem vergleichsweise hohen Vitamin-C-Gehalt zeichnet die Goji-Beere ein weiterer Spitzenwert aus, nämlich der Gehalt an Zucker. Fette 46 g Zucker »genießt« man je 100 g dieser Beeren und führt dementsprechend eine Energie von 365 kcal zu. Das entspricht dem Energiegehalt einer halben Tafel Schokolade. Oder von zwei reifen, schön dicken Bananen, die ja auch nicht gerade arm an Zucker sind.

Unerwünschte Rückstände

Da die Hersteller und Vertreiber dieser Beeren auf maximalen Gewinn aus sind, wird beim Anbau gerne mal mit Pestiziden gearbeitet. Dabei handelt es sich oft um Pestizide, die hier in Deutschland seit Jahren verboten sind. Insbesondere chinesische Produkte zeichnen sich durch eine Vielfalt an Pestiziden aus, aber auch Bakterien und sogenannte Repellents – starke chemische Abwehrmittel gegen Parasiten, Mücken, Zecken etc. – konnten in oder auf den Beeren nachgewiesen werden. Und dabei machte es auch keinen Unterschied, ob es sich um Beeren mit einem Bio-Produktsiegel handelte oder nicht.

Wenn Sie sich dennoch dafür entscheiden, die Beeren zu konsumieren, vielleicht, weil Sie auch eine sichere Parasitenabwehr im Inneren des Körpers haben wollen, sollten Sie sich bester Gesundheit erfreuen und nach Möglichkeit keine Blutverdünner wie beispielsweise Marcumar/Warfarin benötigen – es wurden Wechselwirkungen bemerkt, die eher ungünstiger Natur sind: Goji-Beeren verlangsamen den Abbau dieser Medikamente, die dadurch deutlich länger und stärker wirksam sind. Und so kann es zu einer Blutung im Körper kommen, die vielleicht nicht nur ins Krankenhaus führt, sondern sogar auf Wolke Nr. 7 …

Chia-Samen

Diese Pflanze stammt aus der Familie der Lippenblütler und ihre Samen können vor allem eines richtig gut: quellen. Aufgrund dieser Fähigkeit werden Chia-Samen gerne als stockende Alternative zu Eiern und Fetten verwendet oder auch in veganen Puddings verwurstet.

Mit Vorsicht zu genießen

Was aber außerhalb des Körpers quillt, quillt natürlich auch im Innern. Und das kann schon mal zu Verstopfungen allererster Sahne führen, außer man greift in die Trickkiste und kocht mit vorgequollenen Samen oder trinkt ordentlich Wasser dazu.

Was man aber schon sagen muss, ist, dass Chia-Samen einen hohen Ballaststoffanteil haben (mehr als 30 g auf 100 g Samen) und damit im Vergleich zu Vollkornprodukten oder Gemüse recht gut dastehen. Das gilt insbesondere mit Blick auf die wirklich mal gesundheitsfördernde Wirkung von Ballaststoffen, die bei ausreichender Zufuhr den Blutdruck senken und das Risiko, an einem Herzinfarkt zu versterben, deutlich reduzieren. Allerdings liegt die empfohlene Aufnahmemenge bei maximal 15 g Chia-Samen pro Tag – und schwupps, schon ist der Anteil der durch Chia-Samen aufgenommenen Ballaststoffe gemessen an unserem Gesamtbedarf wieder sehr gering. Der »Aufnahmestopp« erklärt sich durch ein nicht zu unterschätzendes allergisches Potenzial, da die Pflanze zu den Salbeigewächsen gehört, welche schon mal bei dem ein oder anderen einen ordentlichen Allergieschub auslösen können, aber auch weil Chia-Samen – wie Goji-Beeren – Einfluss auf unsere Blutgerinnung nehmen. In Kombination mit Blutverdünnern besteht daher das Risiko von gefährlichen Blutungen.

Die Pluspunkte

Dennoch kann man Chia-Samen einige wirklich gute Inhaltsstoffe bestätigen. Zwar sind sie durch einen 30%igen Fettanteil sehr kalorienreich, dabei handelt es sich aber um ungesättigte Alpha-Linolensäuren, die unser Körper in Omega-3-Fettsäuren umwandelt. Und diese brauchen unsere Zellen für den Aufbau der Zellmembranen. Nebenbei wirken die Omega-3-Fettsäuren aber auch entzündungshemmend, senken den Blutdruck und wirken sich positiv auf unseren Triglyceridstoffwechsel aus, was zum einen die Menge unseres Depotfetts (also die Rettungsringe an unserem Körper), aber auch das Atheroskleroserisiko verringert. Warum das so ist?

Eicosapentaensäure (EPA) und Docosahexaensäure (DHA) – beides

Omega-3-Fettsäuren – reduzieren den Triglyceridspiegel im Blut, und zwar sowohl im nüchternen Zustand wie auch nach der Nahrungsaufnahme (postprandial). Dies geschieht hauptsächlich durch eine Verringerung der Produktion von VLDL-Cholesterin (very low density lipoprotein). VLDL ist quasi das Taxi der Triglyceride in unserer Blutbahn. Und wenn zu wenig Taxis für zu viele Triglyceride da sind, müssen die überzähligen zu Fuß weiter. Und das kann dauern, bis die ihr Ziel erreicht haben.

Weiterhin lassen Omega-3-Fettsäuren unsere Blutgefäße flexibler auf Stresshormone wie Adrenalin und Noradrenalin reagieren und sorgen durch vermehrte Bildung von Stickoxid dafür, dass sich die Blutgefäße weiten und somit der Blutdruck sinkt.

Also generell eine gute Sache, insbesondere wenn man dann noch einen Blick auf den fünfmal so hohen Kalziumgehalt von Chia-Samen im Vergleich zur gängigen Milch wirft.

Eine rundum gute Sache?

Wer meint, unbedingt zu Chia-Samen greifen zu müssen, der soll das halt machen. Es gibt gesündere Alternativen mit den gleichen Inhaltsstoffen, doch besser morgens Chia-Samen ins Müsli als Toast mit Haselnuss-Nugat-Creme (wobei ich das zugegebenermaßen ab und zu liebe …).

Was mich persönlich vom Chia-Samen abwenden lässt, ist sein Anbau. Zumindest wenn es sich nicht um nachgewiesenen ökologischen Anbau handelt, denn dann muss man davon ausgehen, dass das Saatgut mit Hormonen aufgepimpt und der Boden mit einem Herbizid behandelt wurde. Dazu kommen dann auch noch der weite Transport und der teure Preis.

Das Gute liegt so nah

Dabei gibt es eine wunderbare Alternative und die ist überall in Deutschland anbaubar, pflegeleicht, billig und in der Zusammensetzung absolut mit Chia-Samen vergleichbar (oder mit Blick auf den Proteinanteil sogar besser): Leinsamen!

Ja, ich weiß, der Name ist nicht so sexy und exotisch. Schließlich verbindet man mit den Eigenschaften von Leinsamen nichts, was gerade megahip wäre. Leinsamen ist nämlich vor allem als Quellmittel bekannt und soll bei Verstopfung die Verdauung in Schwung bringen. Also alles andere als fancy. Dennoch werde ich Ihnen an späterer Stelle auch dieses Zeugs schmackhaft machen.

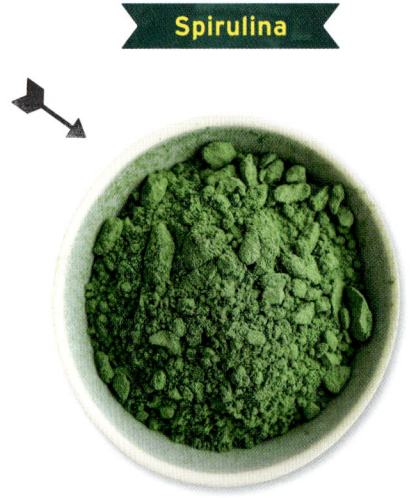

Spirulina

Leider muss ich mich aber vorher noch etwas aufregen. Spirulina ist aktuell das heißeste Eisen unter den Superfoods. Da in Spirulina viel Chlorophyll und auch Eiweiß enthalten sind, soll diese Mikroalge gegen diverse Erkrankungen helfen und auch noch das Gewicht von Pummelfeen regulieren – natürlich Richtung Bikinifigur. Spirulina gilt als wahre Wunderwaffe bei erhöhten Blutfettwerten, schützt absolut zuverlässig vor viralen Infektionen, hilft bei Allergien oder Leberschäden und ist auch zur Vorbeugung und Behandlung von Fibromyalgie (Schmerzsyndrom mit tief liegenden Muskelschmerzen, Erschöpfung und Schlafproblemen) anzuwenden. Letztere Behauptung

finde ich übrigens besonders perfide, da Fibromyalgiepatienten meist einen langen Leidensweg der Diagnostik und Therapien hinter sich haben, oft nicht ernst genommen werden und nach jedem Strohhalm greifen.

Und immer wenn man denkt, die Werbetrommel kann nicht noch lauter geschlagen werden, gibt es doch noch eine Steigerung: Tatsächlich habe ich eine Anzeige im Netz gefunden, bei der Spirulina als »das wertvollste Nahrungsmittel auf diesem Planeten« beworben worden ist. Und so gewinnt Spirulina immer mehr Bekanntheit und Beliebtheit und wird als Wundermittel gegen Zellalterung und für Vitalität verkauft. Das natürlich zu horrenden Preisen, da der Mensch ja lieber das Geld zum Fenster rauswirft, als mal drüber nachzudenken, inwieweit diese Heiligsprechung realistisch ist und dem aktuellen Stand der Wissenschaft entspricht.

New hot boy in the town?
Schauen wir uns erst mal an, was Spirulina überhaupt ist: Cyanobakterien, die früher zu den Blaualgen gerechnet wurden. Die Mikroalge kommt vor allen Dingen in subtropischen Gewässern vor, wie in Mittelamerika, Südostasien oder Afrika. Die dort

ansässigen Küstenbewohner nutzen Spirulina bereits seit Jahrhunderten als Nahrung. In unseren Landen wird sie in Bio-Aquakulturen gezüchtet und liegt dann als Pulver, Flocken, Tabletten oder auch schon in Smoothies verarbeitet zum Genuss vor.
Ich fang' mal mit dem Positiven an:

1. Spirulina hat keine Zellwände aus Zellulose. Dadurch sind die Inhaltsstoffe besser bioverfügbar, können also leichter vom Körper aufgenommen und verstoffwechselt werden.
2. 100 g getrocknete Spirulina liefern ungefähr 60 g Eiweiß, was ja erst mal ganz okay klingt.
3. Zusätzlich finden sich hochwertiges Eisen wie auch Beta-Carotin und Folat.
4. Das für den Menschen wichtige Vitamin B_{12} ist ebenfalls in einer größeren Menge vorhanden, allerdings zum größten Teil in einer Form, die von uns Menschen nicht verwertet werden kann. Dennoch wird der Vitamin-B_{12}-Gehalt immer wieder beworben und insbesondere Veganern und Vegetariern als gute und wichtige Ergänzung angepriesen.

Was dafür gerne im Kleingedruckten steht, ist die maximale Menge, die man von Spirulina einnehmen kann, ohne dass gesundheitliche Bedenken bestehen. Die empfohlene Tagesdosis liegt nämlich bei 1,5–6 g pro Tag, sodass die enthaltenen Nährstoffe für unseren Tagesbedarf keine Rolle mehr spielen. Darum sind Werbeaussagen wie »proteinreich« oder »reich an Vitamin B_{12}« hier in Deutschland verboten. Aber was ist das denn nun mit dem hohen Chlorophyllanteil?

Green Power

Für alle, die in den Biologiestunden abgeschaltet haben, wenn es um Pflanzen und Fotosynthese ging, kommt hier ein kleiner Refresher: Chlorophyll, auch Blattgrün genannt, ist ein Farbstoff, der von all den Pflanzen gebildet wird, die Fotosynthese betreiben. Zu seinen Aufgaben gehört die Absorption des Lichts, der Energietransfer und letztendlich auch der Elektronentransfer. Sensationell dabei ist: Lichtenergie wird mithilfe des Chlorophylls in chemische Energie umgewandelt, die unser Stoffwechsel umsetzen kann. Auch Algen und Cyanobakterien besitzen Chlorophyllmoleküle, im Fall unserer kleinen Spirulinaalge ist das der Typ A.

Chlorophyll gilt in vielen Kreisen als die Wunderwaffe gegen Alterungsprozesse und Krankheiten:

1. Ihm wird eine stark entgiftende und damit leberunterstützende Funktion nachgesagt.
2. Chlorophyll soll Krebserkrankungen verhindern.
3. Angeblich unterstützt es den Körper dabei, neue rote Blutkörperchen zu bilden.

Die letzte Annahme beruht auf der verblüffenden Ähnlichkeit von Chlorophyll mit Hämoglobin, einem eisenhaltigen Proteinkomplex, der für die rote Farbe unseres Blutes verantwortlich ist, vor allem aber die wichtige Aufgabe hat, Sauerstoff zu binden und zu den Körperzellen zu transportieren, die ihn brauchen. Zumindest die letzte Aussage über die Funktionen des Chlorophylls ist nicht haltbar. Blutzellen werden durch spezielle Zellen – sogenannte Stammzellen – im Knochenmark gebildet und differenzieren sich dann zu den unterschiedlichen Zellen, die im menschlichen Blut enthalten sind. Wichtig für die Bildung sind insbesondere Folsäure, Eisen und Vitamin B_{12}. Chlorophyll spielt da keine Rolle.

In vorderster Front

Es gibt einige Untersuchungen, die anhand von Zellversuchen nachweisen konnten, dass Chlorophyll als eine Art »Abfangmolekül« von potenziell krebserregenden Substanzen im Körper eingesetzt wird. Zusammengenommen deuten diese Studien darauf hin, dass Chlorophylle quasi die erste Verteidigungslinie gegen krebserzeugende Substanzen bilden, indem sie die Entstehung dieser schädlichen Verbindungen verhindern. Als ein beitragender Mechanismus scheinen Chlorophylle die Cytochrom-P450-vermittelte Aktivierung von chemischen Karzinogenen zu stören. Das Cytochrom-P450-Enzymsystem spielt zwar eigentlich eine entscheidende Rolle beim Abbau von Fremdstoffen, kann diese aber auch zu neuen erbgutschädigenden und krebsauslösenden Substanzen umbauen. Durch Chlorophyll wird dieser Umbau verhindert.

Wunderwaffe gegen Krebs?

Eine der spannendsten Studien – aus meiner Sicht – untersucht die Fähigkeit von Chlorophyll, ein Mutagen (eine Substanz, die unsere Erbinformation verändern kann, und das natürlich nicht zu unserem gesundheitlichen Vorteil) so an sich zu binden, dass dieses Mutagen die DNA nicht mehr verändern kann. In der Studie konnte man nachweisen, dass sich die Anzahl der gefährlichen Mutagen-DNA-Komplexe durch die Zugabe von Chlorophyll tatsächlich um das Zweifache reduzieren ließ.

Zusätzlich wurden menschliche Zellen einem Mutagen ausgesetzt und nachfolgend die Schäden gemessen, die in unserer Erbinformation durch die Substanz entstanden waren. In Abwesenheit von Chlorophyll waren diese so schwerwiegend, dass sie mit einer hohen Wahrscheinlichkeit zu einer Krebserkrankung geführt hätten, in Anwesenheit von Chlorophyll schien das Mutagen komplett neutralisiert worden zu sein. Ein Schaden an der DNA war nicht nachzuweisen.

Und obwohl die Erkenntnisse noch sehr dürftig sind und es noch deutlich mehr Grundlagenforschung braucht, mehren sich doch die Hinweise auf eine protektive und krebsschützende Wirkung durch Chlorophyll.

Zu geringe Mengen

Also haben die Spirulinajünger doch recht? Jein. Denn auch hier muss ich wieder mal auf die empfohlene maximale Tagesdosis hinweisen: 1,5–6 g! So wie zum einen die täglich durch

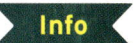

Info

Für und Wider von Spirulina

Spirulina macht in Ländern Sinn, die unterversorgt sind. Hier kann eine Mangelernährung durch den täglichen Konsum verhindert werden.

Hier in Deutschland bringt Spirulina keinen wirklich kulinarischen Vorteil. Uns stehen andere Nahrungsmittel zur Verfügung, die eine deutlich bessere Nährstoffaufschlüsselung haben.

Und ganz wichtig: Wer an einer Phenylketonurie leidet (schwere Stoffwechselerkrankung, bei der der Abbau einer bestimmten Aminosäure gestört ist), sollte Spirulina unbedingt meiden, da es zu einer gefährlichen Verstärkung der Erkrankung kommen kann.

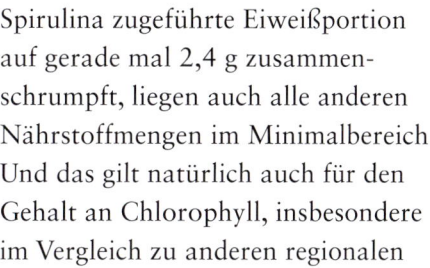

Spirulina zugeführte Eiweißportion auf gerade mal 2,4 g zusammenschrumpft, liegen auch alle anderen Nährstoffmengen im Minimalbereich. Und das gilt natürlich auch für den Gehalt an Chlorophyll, insbesondere im Vergleich zu anderen regionalen

Lebensmitteln. Ich zeige Ihnen noch, welche Nahrungsmittel echte Chlorophyllbomben sind, und das Beste dabei: Die schmecken richtig gut und machen auch noch schön satt!

Fragliche Aufzuchtbedingungen

Schauen wir uns aber noch an, wie diese kleine Alge hergestellt wird: Das Tolle an der Aufzucht ist ihre Bescheidenheit, da nur CO_2 gefüttert werden muss. Die Alge ist damit völlig zufrieden und als kleines Zusatzdankeschön setzt sie Sauerstoff frei. Das macht die Aufzucht sehr nachhaltig und attraktiv. Wenn sie denn da stattfindet, wo der Konsument auch in der Nachbarschaft lebt. Wer unbedingt Spirulina konsumieren möchte, sollte zumindest einen Blick auf das Herstellungsland werfen. Die Nachhaltigkeit, die durch die Zucht entsteht, wird nämlich schnell wieder durch einen weiten Transportweg zunichtegemacht. Außerdem rate ich zu Züchtungen aus geschlossenen Systemen. Offene Systeme haben den Nachteil, dass es zu Verunreinigungen durch Tiere kommen kann. Wie durch Vögel, die über das Zuchtbecken fliegen und dort überschüssigen Ballast ablassen. Mich schreckt auch immer wieder der Nachweis von krebserregenden Koh-

lenwasserstoffen in Spirulina ab. Und warum in einigen asiatischen Ländern Spirulina radioaktiv bestrahlt werden, weiß nur der dortige Hersteller, aber egal was der Grund sein könnte, konsumieren möchte ich das Produkt jedenfalls dann nicht mehr.

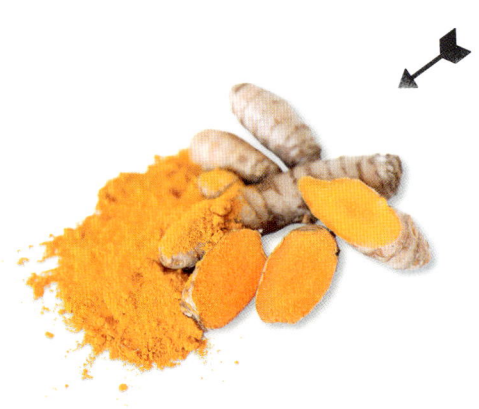

Kurkuma

Zum Schluss meiner kleinen Abrechnung noch ein paar Worte zu Kurkuma. Von allen Superfoods ist Kurkuma am weitesten hinsichtlich seiner Superkräfte untersucht – und dennoch ist immer noch viel Luft nach oben, da die meisten Studien (mit zum Teil echt erstaunlichen Ergebnissen) leider auch »nur« Zellstudien waren, die man eben nicht so einfach auf den Menschen übertragen kann.

Bitte nur im Doppelpack

Kurkuma gehört zur Familie der Ingwergewächse. Verwendet wird das Rhizom, also der Wurzelstock. Dieser enthält neben ätherischen Ölen, Eiweiß und Zucker eben noch den Farbstoff Kurkumin und bis zu 5 % Kurkuminoide (standardisiert Kurkumin, Diferuloylmethan), dazu ein ätherisches Öl (bis 6 %), das hauptsächlich aus Zingiberen, Kurkumol und Tumeron besteht.

Kurkuma ist zunächst mal wichtiger Bestandteil einer Currysauce und liefert unter anderem die gelbe Farbe. Funktioniert wunderbar in der asiatischen und indischen Küche, aber auch als eigenständiges Gewürz. Die Currysauce wäre aber empfehlenswerter für die Menschen, die das Kurkumin in einer höheren Dosierung resorbieren wollen. Denn genau hier fängt schon das erste Problem an: Da Kurkumin fettlöslich ist, kann es vom Verdauungsapparat nur schlecht aufgenommen werden, außer man koppelt es an schwarzen Pfeffer, ebenfalls Bestandteil der Currysauce. Dessen Inhaltsstoff Piperin erhöht die Resorption von Kurkumin bestenfalls um das 2 000-Fache und sorgt überhaupt erst dafür, dass das Zeug aus dem Darm in die Zellen kommt.

Allheilmittel?

Es gibt Hunderte von Studien, die sich mit Kurkuma beschäftigt haben. Und es ist schon echt erstaunlich, wogegen Kurkuma alles helfen soll:

1. Stimulierung des Gallenflusses
2. krebshemmend
3. antientzündlich
4. knorpelschützend
5. antioxidativ
6. gerinnungshemmend
7. antiproliferativ, antiangiogen
8. schützt Leberzellen
9. antimikrobiell
10. antidepressiv

Schaut man sich die Wirkung von Kurkumin bei der Krebstherapie an, so beeinflusst es bei der Zellentartung zahlreiche Zellsignale, außerdem aktiviert es Tumorhemmgene. Sie müssen das nicht im Einzelnen verstehen – ich wollte Ihnen nur eine kleine Auswahl an Stellschrauben aufzählen, an denen Kurkuma wirkt.

Unspezifische Wirkung

Allerdings ist das auch genau der Kritikpunkt, warum viele Wissenschaftler Kurkumin eben doch nicht uneingeschränkt abfeiern: Ihnen ist die Wirkung zu unspezifisch, denn

Kurkumin reagiert mit nahezu allen Molekülen im Körper, die an ihm vorbeischwimmen. Im Rahmen einer Reagenzglasstudie kann so eine Reaktionsfreudigkeit sehr schnell zu einem positiven Ergebnis kommen, aber eine Übertragung auf den Menschen ist dann sehr schwierig. Hier will man ja eine ganz klare Wirkungsweise vorhersagen, also eine Bindung an bestimmte Moleküle, und nicht dem Zufall überlassen, ob die Reaktion von Kurkuma zum jeweilig gewünschten Effekt passt. Die wenigen Untersuchungen, die mit Menschen durchgeführt worden sind, sorgen für Ernüchterung. Zum einen handelte es sich um Studien, die nicht dem Standard genügten, da zu wenige Probanden in die Studie einbezogen wurden oder die Placebogruppe fehlte, also die Gruppe von Menschen, die der Kontrolle dienen. Oder es handelte sich tatsächlich um regelhafte Studien, die dann allerdings keinen statistisch relevanten Vorteil für eine Kurkumintherapie erbrachten.

Schlechte Bioverfügbarkeit

Aber warum funktioniert Kurkumin in Zellstudien grandios und verliert am oder im »echten« Menschen? Das größte Problem aus meiner Sicht ist die Bioverfügbarkeit von Kurkumin in unserem Körper. Da es sich kaum in Wasser auflöst, wird es nur zu einem geringen Teil aus unserem Darm resorbiert und in die Blutbahn eingeschleust. Gut, durch schwarzen Pfeffer beziehungsweise das in ihm enthaltene Piperin kann die Resorptionsquote deutlich verbessert werden, aber dann steht Kurkumin vor dem nächsten Problem: Endlich im Körper angekommen, wird es bereits wieder zersetzt und abgebaut. Das wäre auch eine gute Erklärung, warum In-vitro-Studien so erfolgreich sind: Dabei wurde eine sehr hohe Dosis an Kurkumin (deutlich höher, als von uns Menschen im Durchschnitt vertragen wird) direkt an die Zellen gebracht, ohne dass es Verluste im Rahmen von Resorptionsmechanismen gab.

Das Ziel der Forschung sollte also unter anderem sein, die Aufnahme von Kurkuma in unsere Zellen dramatisch zu verbessern, wenn die nötige Konzentration gut vertragen wird und die nachfolgenden Zellreaktionen vorhersagbar sind.

Ergebnisse lassen hoffen

Dennoch finde ich Kurkuma schon ein faszinierendes Gewächs. Auch wenn es bisher noch nicht gelungen ist, die Wirkungsweise von Kurkumin vollständig zu verstehen und vor allem so zu modulieren, dass man durch den Einsatz spezielle Alterungs- oder auch Krankheitsprozesse beeinflussen könnte, so wird zumindest an den Zell- und Tierstudien deutlich: Kurkumin hat Potenzial! Und immerhin gibt es doch einige wenige Studien, die auf eine Breitbandwirkung hindeuten.

Zigarettenrauch: Raucher, die mehr als 30 Tage lang eine Zubereitung aus Kurkuma entsprechend 1,5 g getrockneter Wurzel eingenommen hatten, schieden signifikant weniger krebserregende Stoffe aus.

Alkohol: Bei vier jungen Männern war die Acetaldehydkonzentration (Bestandteil vieler alkoholischer Getränke und möglicherweise krebserregend) im Blut nach Trinken von Alkohol und Einnahme von 30 mg einer Kurkumazubereitung deutlich geringer als ohne Kurkumazusatz.

Das bedeutet aber bitte nicht, dass Sie jetzt jedes Gelage mit Kurkuma »begleiten«, in der trügerischen Hoffnung, mehr trinken zu können!

Frei von Nebenwirkungen?

Ich hoffe, dass noch weitere gute Studien die Wirkweise von Kurkuma untersuchen. In Amerika werden übrigens Patienten mit Kniearthrose oder Arthritis unter anderem mit Kurkuma behandelt. Die ärztlichen Kollegen weisen zwar darauf hin, dass die Beweislage durch Studien eher mau ist, aufgrund des sehr guten Nutzen-Risiko-Profils könne man aber einen Behandlungsversuch wagen.

Birgt die Einnahme von Kurkuma wirklich so gar keine Risiken? Die gute Nachricht: Als Bestandteil einer Gewürzmischung oder auch als eigenständiges Gewürz ist Kurkuma sehr gut verträglich. Sobald die Dosierung jedoch angehoben wird (Nahrungsergänzungsmittel!), kann es vermehrt zu Unverträglichkeiten wie Übelkeit, Sodbrennen, Durchfall oder einer erhöhten Stuhlfrequenz kommen. Für Schwangere gilt die Empfehlung, auf Nahrungsergänzungsmittel mit Kurkuma komplett zu verzichten!

Was essen?

Jetzt stehe ich natürlich bei Ihnen unweigerlich in der Pflicht, gute Alternativen zu präsentieren. Die ganzen Superfoods schlecht machen beziehungsweise Sie auf den Boden der Tatsachen zurückzuholen, dann aber »ohne was zu essen« stehen zu lassen, wäre nun wirklich kein feiner Stil …

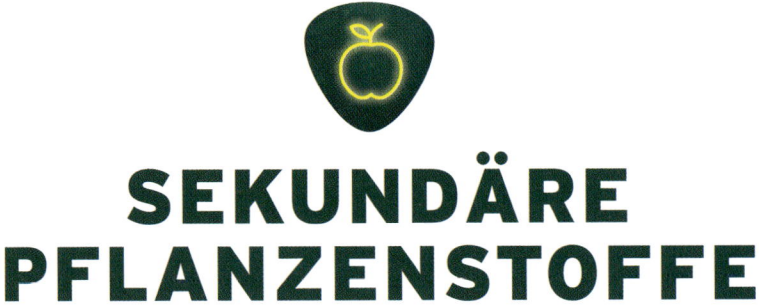

SEKUNDÄRE PFLANZENSTOFFE

Sie sind von Haus aus ein Omnivore, wussten Sie das schon? Nee, das ist nix Akademisches, sondern es ist die elegante Umschreibung für einen Allesfresser, der sich sowohl von tierischen als auch pflanzlichen Produkten ernähren kann.

Warum ich das erwähne? Na ja, als Omnivore beziehen wir unsere Nährstoffe entweder direkt von der Pflanze oder indirekt durch die Aufnahme von Tieren. Unsere Nahrung setzt sich demnach aus primären Pflanzenstoffen und deren Folgeprodukten zusammen. Damit sind Pflanzen die Lieferanten sämtlicher Nährstoffe, die uns am Leben erhalten.

Überlebenswichtig

Zu den **primären Pflanzenstoffen** gehören Kohlenhydrate, Fette und Proteine, also vor allem die Energielieferanten, die unsere Zellen und insbesondere die Mitochondrien zur Energiebereitstellung brauchen. Bei den **sekundären Pflanzenstoffen** handelt es sich im Gegensatz zu den Produkten des Primärstoffwechsels um chemisch spezialisierte Stoffe, die der Pflanze helfen, sich an ihre Umgebung anzupassen. Wir Menschen und Tiere haben ja den Vorteil, dass wir bei Gefahr den geordneten oder in den meisten Fällen den ungeordneten Rückzug antreten können. Das fällt einer Pflanze mit fester Verankerung im Boden natürlich schwer, darum muss sie, ähnlich einer Ritterburg mit einem Burggraben und einem dicken Burgtor, vor möglichen Angriffen bestmöglich geschützt sein. Und hinsichtlich ihrer Verteidigung halten sich Pflanzen so gar nicht an die Genfer Konvention, sondern produzieren entweder bei Bedarf oder in weiser Voraussicht ausgesprochen wirksame chemische Abwehrwaffen – eben besagte sekundäre Pflanzenstoffe.

Des einen Freud', des anderen Leid

Es sind mehr als 100 000 verschiedene sekundäre Pflanzenstoffe bekannt, allerdings sind »nur« 5 000–10 000 in unseren üblichen Nahrungsmitteln vorhanden. Und manche sind auch für den einen oder anderen Zeitgenossen kaum zu ertragen – was denken Sie, warum beispielsweise Knoblauch seinen typischen Geruch hat, der neben Vampiren auch mal den gegenübersitzenden Menschen in die Flucht schlägt? Verantwortlich ist der sekundäre Pflanzenstoff Allicin, ein Sulfid (Schwefelwasserstoffverbindung). Stinkend und gesund zugleich, wobei ich persönlich ja Knoblauch in allen Kochvariationen liebe.

Was den einen abschreckt, lockt den anderen umso mehr an. Darum geht's eben bei sekundären Pflanzenstoffen: das Abschrecken von Parasiten oder Schädlingen, die die Pflanze beeinträchtigen, und das Anlocken von Insekten, die der Pflanze nützlich sind.

Unübertroffen gut

Nebenbei haben sekundäre Pflanzenstoffe einen wahnsinnig gesundheitsfördernden Effekt auf uns Menschen. Zwar hat man bei vielen dieser Stoffe noch gar nicht verstanden, welcher Wirkungsmechanismus genau dahintersteckt. Fakt ist jedoch, dass Sie ein deutlich geringeres Risiko haben, sogenannte Wohlstandserkrankungen wie Bluthochdruck, Adipositas, Diabetes mellitus Typ 2, Herzerkrankungen, Rheumatoide Arthritis oder gar neurologische Erkrankungen zu entwickeln, wenn der überwiegende Anteil Ihrer Ernährung aus frischem Gemüse und Obst besteht!
Mir ist völlig klar, dass ich den meisten Kerlen und bestimmt auch einigen Damen gerade eben das Lesen madig mache und es sicherlich so manche gibt, die das Buch mit einem tiefen Seufzer der Verachtung weglegen.

So sehr es mir selbst als Liebhaber eines guten Stück Fleischs in der Seele wehtut: Es gibt kein tierisches Produkt, das so gesund ist wie Grünkost!

Aber es bleibt nun einmal dabei: Die Wirkung von sekundären Pflanzenstoffen in unserem Körper ist einfach phänomenal! Sie wirken antioxidativ, antientzündlich, fangen freiwillig freie Radikale und wirken sogar gegen krebserregende Stoffe. Und das ist nur eine kleine Auswahl ihres Könnens. Im direkten Vergleich dazu schneiden tierische Produkte einfach schlecht ab. Sie versorgen uns zwar mit hochwertiger Energie und enthalten auch mal das ein oder andere Vitamin, das in pflanzlicher Nahrung zwar vorkommt, aber dort unterrepräsentiert ist (ich rede hier von Vitamin B_{12}), aber sie machen uns bei zu hohem Konsum schlichtweg krank. Leider kann man noch nicht mal mehr fette Fische mit gutem Gewissen empfehlen, da sie neben einem tollen Angebot an den gesunden Omega-3-Fettsäuren oft auch einen hohen Anteil an Schwermetallen oder Giftstoffen enthalten oder mit Plastik verseucht sind. Abgesehen von so »kleineren« Problemen wie Überfischung ...

Die wichtigsten Protagonisten

Bei 5 000 sekundären Pflanzenstoffen, die wir mit der Nahrung aufnehmen, ist es unmöglich, alle aufzuzählen. Aber zumindest möchte ich Ihnen die für unsere Gesundheit relevantesten Vertreter nennen:

1. Carotinoide
2. Chlorophyll (grüne Blattgemüse)
3. Flavonoide (gelbe, rote, blaue Obst- und Gemüsesorten)
4. Glucosinolate (in Kohl)
5. Phenolsäure
6. Phytinsäure (Getreide)
7. Phytoöstrogene (Soja-Isoflavone)
8. Phytosterine (Nüsse, Hülsenfrüchte, Soja)
9. Polyphenole
10. Saponine (Hülsenfrüchte, Hafer, Spargel)
11. Sulfide (Zwiebeln, Lauch)

Eine beachtliche Anzahl, finden Sie? In Anbetracht dessen, dass wir weltweit nur knapp 30 Pflanzen haben, mit denen wir unseren Kalorienbedarf decken, scheint das schon okay. Aber wir müssen davon ausgehen, dass die Zahl an noch unentdeckten sekundären Pflanzenstoffen weitaus höher liegt: nämlich bei bis zu 10 000 in unseren »Speiseplanzen« und bis zu 2 000 000 bezogen auf alle uns bekannten höheren Pflanzen.

Viele offene Fragen

Da kann man die Wissenschaft verstehen, dass diese sich zunächst auf die für unsere Ernährung essenziellen Pflanzen und sekundären Pflanzenstoffe stürzt, denn hier tun sich noch genug andere Fragen auf.
So ist die Bioverfügbarkeit, also das, was nach der Darmpassage tatsächlich im Körper ankommt, für die genannten sekundären Pflanzenstoffe ziemlich unterschiedlich. Carotinoide werden beispielsweise recht gut aufgenommen, Flavonoide je nach Aufbau gut oder weniger gut. Dann ist die tatsächliche Bioverfügbarkeit aber auch von der Zubereitung der Lebensmittel abhängig. Es gibt hitzeinstabile

sekundäre Pflanzenstoffe, die durch das Kochen zerstört werden, wie etwa die Phenolsäuren der Zeaxantine. Aber auch genau gegenteilige Effekte sind bei der Zubereitung zu beobachten. Sekundäre Pflanzenstoffe aus Möhren und Tomaten können erhitzt deutlich besser vom Körper aufgenommen werden. Nee, was ist das doch alles kompliziert! Doch selbst wenn noch zahlreiche Fragen offen sind, so ist zumindest wissenschaftlich belegt, dass eine Unterversorgung mit pflanzlichen Lebensmitteln das Risiko für Herz-Kreislauf-Erkrankungen, aber auch Demenz, Adipositas und Asthma zum Teil dramatisch erhöht!

Food synergy

Aber jetzt kommt die wichtige Message: **Sekundäre Pflanzenstoffe sind Teamplayer!** Genauso wenig wie es einem Verein nutzt, der nur mit einem Stürmer in das Spiel geht und die Mittelfeld- und Abwehrspieler zu Hause lässt, nützt Ihrem Körper auch nicht der eine sekundäre Pflanzenstoff. Bleiben wir beim Fußballvergleich, wobei ich jetzt schon weiß, dass mein Vater sich an der Stelle kaputtlachen wird, da er der Meinung ist, dass ich null Ahnung von dieser Sportart habe. Ich versuch es aber dennoch: Genauso wie der Stürmer darauf angewiesen ist, dass sein Torschuss von den anderen Mitspielern seiner Mannschaft vorbereitet wird (denken wir mal an Gerd Müller, der einen Großteil seiner fußballerischen Karriere damit verbrachte, vor dem gegnerischen Tor auf den Pass zu warten, den er dann zum Torschuss verwandeln konnte), sieht das mit unseren sekundären Pflanzenstoffen nicht anders aus. 2001 wurde der Begriff »food synergy« zum ersten Mal in der Wissenschaft als Erklärungsversuch benutzt, da die bis dato erfolgten Studien mit extrahierten sekundären Pflanzenstoffen sehr enttäuschend waren und die gesundheitsfördernde Wirkung nur im Zusammenspiel der sekundären Pflanzenstoffe festzustellen war.

Boostereffekt

Unser Problem liegt oft darin, dass wir den Wald vor lauter Bäumen nicht sehen. Wir konzentrieren uns so auf die gesundheitlichen Vorteile eines bestimmten Vitamins oder eines sekundären Pflanzenstoffs, dass wir völlig übersehen, dass verschiedene Komponenten eines Lebensmittels und/oder verschiedener Lebensmittel im Zusammenspiel viel gesundheitsfördernder sind, da sie sich in ihrer Wirkung aufsummieren oder gegenseitig boostern. Dazu zwei Beispiele:

Gemeinsam sind wir stark: Lycopin ist ein sekundärer Pflanzenstoff, der vor allem in Tomaten vorkommt. In einer Studie, die in der Dezemberausgabe 2004 des Journal of Nutrition veröffentlicht wurde, wuchsen Prostatatumoren bei Ratten, die mit Tomaten und Brokkoli gefüttert wurden, deutlich weniger schnell heran als bei Ratten, die nur Brokkoli oder nur Tomaten zu sich nahmen, oder bei Ratten, die krebsbekämpfende Substanzen erhielten, die aus Tomaten oder Brokkoli isoliert worden waren. Die Botschaft zum Mitnehmen: Eine Lycopinergänzung macht wenig Sinn, die ganze Tomate hilft wahrscheinlich mehr. Und eine Tomate, die zusammen mit Brokkoli gegessen wird, kann noch viel mehr helfen.

Wie geschmiert: Wenn Sie zu Ihrem Gemüse ein wenig »gutes Fett« essen, hilft das Ihrem Körper bei der Aufnahme schützender Phytostoffe wie Lykopin oder Lutein. In einer Studie wurde die Resorption sekundärer Pflanzenstoffe bestimmt, nachdem die Teilnehmer einen Salat aus Blattsalaten, Karotten und Spinat mit oder ohne 2 ½ EL Avocado gegessen hatten. Die Gruppe mit Avocado nahm 8,3-mal mehr Alpha-Carotin und 13,6-mal mehr Beta-Carotin sowie 4,3-mal mehr Lutein auf als diejenigen, die keine Avocados aßen.

Möglichst naturbelassen

Weiterhin kam man auch zu der Erkenntnis, dass Lebensmittel sekundäre Pflanzenstoffe gleichmäßiger und langsamer freisetzen, je unbehandelter sie sind. Gemüse, Obst, Vollkornprodukte, Nüsse und Hülsenfrüchte sind großartige Beispiele für Nahrungsmittel, die eine reichhaltige Mischung an Vitaminen, Mineralien, Ballaststoffen, Proteinen, Antioxidantien und weiteren Wirkstoffen enthalten, und das insbesondere im Vergleich zu Nahrungsergänzungsmitteln. Seitdem sind 20 Jahre vergangen und die aktuellen Empfehlungen sind nochmals deutlicher in der Wortwahl. Ich habe für Sie mal die internationalen schulmedizinischen Empfehlungen im »O-Ton« zusammengestellt.

Empfehlung 1: »Es ist wichtig, dass Ärzte ihren Patienten raten, dass eine solche Nahrungsergänzung keinen Ersatz für eine gesunde und ausgewogene Ernährung darstellt und in den meisten Fällen wenig oder gar keinen Nutzen bringt, der über den durch eine solche Ernährung gewährten Nutzen hinausgeht.«

Empfehlung 2: »Ärzte sollten auch die vielen Vorteile der Gewinnung von Vitaminen und Mineralien aus der Nahrung statt aus Nahrungsergänzungsmitteln hervorheben.«

Empfehlung 3: »Mikronährstoffe in der Nahrung werden in der Regel besser vom Körper aufgenommen und sind mit weniger möglichen Nebenwirkungen verbunden.«

Empfehlung 4: »Eine gesunde Ernährung bietet eine Reihe von ernährungsphysiologisch wichtigen Unterpositionen in biologisch optimalen Verhältnissen im Gegensatz zu isobeschichteten Verbindungen in hochkonzentrierter Form.«

Empfehlung 5: »Tatsächlich zeigt die erneute Suche, dass positive Gesundheitsergebnisse stärker mit Ernährungsmustern und spezifischen Lebensmittelarten zusammenhängen als mit einzelnen Mikronährstoffen oder Nährstoffeinnahmen.«
Dennoch ist es unbefriedigend, wenn

es zwar genug Hinweise gibt, dass sekundäre Pflanzenstoffe essenziell für unsere Gesundheit sind, aber keiner so genau weiß, wie dieser Effekt auf unser Wohlbefinden zu erklären ist. Und wie sieht's denn aus mit der Zellgesundheit? Können sekundäre Pflanzenstoffe das Altern unserer Zellen beeinflussen? Und wie sieht's aus mit der Abwehr von freien Radikalen? Da kann man nur mit einem ganz klaren »Jein« antworten.

Bei sekundären Pflanzenstoffen gibt es Vertreter, die als Kaderathleten in der Disziplin »Antioxidation« rekordverdächtig ins Rennen gehen. Es gibt aber auch solche, die direkt nach dem Start straucheln, die Hürde reißen oder, noch schlimmer, sich in der Disziplin vertan haben und nun im Schwimmdress am Weitsprung stehen.

Polyphenole

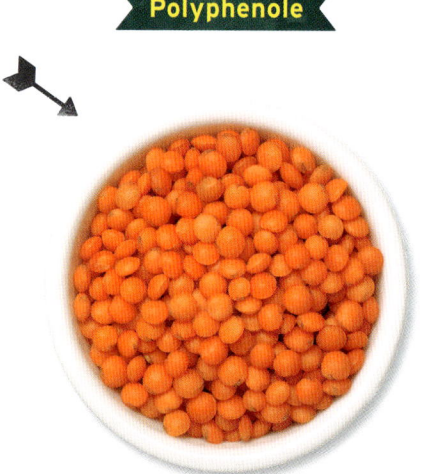

Polyphenole sind eine Gruppe von pflanzlichen Stoffwechselprodukten mit starken antioxidativen Eigenschaften. Sie schützen vor chronischen Krankheiten, die durch oxidativen Stress induziert werden. Über 10 000 Substanzen kennen wir mittlerweile, aber für uns Menschen scheinen nur ein paar relevant zu sein.

Schutz vor Zellalterung

Polyphenole gehören ohne Zweifel zu den Topathleten. Sie aktivieren in unserem Körper Gene, die wiederum den Auftrag zur Bildung von radikalfangenden Enzymen geben. Weiterhin ist die ernährungsbedingte Aufnahme von Polyphenolen aufgrund ihrer Rolle bei der Vorbeugung von degenerativen Erkrankungen des Menschen in das wissenschaftliche Interesse gerückt. Weltweit wird an einem »Essen gegen das Vergessen« geforscht und Polyphenole haben in epidemiologischen Studien sehr gut abgeschnitten in Sachen Prävention. So sollen diese zu einem besseren Blutfluss im Gehirn führen und dort vor Ort gegen Entzündungen wirken. Außerdem scheinen Polyphenole unsere Mitochondrien im Alter bei der Energiegewinnung zu unterstützen.

Schmackhafte Lebensversicherung

Und falls Sie jetzt auf die Suche nach Polyphenolen gehen: Sie lauern in Gestalt zweier echt profaner Pflanzen direkt um die Ecke: der Linse! Und der Bohne! Das Leben kann so einfach sein, oder? Beide gehören zu der Familie der Hülsenfrüchtler und sind eine gute Quelle von Polyphenolverbindungen mit verschiedenen gesundheitsfördernden Eigenschaften. Polyphenolreiche Linsen und Bohnen haben antioxidative und antidiabetische Effekte, reduzieren Blutfette und Fettleibigkeit und wirken entzündungs- und krebshemmend. Eine Schutzwirkung ist übrigens auch bei Stress, Rauchen und gegen UV-Strahlung zu beobachten.

Auch wenn es noch einige Studien braucht, um die Wirksamkeit und Effektivität von Polyphenolen sicher nachzuweisen, sind zahlreiche Wissenschaftler schon jetzt der festen Überzeugung, dass es eine regelmäßige Zufuhr von Polyphenolen braucht, um ein langes und gesundes Leben führen zu können.

Info

Wenn Pflanzen gestresst reagieren

Interessanterweise dienen Polyphenole der Pflanze zur Unterdrückung von Stress! Ja, Pflanzen leiden ebenso an Stress wie wir – beispielsweise durch zu viel Verkehr, Abgase etc. So vermutet man, dass es durch Feinstaub und Stickoxide zu vermehrtem Stress für das Beifußblättrige Traubenkraut (Ambrosia) gekommen ist, das darauf mit der Produktion von Pollen reagiert hat, die ein fünfmal höheres Allergiepotenzial als Gräserpollen haben – eine schnelle und harte Retourkutsche für uns Menschen!

Carotinoide

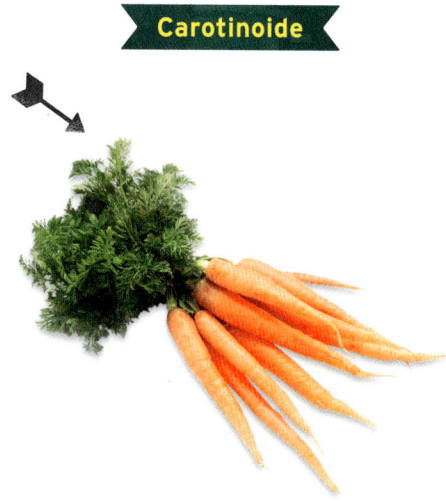

Wenn Ihnen Gemüse so richtig gelb oder rot entgegenleuchtet, dann können Sie davon ausgehen, dass da ordentlich viele Carotinoide drin sind. Die sind nämlich für die Farbgebung verantwortlich. Über 600 Vertreter sind bekannt, aber nur wenige finden den Weg in den menschlichen Körper.

Der Terminator unter den Antioxidantien

Sind Carotinoide aber erst einmal im Körper angekommen, haben sie nichts Besseres zu tun, als sich direkt ins Getümmel mit freien Radikalen zu werfen. Und da machen sie echt einen richtig guten Job: Carotinoide verhindern die Erzeugung freier Radikale, fangen freie Radikale ab und begrenzen so Schäden, die durch oxidativen Stress entstehen. Die wichtigsten Carotinoide in diesem Zusammenhang sind Alpha- und Beta-Carotin, Lutein, Zeaxanthin, Beta-Cryptoxanthin und Lycopin.

Bisher kannten wir Carotinoide vor allem als Vitamin-A-Vorstufe. Ohne Carotinoide gibt es kein Vitamin A, zumindest wenn man nicht auf tierische Quellen zurückgreifen möchte. Dann zeigte sich aber, dass Carotinoide, vor allem Lycopin, das die Tomaten so schön rot macht, wahre Killer sind, wenn es um Radikale geht, diese vernichtet und sogar in Radikalkettenreaktionen eingreift und diese unterbrechen kann.

Für scharfe Augen

Freie Radikale sind überall, auch im Auge, genau genommen in der Retina (der Netzhaut) und da wiederum in der Makula. Die Makula ist ein kleiner Fleck innerhalb der Netzhaut, der aber mit sehr vielen Fotorezeptoren ausgestattet ist und so scharfes Sehen ermöglicht! Lutein und Zeaxanthin sind die einzigen Carotinoide, die in Makula und Retina vorkommen. Dabei bilden sie zusammen mit Meso-Zeaxanthin eine ölige Schicht, die auch als gelber Fleck bezeichnet wird. Hier befindet sich die höchste Konzentration von Carotinoiden im menschlichen Körper. Die Konzentration oder Sättigung des gelben Flecks ist vollkommen unabhängig von Geschlecht, Alter und Herkunft. Einzig die Ernährung und die systemische Fähigkeit des Körpers sind für die Aufnahme entscheidend. Und die Hinweise verdichten sich, dass diese Carotinoide zum Beispiel als Filter für blaues Licht in der Makula wirken und/oder Sauerstoffradikale in diesem stark sauerstoff- und lichtexponierten Gewebe deaktivieren. Auf diese Weise können Lutein und Zeaxanthin die empfindlichen Fotorezeptorzellen vor Schäden schützen. Mit gesunden Augen alt werden – auch in diesem Falle geht es um Zellgesundheit!

Wirksamer Sonnenschutz

Weiterhin schützen Carotinoide die Haut vor Rötung und Schäden durch UV-Licht. In einer Studie an erwachsenen Frauen war die zusätzliche Gabe von Beta-Carotin in Kombination mit Sonnenschutzmitteln wirksamer und schützte besser vor den schädlichen Folgen durch UV-Licht-Exposition als das Sonnenschutzmittel allein. Was allerdings nicht stimmt, ist die Werbeaussage, dass Carotinoide allein gegen die Sonne ausreichen – dieser angebliche »Sonnenschutz von innen« ist totaler Schwachsinn und sorgt bei Anwendung im günstigsten Fall für einen deftigen Sonnenbrand und bei dauerhaftem Weglassen der Sonnencreme für schwarzen Hautkrebs.

Schutz vor Krebs

Apropos Krebs – einige Carotinoide (z. B. Lycopin und Beta-Carotin) können die Kommunikation zwischen Zellen effektiv verbessern. Warum ist das so wichtig? Na, hier geht's um schnelle Nachbarschaftshilfe, wenn es mal brennt: Der Nachbar bekommt den Brand bei Ihnen mit und holt die örtliche Feuerwehr, die das Feuer löscht. Auf ähnliche Art und Weise kommunizieren Zellen miteinander (in diesem Fall sind es Botenstoffe und nicht das Telefon oder der »Call über den Gartenzaun«) und haben so die Möglichkeit, Wachstum und Teilungsraten von anderen Zellen zu kontrollieren. Tumorzellen unterbinden aber diese Kommunikation – logisch, sie wollen ja unkontrolliert wachsen. An dieser Stelle greifen jedoch Carotinoide ein und sorgen für einen freien Informationsaustausch. Dadurch wird eine Zelle, die auf Abwege geraten ist, von ihren Nachbarzellen wieder geerdet, sodass sie sich nicht mehr nach Lust und Laune teilt.

Einige Carotinoide sollen mit einem reduzierten Risiko für bestimmte Krebserkrankungen einhergehen:

1. Lycopin bei Prostatakrebs,
2. Lutein, Zeaxanthin, Alpha- und Beta-Carotin bei Lungenkrebs,
3. Beta-Cryptoxanthin bei Gebärmutterkrebs und
4. Beta-Carotin bei Krebserkrankungen im Mundbereich.

Keine synthetischen Produkte!

Doch wohlgemerkt, wir reden hier von Beta-Carotin in Nahrungsmitteln. Wenn man sich dagegen die Studienlage zu Nahrungsergänzungsmitteln mit Beta-Carotin und dementsprechend mit synthetischem Beta-Carotin anschaut, dann wird einem doch etwas flau in der Magengegend! In Finnland ist man nämlich hingegangen und hat 30 000 Raucher ins Visier genommen. In der Gruppe, die täglich 20 mg synthetisches Beta-Carotin bekam, war das Risiko, an Lungenkrebs zu erkranken, um 18% höher als in der Gruppe, die ein Placebo erhielt. Ja, ich weiß: Eine Schwalbe macht noch keinen Sommer. Dummerweise kenne ich noch eine andere Studie: In einer

Untersuchung in den USA an über 18 000 Personen mit einem hohen Lungenkrebsrisiko hatte die Gruppe, die täglich 30 mg synthetisches Beta-Carotin plus 25 000 Internationale Einheiten (I. E.) Vitamin A über einen Zeitraum von vier Jahren bekam, ein deutlich höheres Risiko für die Entstehung von Lungenkrebs. Um genau zu sein: Für Raucher, Ex-Raucher oder Asbestarbeiter lag das Risiko, an Krebs zu erkranken, fast 30 Prozent höher als in der Kontrollgruppe, die kein Beta-Carotin erhielt.

Die Mischung macht's

Food synergy! Es kommt eben auf das Zusammenspiel an, auf das Additive, und nicht auf die Einzelsubstanz. So ist mittlerweile ein zentraler Grundsatz, dass durch die Erforschung von Nahrungsmitteln und deren Nährstoffkombinationen mehr Informationen hinsichtlich Prävention und Zellalterung gewonnen werden als durch die Betrachtung einzelner Nahrungsbestandteile. Ich finde die Idee von einem Orchester ganz schön, in dem die Zelle als Dirigent und Zentrum des Organismus aufeinander abgestimmte Bestandteile der Nahrung koordiniert. Klappt diese Koordination, entsteht die perfekte Gesundheitssinfonie. Isolierte Bestandteile, die außerhalb der normalen biologischen Prozesse gebildet werden, sorgen dagegen für Unruhe. Da trompetet das hoch dosierte Vitamin C in der falschen Tonart und Spirulina verpasst sogar seinen Einsatz. Natürlich gibt es Situationen, in denen Nahrungsergänzungsmittel Sinn machen, so wie beispielsweise die bettlägerige Oma, die nicht mehr so regelmäßig in die Sonne kommt, Vitamin D braucht.

Doch grundsätzlich können wir unsere Zellen über eine ausgewogene Ernährung und die richtige Zusammenstellung von Nahrungsmitteln mit genau der richtigen Menge an Mikronährstoffen versorgen.

Um den idealen gesundheitlichen Nutzen zu erzielen, muss die Kombination von Nahrungsmitteln die Wechselwirkungen der Nährstoffe innerhalb der Nahrung und mit dem menschlichen System berücksichtigen.

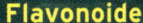
Flavonoide

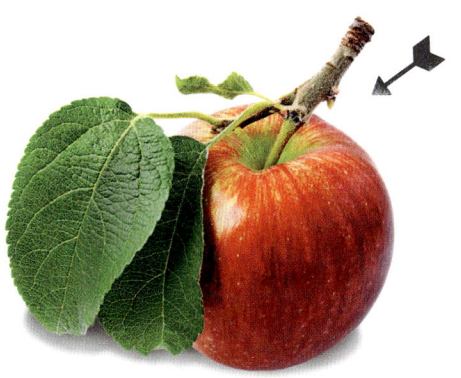

Eigentlich gehören die Flavonoide auch zu den Polyphenolen. Dennoch widme ich ihnen einige gesonderte Zeilen, da sie einiges zu bieten haben. Zu Beginn dieses Buches erwähnte ich ja die Ginkgo-Bäume und deren Fähigkeit, bis ins hohe Alter vitale und agile Zellen zu produzieren. Nun, das liegt nicht zuletzt an den Flavonoiden. Demnach produzieren selbst alte Bäume noch große Mengen an Flavonoiden – manche dieser sekundären Pflanzenstoffe schützen unter anderem vor Fressfeinden oder vor zu viel UV-Licht. Ein Leben lang bewahren sich die Bäume auf diese Art und Weise eine hohe Widerstandsfähigkeit und bleiben so auch mit zunehmendem Alter gesund und vital.

Woher der Name?

Vor langer Zeit nutzte man einige Pflanzenarten, beispielsweise die Färber-Eiche oder den Färber-Maulbeerbaum, zum Färben von Stoffen, die danach richtig schön gelb leuchteten. Und da der Mensch nicht immer auf der Höhe seiner Kreativität ist, wurde der sekundäre Pflanzenstoff nach seiner Eigenschaft – der intensiven gelben Farbe – getauft: flavus = gelb. Etwas voreilig, da nicht alle Flavonoide gelb färben. Viele sind sogar farblos. Aber Sie kennen das ja mit Spitznamen: Hat man einen weg, bleibt er einem meist bis zum bitteren Ende.

Aber bitte mit Schale!

Flavonoide finden sich vor allem in der Schale von Äpfeln, sodass man hier als Verbraucher natürlich hin- und hergerissen ist bei der Entscheidung: Entferne ich die Schale, da diese auch mit Pestiziden versetzt sein kann, bringe mich dann aber um die Flavonoide und andere wertvolle Inhaltsstoffe? Oder lass ich sie dran und nehme im Zweifelsfall Pestizide auf, nur weil ich Lust auf einen nicht geschälten Apfel habe? Empfehlung: Kaufen Sie Bio-Obst, dann können Sie sehr sicher sein, dass dieses nicht mit Pestiziden behandelt wurde.

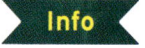
Info

Bio-Apfel – ja oder nein?

Besteht Unsicherheit, ob der Apfel mit Pestiziden behandelt wurde oder nicht, können Sie diesen für 10–15 Minuten in ein Natron- oder Backpulverbad legen. Hierzu einfach in einer Schüssel 5 g Backpulver in 500 ml Wasser auflösen. In einer Studie von Wissenschaftlern der University of Massachusetts konnte so eine effektive Entfernung der gebräuchlichsten Pestizide nachgewiesen werden.

Viele positive Effekte

Flavonoiden wird ein breites Wirkspektrum nachgesagt. Einige Vertreter haben gefäßstärkende Wirkung, andere helfen gegen Entzündungen und Allergien oder haben antivirale und krampflösende Wirkungen. Manche Flavonoide sind gute Antioxidantien. Grüner Tee beispielsweise gilt als wahnsinnig gesund, da die Teeblätter das Flavonoid Catechin beinhalten. Studien kamen zu dem Ergebnis, dass Liebhaber von grünem Tee statistisch länger leben und weniger erkranken.

Wer viel davon trinkt, hat zudem ein geringeres Risiko, an neurodegenerativen Leiden wie Parkinson, Alzheimer oder Multipler Sklerose zu erkranken. Und schon 1995 zeigte eine japanische Studie an Krebspatienten: Diejenigen, die durchschnittlich mehr als 1,2 l grünen Tee pro Tag tranken, sind im Schnitt drei Jahre (Männer) beziehungsweise sieben Jahre (Frauen) später an Krebs erkrankt.

Schwer nachzuweisen

Bestätigt wurde das auch durch In-vitro-Studien, in denen Catechin ein wahrer Alleskönner zu sein schien. Aber wie so oft waren diese Ergebnisse nicht auf Untersuchungen an Menschen übertragbar. Dass die vorherigen Studien zu so eindeutigen Aussagen kamen, mag natürlich auch an der grundsätzlich gesünderen Lebensweise von Teetrinkern liegen – vielleicht ist es ja ein dummes Vorurteil, aber ich kenne keinen Teetrinker, der seinen grünen Tee ziehen lässt und in der Zwischenzeit das Mettbrötchen mit Zwiebeln schmiert.

Selbst wenn also noch Unklarheiten bestehen, so soll das die Teetrinker nicht abhalten, ihr Getränk weiterhin zu konsumieren. Und es muss auch nicht unbedingt grüner Tee sein.

Schwarzer Tee scheint ebenfalls gesund zu sein, da das Catechin in Theaflavin umgewandelt wird, das ähnliche Eigenschaften hat. Nur auf Milch im Tee sollten Sie besser verzichten, da sie die gesundheitlichen Vorteile der Flavonoide zunichtemacht.

Resveratrol

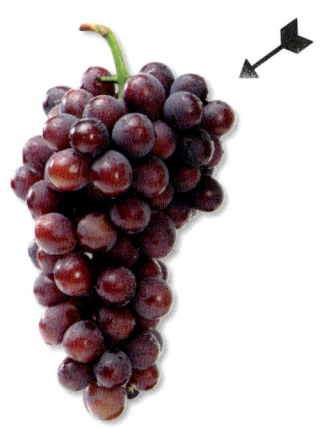

Kennen Sie das »französische Paradoxon«? In den 80er Jahren beobachteten Wissenschaftler, dass in einigen Weinregionen Frankreichs Herz-Kreislauf-Erkrankungen in der Bevölkerung nahezu nicht vorkamen, obwohl diese sich einen Schei… um die Ratschläge des Dorfarztes scherten und das Leben in vollen Zügen genossen: mit Rotwein, Käse und Zigaretten. Wie kann das sein? Wir darben hier, leben in Askese und singen Lieder wie »Der Teufel hat den Schnaps gemacht« und ein Land weiter wird gevöllert, gesoffen und das Leben gefeiert mit dem Ergebnis, dass die französischen Nachbarn weniger an Wohlstandserkrankungen leiden?

Das Geheimnis liegt in der Schale

Doch nein, es liegt nicht daran, dass die Franzosen zu betrunken sind, um Erkrankungen zu bemerken. Eher passt: Sie trinken sich gesund. Verantwortlich dafür scheinen – natürlich – wieder zwei sekundäre Pflanzenstoffe zu sein: Resveratrol und Proanthocyanidine. Diese sind Bestandteil der Traubenschale und sollen die Traube vor Pilz- und Virusinfektionen schützen.

Doch bleiben wir zunächst beim Resveratrol. In unseren Zellen fungiert es als starkes Antioxidans und bindet freie Radikale. Zusätzlich wirkt es gegen Entzündungen im Körper und kann auf diese Weise die Entstehung einer Atherosklerose verhindern. Auch gegen Arthritis hilft Resveratrol und, das absolut Verwirrende: Selbst für das Gehirn ist Rotweinkonsum förderlich! Wer Rotwein in Maßen und nicht über den Durst trinkt, hat ein niedrigeres Risiko, dement zu werden.

Wirkung nicht belegt

Ich sehe hier schon den einen oder anderen jubeln und sich auf den Weg zu dem Weinhändler seines Vertrauens aufmachen. Wenn es um Gesundheit geht, sollte man ja nicht unnötig Zeit »verdaddeln«, und da kennt Papa nichts – da trinkt man den Stoff, ob es schmeckt oder nicht – es ist ja gesund. Hat Doc Esser gesagt!

Ich habe mich bei einem guten Glas Rotwein mal auf die Suche nach guten Studien gemacht, in denen die gesundheitsfördernde Wirkung durch Resveratrol sauber nachgewiesen wurde, und muss Ihnen leider sagen, dass es diese noch nicht gibt. Die behaupteten Wirkungen von Resveratrol sind bisher nur im Reagenzglas nachgewiesen worden. Und das teilweise mit Konzentrationen, die man mit normalem Rotweinkonsum niemals erreicht. Wir müssten täglich literweise Rotwein trinken, doch durch den enthaltenen Alkohol wäre das alles andere als gesundheitsfördernd.

Mehr Schaden als Nutzen

Es ist noch gar nicht so lange her, da wurde der moderate Alkoholgenuss auch von Ärzten empfohlen in der Annahme, dass dadurch das Herz geschützt ist. Mittlerweile hat man diesen Rat wieder zurückgezogen, da die schädliche Komponente von Alkohol die herzschützende Seite aufwiegt. Und weil ich gerade eh der Spielverderber bin: Es gibt keinen unbedenklichen Alkoholgenuss. Egal ob Wein, Bier, Schnaps oder Sekt – Alkohol ist auch in geringsten Mengen für unseren Körper giftig. Resveratrol können Sie übrigens auch über den Genuss von Pflaumen, Himbeeren, Trauben ungekeltert und Erdnüssen aufnehmen. Macht vielleicht nicht so viel Spaß, ist aber gesünder.

Und wenn Sie sich jetzt noch fragen, warum es dann überhaupt das »französische Paradoxon« geben kann: Mittlerweile sind sich die Wissenschaftler einig, dass es weniger am Wein liegt, sondern – ähnlich wie bei den oben erwähnten Teetrinkern – am insgesamt gesünderen Lebensstil. Viel Bewegung, jeden Tag zigmal den Weinberg hoch und runter, viel pflanzliche Kost, wenig Fleisch und viele ungesättigte Fette – auch hier wird klar: Es gibt nicht das Wundermittel in der Ernährung. Die Gesamtkonstellation bedingt das Wunder!

In Maßen genießen

Trotzdem: Gönnen Sie sich ab und zu ein Glas Wein. Zu Anfang dieses Buches war ja die Prämisse, dass wir wieder lernen müssen, instinktiver zu leben und nicht immer nur den gerade getrackten Kalorien hinterherzurennen. Und was für den einen die Currywurst, ist für den anderen eben das Glas Wein. Aber wenn schon, dann bitte Rotwein: Da er speziell gekeltert wird, hat er einen sehr hohen Anteil an Resveratrol. Mit diesem Wissen genießt es sich doch noch besser!

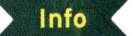

Info

Immer im Rhythmus

Ein Gläschen Wein, um das Herz zu schützen? Dieser Rat lässt sich schon gar nicht mit Blick auf Herzrhythmusstörungen aufrechterhalten. In einer Studie an fast 100 000 Menschen über eine Dauer von 14 Jahren konnten Wissenschaftler einen signifikanten Zusammenhang zwischen Alkohol und Vorhofflimmern nachweisen. Je höher und regelmäßiger der Konsum, desto größer das Risiko, diese gefährliche Herzrhythmusstörung zu entwickeln. Schon bei 125 ml Wein täglich stieg das Risiko um 16 Prozent!

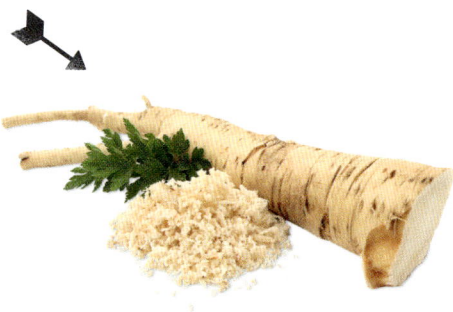

Proanthocyanidine (PAC)

Um noch einmal auf die schon bei den Weintrauben genannten Proanthocyanidine zurückzukommen: Diese sekundären Pflanzenstoffe wirken nicht nur ähnlich stark antioxidativ wie das Resveratrol, sondern sollen überdies ein probates Mittel gegen häufige Blasenentzündungen sein. Betroffene greifen daher gerne zu Cranberrysaft, da diese Beeren einen hohen Gehalt an PACs haben.

Wie der genaue Wirkmechanismus der PACs ist, konnte man wissenschaftlich bislang noch nicht nachweisen. Aktuell gibt es zwei Erklärungsansätze: Zum einen kann der Verzehr von Cranberrys das Anhaften von Bakterien an der Blasenwand verhindern und so die mit einem Harnwegsinfekt verbundenen Symptome reduzieren. Weiterhin lassen sich damit aber auch

Entzündungskaskaden als immunologische Reaktion auf eine bakterielle Invasion unterdrücken und so dic mit einer Harnwegsinfektion verbundenen Symptome verringern.

Zusätzlich scheint der regelmäßige Genuss auch prophylaktisch gegen Harnwegsinfektionen zu wirken, sodass man von wissenschaftlicher und ärztlicher Seite zu dem Entschluss gekommen ist, dass Betroffene zumindest einen Versuch mit Cranberrys unternehmen sollten – allerdings niemals als Alternative zur schulmedizinischen Therapie, sondern als Zusatz! Generell ist das eine Art der Behandlung, die ich sehr zu schätzen gelernt habe: Schulmedizin in Kombination mit »Alternativmedizin«!

Nicht aus der Retorte

Da war es natürlich nur eine Frage der Zeit, bis es das dazu passende kommerzielle Produkt gab: Nahrungsergänzungsmittel mit einem hohen Anteil an Proanthocyanidinen stehen hoch im Kurs und werden von den Herstellern auch immer wieder besonders ausgelobt. Lassen Sie sich bitte nicht davon blenden und gehen Sie schnell daran vorbei. Der Gehalt in dem jeweiligen Produkt sagt rein gar nichts über dessen Bioverfügbarkeit aus und schon gar nichts über seine isolierte Wirksamkeit. Stichwort auch hier: food synergy!

Tun Sie mir einen Gefallen: Greifen Sie lieber zu Brombeeren oder Heidelbeeren und genießen Sie diese als Saft. Auch wenn der Harnwegsinfekt dadurch nicht verhindert werden kann, so schmecken sie doch umso besser und sind anderweitig gesund ...

Sulphoran

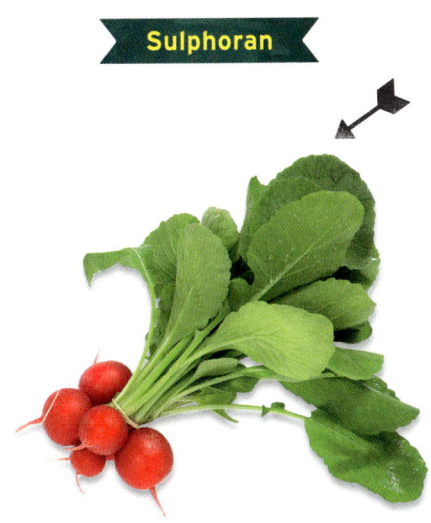

Eine Achillesferse in meiner Familie ist die gehäufte Anfälligkeit für Sinusitiden – Nasennebenhöhlenentzündungen. Schon meine Mutter litt in jungen Jahren daran und tut es bis heute. Und auch bei mir entwickelt sich jede harmlose Erkältung zu einer fiesen Vereiterung der Nasenneben-

höhlen und, wenn ich Pech habe, der Stirnhöhle, was mich dann mal für ein bis zwei Tage ins Bett bringt, weil einfach nichts mehr geht. Und ich versichere Ihnen, es ist nicht nur das übertriebene Leiden von uns Männern bei Schnupfen und Erkältungen, was ich sicherlich auch zelebriere, sondern ich bin da echt krank.

Vorbeugen statt heilen

Schon seit jeher experimentiere ich mit diversen schulmedizinischen und nichtschulmedizinischen Therapiemöglichkeiten, um den Krankheitsverlauf zu verkürzen oder zumindest die Symptome zu lindern. Das führte initial zu einem unverantwortlich häufigen Einsatz von Antibiotika (dafür schäme ich mich auch heute noch ein bisschen). Außerdem versuchte ich es mit Nasenduschen (sehr effektiv, aber machen Sie das nur als Single, es könnte den Partner in einer Weise abschrecken, dass Sie danach wieder auf dem Markt zu haben sind), Inhalationen mit allem, was man verdampfen kann, ja sogar Heilerde habe ich ausprobiert, denn Nasennebenhöhlenentzündungen werden manchmal von einem gereizten Magen befeuert. Was soll ich sagen, alles war nur von mäßigem Erfolg gekrönt und ich habe für mich rausgefunden, dass die einzige effektive Prophylaxe für mich eine ausgewogene, zuckerarme, kohlenhydratreduzierte Ernährung mit viel Bewegung ist, da mein Immunsystem dann mit den meisten viralen Erregern kurzen Prozess macht.

Hilfe im Akutfall

Dennoch bekomme ich einmal im Jahr halt meinen Fips mit Nasennebenhöhlenvereiterung und versuche natürlich, dabei so symptomfrei wie möglich zu bleiben. Und da habe ich für mich ein wunderbares, recht altes Hausmittel von meiner Oma wiederentdeckt, das mir Linderung verschafft und die Krankheitsdauer deutlich reduziert: heiße Kartoffelpackungen und Meerrettichumschläge, die ich mir mehrfach am Tag auf Nase und Nasennebenhöhlen lege. Die feuchte Wärme der gekochten Kartoffeln verflüssigt das Sekret, noch effektiver sind aber die Senfölglykoside im geriebenen Meerrettich.

Echt scharf!

Mehr als 150 verschiedene Senfölglykoside sind mittlerweile bekannt. Sie kommen in unterschiedlicher Menge in den verschiedenen Kreuzblütlern vor und machen den scharfen Geschmack von Meerrettich und Senf oder den teils bitteren Geschmack verschiedener Kohlsorten aus. Weitere nennenswerte Kreuzblütler sind Rettich, Radieschen, Kresse, aber natürlich auch alle weiteren Kohlsorten. Eines der bekanntesten und am besten untersuchten Senfölglykoside ist das Glukoraphan, das in die aktive Substanz Sulforaphan gespalten wird.

Unterstützung für die Leber

Sulforaphan stimuliert die Leberzellen, bestimmte Eiweiße zu produzieren, die nicht nur antioxidativ, sondern auch entzündungshemmend wirken. Dabei regt es insbesondere auch die Bildung der Phase-II-Entgiftungsenzyme an und unterstützt damit aktiv den Leberstoffwechsel.

Zum Hintergrund: In der Leber werden Giftstoffe in zwei Schritten in eine chemische Form gebracht, dass diese unschädlich abgebaut werden können – diese Schritte unterteilt man in der Medizin in Phase I und Phase II. Das Perfide: In Phase I werden toxische Stoffe in eine Form gebracht, in der sie zum Teil deutlich aggressiver und schädlicher sind als das Ursprungstoxin. Umso wichtiger ist es, dass dann in der Phase II die Eiweiße beziehungsweise Enzyme am Start sind, die die chemischen Reaktionen zur Elimination des Giftstoffs in Gang setzen. Und jetzt das Tolle: Hierzu gibt es mittlerweile In-vivo-Studien (also nicht nur an Petrischalen oder in Reagenzgläsern, sondern am richtigen Menschen), die Beweise nicht nur für die Induktion von Phase-II-Enzymen liefern konnten, sondern auch von Enzymen, die die Redox-Homöostase und damit die Aktivität von wichtigen Radikalfängern wie den Vitaminen A, C und E aufrechterhalten.

Antimikrobielle Wirkung

Die Mediziner interessieren sich übrigens schon seit Längerem für die gesunden Senfölglykoside und haben dabei beobachtet, dass Patienten mit häufigen Blasenentzündungen davon profitieren: So konnten Wissenschaftler aus Taiwan in einer neuen Studie nachweisen, dass das in Kapuzinerkresse enthaltene Benzylsenföl gegen einen Keim wirkt, der für Blasenentzündungen verantwortlich ist: das E.-coli-Bakterium. Bis heute besteht die Behandlung oft nur im Einsatz der Antibiotikakeule. Das hat unter anderem dazu geführt, dass E. coli Wege gefunden hat, sich gegen die gängigen Antibiotika zu behaupten, weshalb wir immer öfter multiresistente

Zeitgenossen diagnostizieren, die das Behandeln ganz schön kompliziert machen. Das wiederum hat zur Folge, dass immer öfter spezielle Antibiotika angewendet werden, die an sich nur für den Notfall gedacht sind. Es handelt sich um sogenannte Reserveantibiotika, Substanzen, die nur gegeben werden sollten, wenn wirklich nichts anderes mehr wirkt.

Info

Pflanzenpower

Forschungsarbeiten an der Universität Majmaah in Saudi-Arabien belegen die antibakterielle Wirksamkeit von Heilpflanzen bei Blasenentzündungen. Die Wissenschaftler untersuchten 15 verschiedene Pflanzenarten. Der Meerrettich zählte dabei zu den vier erfolgreichsten »Probanden« bei der Erregerbekämpfung. Mittlerweile sind die ärztlichen Leitlinien umgeschrieben worden und empfehlen bei unkomplizierten Harnwegsinfekten zunächst eine Behandlung mit Senföl, bevor dann gezielt mit Antibiotika geschossen wird.

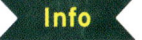

Senföle können aber die Wirkung der Standardmedikamente wieder verbessern. Sie greifen den Biofilm an, den manche Bakterienarten produzieren und der die Behandlung deutlich erschwert. Dieser Biofilm besteht aus verschiedenen Zuckern wie auch Proteinen und bildet eine Art schützenden Schleim, in dem der Erreger dann lebt, sein Unwesen treibt und gut geschützt vor unserem Immunsystem ist. Durch Senföle werden diese Biofilme aufgelöst, sodass Standardantibiotika den Erreger wieder mit voller Wucht treffen und angreifen können.

Begleittherapie bei Krebs?

Wie finden unsere Zellen Senföle? Profitieren sie von einem regelmäßigen Genuss? Ein ganz klares Ja! Sulforaphan greift eine besonders aggressive Art von Krebszellen an, nämlich die Tumorstammzellen. Quasi Adam und Eva, aus denen sich alle anderen Tumorzellen ableiten. Diese Stammzellen zeigen sich gegen viele der gängigen Strahlen- und Chemotherapien resistent, mit der Folge, dass der Tumor zunächst zwar unter der Therapie kleiner wird, da die »normalen« Tumorzellen absterben, die Tumorstammzellen überleben jedoch und können nach Beendigung der Therapie einen neuen Tumor aufbauen. Eine sulforaphanreiche Ernährung scheint eine sowieso schon schreckliche Chemotherapie zumindest effektiver zu machen und in Kombination die Tumorstammzellen terminieren zu können.

Einschränkend muss ich aber hinzufügen, dass dieser Effekt von Sulforaphan bisher »nur« in Versuchen an Mäusen beobachtet werden konnte. Ob sich die Ergebnisse so auch auf krebskranke Menschen übertragen lassen, wird sich in weiterführenden Studien zeigen müssen.

In vitro wirkt Sulforaphan übrigens noch eindrucksvoller. Zahlreiche Studien konnten hier eine effektive Wirkung gegen die Entstehung von diversen anderen Krebsarten nachweisen, dazu soll es Schutz vor Diabetes und neurodegenerativen Erkrankungen wie Alzheimer bieten. Aber leider sind Untersuchungen im Reagenzglas noch schlechter auf uns Menschen übertragbar als Versuche an Mäusen. Auch hier braucht es noch eingehendere Untersuchungen und weiterführende Forschung.

Was aber dennoch außer Frage steht: Eine Ernährung mit Kreuzblütlern kann eine Therapie gegen Krebs auf jeden Fall unterstützen.

DOC ESSERS NAH-RUNGSMITTEL-CHECK

Okay, sekundäre Pflanzenstoffe sind also der heiße Sch... und sorgen für gut gelaunte Zellen und damit gesunde Zellbesitzer. Und Superfoods braucht es nicht, da sie gar nicht so supergesund sind und es genug regionale Nahrungsmittel gibt, die vor sekundären Pflanzenstoffen nur so platzen.

Hülsenfrüchte

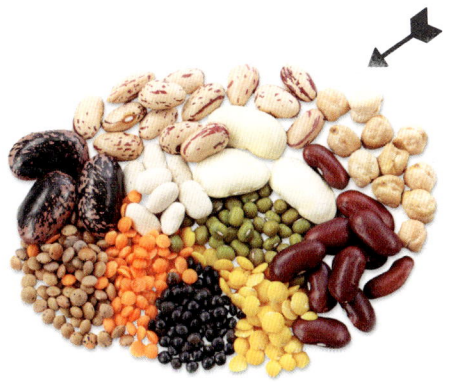

Goethe hat damals schon postuliert: »Willst du immer weiter schweifen? Sieh, das Gute liegt so nah!« Und Sie werden staunen, wie viele Nahrungsmittel Sie in der Vergangenheit unterschätzt haben, obwohl es sich um wahre Lebensverlängerer handelt.

Der Begriff Hülsenfrüchte vereint ein Sammelsurium von leckersten Nahrungsmitteln, angefangen bei Erbsen in allen Variationen über grüne und rote Linsen, Kidneybohnen, weiße Bohnen, Riesenbohnen, Sojabohnen bis hin zu Lupinen und zur Erdnuss.

Ja, auch die Erdnuss gehört botanisch gesehen zu den Hülsenfrüchten; das englische Wort »peanut« erinnert noch daran – peanut ins Deutsche übersetzt heißt nämlich »Erbsennuss«.

Von deftiger Hausmannskost …

Wenn wir an Linsen, Bohnen oder Erbsen denken, dann fallen uns meistens Gerichte ein, die entweder recht konservativer Natur sind oder als »Arme-Leute-Essen« ohne viel Esprit gelten. Dabei gibt es nichts Geileres als beispielsweise grüne Bohnen mit Speck – schnell zubereitet und aus meiner Sicht ein absolutes Festessen! Erinnern Sie sich noch an die »Haudruff«-Filme mit Bud Spencer und Terence Hill? Es gab in jedem Film die eine Szene, in der sich Bud Spencer Bohnen mit Speck zubereitete und immer wieder entweder durch »knallharte« Ganoven beim Verzehr gestört oder durch Terence Hill so provoziert wurde, dass die Bohnenpfanne quer durch die komplette Szenerie flog.

… über den Orient …

Oder wann haben Sie das erste Mal Hummus probiert? Zu meiner Studentenzeit Anfang der Neunziger zog ich aus meinem kleinen Dorf vom Niederrhein in die Großstadt Köln. Welcome to the jungle! Für so ein Landei wie mich war es ziemlich aufregend, überall Bars, Clubs und Rockschuppen und vor allem keine Eltern, die einen jungen Mann in seinen wilden Jahren limitieren könnten. Und da ich ja ab und zu was essen musste, gönnte ich mir je nach finanzieller Möglichkeit auch mal ein auswärtiges Essen an einem Schnellimbiss – und da ich irgendwann keine »Frittenschranke« mehr sehen konnte, variierte ich meine Standardgrills und landete so bei einem Perser, dessen Theke voll mit »Matschepampe« in verschiedensten Variationen war. Ich kannte natürlich Ähnliches auch aus meinem kleinen Dorf, beispielsweise Möhrengemüse oder Kartoffelstampf, doch so was wie bei meinem Perser hatte ich vorher weder gesehen, geschweige denn jemals probiert.

Was soll ich sagen: Hummus, diese orientalische Spezialität auf Grundlage von pürierten Kichererbsen, war und ist der Hammer. Mit einem guten Vollkornbrot oder als Dip für Naan (indisches Pfannenbrot) ist Hummus superlecker, sättigend und zudem deutlich preiswerter als meine gewohnten Fritten. Bis heute habe ich mir die Liebe zu diesem Gericht bewahrt. Gerade im Sommer, wenn es

richtig heiß ist, erweist sich Hummus als erfrischendes und sehr bekömmliches Essen.

... bis nach Asien!

Ich bin auch ein großer Freund der Sojabohne, vor allem wenn sie als Edamame in meinem Mund verschwindet. In dieser Form ist die Sojabohne ja an sich noch unreif, aber bei richtiger Zubereitung eine sehr gesunde Alternative zu abendlichen Nascherein. Die Bohnen werden kurz gekocht, dann gesalzen und, wer es schärfer liebt, zusätzlich mit Chili gewürzt. In asiatischen Ländern isst man Edamame als Snack zum Bier, hier in Deutschland bekommt man sie auf Wunsch als Vorspeise zum Sushi.

Pflanzlicher Eiweißlieferant

Das, was Hülsenfrüchte ausmacht, ist ihre hohe Nährstoffdichte. Hülsenfrüchte enthalten Eiweiße mit zum Teil hoher biologischer Wertigkeit, sodass diese auch vom Körper gut aufgenommen und verwertet werden können. Damit stellen sie eine geeignete Alternative zu tierischen Produkten dar für all diejenigen, die nicht auf Fleisch zurückgreifen möchten oder keine Eier mehr sehen können. Einschränkend muss man allerdings

Rein gesundheitlich gesehen müssten wir mehrfach am Tag in Bohnen und Co. baden. Gesünderes Anti-Aging-Essen gibt's nämlich nicht.

darauf hinweisen, dass Hülsenfrüchte nicht alle für den Menschen wichtigen Proteinbausteine beinhalten. Dieses Defizit kann man aber problemlos ausgleichen, indem man Hülsenfrüchte mit Getreide kombiniert oder sich ab und zu eben doch mal ein gutes Stück Fleisch gönnt. Falls Sie ein Liebhaber von Getreide sind, machen Hülsenfrüchte ohnehin absolut Sinn, da so die an der Aminosäure Lysin armen Getreideproteine durch den hohen Gehalt in Sojabohnen und Erbsen sinnvoll ergänzt werden. Durch diese Kombination nehmen Sie dann die lebenswichtige Breite an allen essenziellen Aminosäuren auf.

Ballaststoffreich

Hülsenfrüchte sind generell wahnsinnig ballaststoffreich, Spitzenreiter dabei sind die inzwischen gut erhält-

lichen Lupinen. Der Ballaststoffge-
halt von Hülsenfrüchten allgemein
ist mehr als doppelt so hoch wie der
in Getreide. Zudem werden sie im
Vergleich zu Getreide bei der Zubereitung der Lebensmittel in geringerem
Maße »verdünnt« beziehungsweise
»verfeinert« (beispielsweise bei der
Herstellung von Backwaren). Daher
sind Hülsenfrüchte ideal, um im Zusammenspiel mit Vollkorngetreide
eine bedarfsdeckende Versorgung mit
Ballaststoffen zu gewährleisten.
Der primäre Wirkmechanismus von
Ballaststoffen unterscheidet sich je
nach Ballaststofftyp, kann aber eine
verlangsamte Magenentleerung, ein
verbessertes Sättigungsgefühl, eine
Hemmung der Cholesterinsynthese in
der Leber und/oder eine verbesserte
fäkale Ausscheidung von Cholesterin
und Gallensalzen begünstigen. Darüber hinaus verbessern Ballaststoffe
unsere Blutfette und stabilisieren
unseren Blutzuckerspiegel.
Fairerweise muss ich Ihnen allerdings
sagen, dass Sie als gesunder Mensch
über die Ernährung nur wenig Einfluss auf die Blutfette haben, da über-
wiegend, nämlich zu 80 %, in unserem
Körper hergestellt werden. Aber
zumindest die restlichen 20 % können
Sie ja dann ordentlich gestalten.

Bunter Mix aus sekundären Pflan-zenstoffen

Auch sekundäre Pflanzenstoffe sind
in Hülsenfrüchten en masse vorzu-
finden: Polyphenole, Tannine, Lig-
nane, Saponine, Alkaloide, Lektine.
Zu den Polyphenolen gehören die
uns schon bekannten Flavonoide und
Phenolsäuren. Und wenn wir uns die
Flavonoide genauer anschauen, die in
den Hülsenfrüchten enthalten sind,
dann kriegen wir noch mehr Appetit, denn zu den Untergruppen der
Flavonoide zählen wiederum Isoflavone, Anthocyanidine, Flavonole. Alles
sekundäre Pflanzenstoffe, die Sie ja
schon kennengelernt haben und von
denen wir nun wissen, dass sie unseren Zellen nur Gutes tun.

Mineralien und Vitamine

Formal sind Hülsenfrüchte auch gut
bei Mineralien und Vitaminen aufgestellt. Kalium, Kalzium, Eisen, Zink,
Vitamin B$_1$, Folsäure – alles im Über-
fluss vorhanden. Einzige Crux an der
Sache: Die Bioverfügbarkeit ist leider
überschaubar, da einige Inhaltsstoffe
die Resorption anderer Substanzen
effektiv zu verhindern wissen.
Phytinsäure beispielsweise ist ein sekundärer Pflanzenstoff, den ich nicht
per se abfeiere, da er die Absorption

von Eisen und Zink hemmt. Und auch bei den von mir so hochgelobten Polyphenolen gibt es einige Vertreter, die keinen guten Ruf haben. Das sind im Besonderen die Tannine, die das Eisen bereits im Magen binden und so dafür sorgen, dass es nicht mehr in den Körper aufgenommen werden kann. Jede Medaille hat halt ihre zwei Seiten und nicht alle sekundären Pflanzenstoffe tun uns letztendlich Gutes.

Schutz vor Diabetes

In einer aktuellen Studie wurde die Ernährung von 3349 Menschen über Jahre hinweg beobachtet und zusätzlich erfasst, wer von diesen an Diabetes mellitus Typ 2 erkrankte. Der sogenannte »Alterszucker« läuft ja bei uns als die Erkrankung von Omma und Oppa, die sich diese Störung in der Verwertung des Blutzuckers durch familiäre Vererbung und jahrzehntelanges zu kohlenhydrat- bzw. zuckerreiches Essen angelacht haben. Sie kennen bestimmt auch den ein oder anderen aus dem näheren Familienkreis, der daran erkrankt ist. »Ja und?« Dann nimmt der halt ein paar Tabletten oder spritzt Insulin, aber eigentlich passiert da ja sonst nichts – falsch gedacht! Diabetes ist eine echte Sch...erkrankung, die dafür sorgt, dass

so ziemlich jedes Organ in Mitleidenschaft gezogen wird. So verändern sich die Gefäße im ganzen Körper und lagern Plaques an, mit der Folge, dass Zuckerkranke häufig schwere Organinfarkte bekommen. Das kann der klassische Herzinfarkt sein, aber auch die Nieren sind oftmals betroffen, was dann irgendwann dazu führt, dass diese nicht mehr ihrer Arbeit nachkommen und man zur Blutwäsche muss. Weiterhin können die Augen schwer erkranken, es kommt zu offenen Wunden, die nur schlecht verheilen und so weiter und so fort.

Info

Tannine austricksen

Durch die Zugabe von Vitamin C – also Ascorbinsäure – neutralisieren Sie den negativen Effekt der Tannine und sorgen für eine Verbesserung der Resorption von Eisen! Und nein, Sie müssen Ihren Hummus jetzt nicht mit Orangensaft mischen. Es genügt, wenn Sie Ihr Hülsengericht mit Tomätchen, Petersilie oder Paprika kombinieren. Das sind solche Vitamin-C-Bomben, die reichen völlig aus.

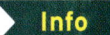

Zusammenfassend bleibt festzustellen, dass Diabetes mellitus Typ 2 eine Erkrankung ist, deren Entstehung wir, wenn es irgendwie geht, vermeiden oder zumindest so weit ins hohe Alter hinausschieben sollten, dass uns die sich daraus ergebenden Folgeerkrankungen nicht mehr jucken.
Dummerweise ist Diabetes keine reine Alterserkrankung mehr. Unsere Großeltern haben diese Erkrankung wirklich erst mit 65 plus entwickelt, da ihre Art der Ernährung grundsätzlich viel gesünder war als bei den meisten jungen Menschen heute. Der Bewegungsmangel tut das Seine dazu, und so stellen wir Mediziner bei immer mehr Menschen unter 40 Jahren Diabetes mellitus Typ 2 mit all seinen Folgeerscheinungen fest.
Was können Hülsenfrüchte da bewirken? So einiges! Bohnen, Linsen, Erbsen sind durch ihre Inhaltsstoffe absolute Wohlstandserkrankungskiller. Kommen wir zurück zu unserer Studie: Über 3 000 Menschen wurden hinsichtlich ihrer Ernährung und der Entwicklung von Diabetes untersucht. Diejenigen Personen, die am meisten Hülsenfrüchte verzehrt hatten, wiesen im Vergleich zu den Personen mit dem niedrigsten Verzehr ein um 35 % geringeres Diabetesrisiko auf. Verzehrte

jemand eine halbe Portion mehr an Hülsenfrüchten und im Austausch dafür eine gleich große Menge an Eiern, Brot, Kartoffeln oder Reis weniger, so sank sein Risiko für die Entwicklung von Diabetes ebenso eindrucksvoll. Insbesondere Linsen scheinen hier besonders effektiv zu sein: Verglich man die Personen mit dem höchsten Linsenverzehr mit denen, die kaum Linsen auf dem Ernährungsplan hatten, war das Diabetesrisiko in der ersten Gruppe um ein Drittel reduziert. Gesundes Leben kann so einfach und schmackhaft sein!

Schlanke Sattmacher

Übrigens lohnen sich Bohnen und Co. auch für all diejenigen, die ein paar Kilo abnehmen wollen – Diäten machen uns ja nicht glücklich, da wir ständig hungrig sind. In den meisten Fällen wird schließlich nur die tägliche Kalorienzufuhr reduziert.
In diesem Zusammenhang haben mehrere Studien nachgewiesen, dass bei Menschen nach einer Mahlzeit mit Hülsenfrüchten das Sättigungsgefühl deutlich besser und die Energieaufnahme bei der darauffolgenden Mahlzeit tendenziell geringer war als in einer Gruppe, die stattdessen Weißbrot bekam. Ursache ist neben

dem hohen Gehalt an sättigenden Proteinen und Ballaststoffen vor allem die langsame Verdauung und somit verzögerte Aufnahme über den Darm. Das verbessert nämlich den glykämischen Index: Je schneller und höher der Blutzuckerspiegel nach einer Mahlzeit ansteigt und je mehr Insulin für den Abbau gebraucht wird, umso höher ist der glykämische Index eines Nahrungsmittels und umso schädlicher ist es für unsere Gesundheit.

Futter für das Mikrobiom

Auch der Darm profitiert von den Inhaltsstoffen der Hülsenfrüchte. Unsere Darmflora besteht ja aus unzähligen Mikroorganismen, die sich auf unsere Nahrungszufuhr einstellen. Wenn Sie sich nur von Schoki ernähren, dann wird sich Ihre Darmflora vor allem auf Zucker ausrichten; wenn Sie sich nur von Fleisch ernähren, dann werden sich die Mikroorganismen vermehren, die dessen Inhaltsstoffe besonders gut verwerten können. So kommt es aber eben auch zur Unter- oder Überrepräsentation spezieller Organismen, was fatale Folgen haben kann. So kann es sein, dass diese Menschen schneller an Gewicht zulegen – es ist tatsächlich kein Trugschluss, wenn einige dickere Zeitgenossen von sich sagen, dass sie süße Sachen eigentlich nur ansehen müssen, um davon dick zu werden. Andersherum geht es übrigens genauso: Wenn Ihre Darmflora vielseitig zusammengesetzt ist, können Sie essen, was Sie wollen, es landet aber nichts auf Ihren Hüften.

Die Vielfalt macht's

Auch das Abwehrsystem wird von unserer Darmflora beeinflusst. Je einseitiger die Ernährung, desto weniger breit aufgestellt ist das Mikrobiom und desto weniger können wir Krankheitserreger abwehren. Wissenschaftler untersuchten dazu zwei Gruppen von Kindern, die sich sehr unterschiedlich ernährten. Die einen wuchsen in Burkina Faso auf, einem Land in Westafrika, und ernährten sich hauptsächlich von pflanzlicher Kost mit Schwerpunkt Hülsenfrüchte. Die anderen lebten in Italien und statt der traditionellen Mittelmeerküche standen vor allem tierische Produkte auf dem Speiseplan. Was soll ich sagen: Die Darmflora der Kinder aus Westafrika war vielfältiger aufgestellt und zeigte keine Unter- oder Überrepräsentationen einzelner Mikroorganismen, im Gegensatz zum Mikrobiom der italienischen Kinder!

»Darmputzer«

Eine Reihe von Inhaltsstoffen der Hülsenfrüchte kann unser Organismus nicht verwerten, sie werden aber von den Mikroorganismen im Darm verstoffwechselt. Das sind bestimmte Proteine, komplexe, schwer verdauliche Kohlenhydrate (resistente Stärke) und Ballaststoffe sowie Polyphenole, einschließlich der Isoflavone. Die Mikroorganismen gewinnen Energie aus den Inhaltsstoffen selbst oder aus den Zwischenprodukten, insbesondere aus den kurzkettigen Fettsäuren (short chain fatty acids, SCFA), die beim Abbau der Ballaststoffe entstehen. Darüber hinaus haben Hülsenfrüchte aber auch zu einem nicht geringen Anteil Kohlenhydrate und Ballaststoffe, die selbst von den Mikroben nur sehr schwer »geknackt« werden können – was aber nichts anderes heißt, als dass diese nicht in Stärke aufgespalten werden und letztendlich als Zucker in der Blutbahn landen, um Ihre Kleidung über Nacht enger werden zu lassen. Auch wenn diese Stoffe also keinen Beitrag zu unserer Ernährung leisten, da die Aufspaltung zu komplex und energieraubend ist, haben sie doch ihren Sinn: Sie dienen dazu, dass es »besser flutscht«.

Auch wenn Sie es jetzt vielleicht nicht appetitlich finden, sich mit Ihrer Stuhlzusammensetzung auseinanderzusetzen, wird das spätestens dann ein Thema, wenn der Stuhlgang eben nicht mehr so reibungslos klappt. Über zwei Millionen Bundesbürger sind im wahrsten Sinne abhängig von Abführmitteln und leiden sehr darunter. Dann lieber jetzt noch ein paar Informationen zu einem gesunden Stuhlgang abgreifen, auch wenn das vielleicht nicht unbedingt Ihr Traumthema ist. Ich mache es ganz kurz: Durch den Abbau der schwer verdaulichen Kohlenhydrate erhöht sich das Stuhlvolumen, die Darmpassagezeit verkürzt sich und SCFA-bedingt sinkt der pH-Wert des Darminhalts. Damit wird jeder Gang zum WC zu einem wahren Erfolgserlebnis. Doch wechseln wir schnell das Thema …

Die Summe der Effekte

Alles zusammengenommen können Hülsenfrüchte, mit Ausnahme der kalorienreichen Sojabohnen, Ihr Projekt »Bikinifigur« also durchaus unterstützen – hier benutze ich »Bikinifigur« übrigens für beide Geschlechter! Nicht dass die Herren denken, sie hätten das nie nötig!

Wer sich regelmäßig mit Hülsenfrüchten ernährt, hat ein geringeres Körpergewicht als der, der es nicht tut. Und das bei sonst absolut gleichen Voraussetzungen! Genauso scheinen hülsenfruchtbasierte Diäten besser zu funktionieren als Diäten, die einzig und allein auf eine negative Energiebilanz hinzielen und nicht auf das, was man dabei isst.

Die Amerikaner haben natürlich versucht, diese erstaunlichen Effekte wissenschaftlich zu überprüfen, und haben deshalb die drei großen Studien Nurses' Health Study (NHS) I und II sowie die Health Professionals Follow-Up Study (HPFS) ins Leben gerufen. Alle drei Untersuchungen lieferten über einen Beobachtungszeitraum von vier Jahren ein ähnliches Ergebnis: Probanden, die generell mehr Gemüse gegessen und dabei auch einen Schwerpunkt auf Hülsenfrüchte gelegt hatten, brachten nach vier Jahren ein geringeres Gewicht auf die Waage als Probanden der Kontrollgruppe, die nur wenig Gemüse auf dem Speiseplan hatten.

Noch spannender finde ich aber eine Langzeitstudie an Frauen, die zu Beginn der Untersuchung alle normalgewichtig waren. Nach 16 Jahren galt das immer noch für die Damen, die in dieser Zeit regelmäßig Hülsenfrüchte konsumierten. Linsen, Erbsen und Co.

haben also zweifelsohne einen überaus günstigen Einfluss auf unsere Gewichtsentwicklung.

Kreuzblütlergemüse

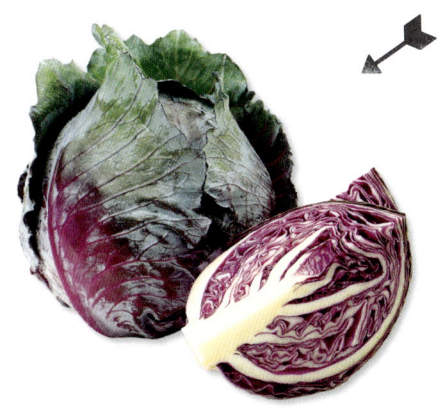

»Kreizkruzifix« – wenn der Bayer flucht, dann richtig! Was aber wahrscheinlich die wenigsten Bayern und Preußen wissen, ist, dass Blumenkohl, Brokkoli, Rosenkohl, Schwarzkohl oder Weißkohl alle zu einer Familie gehören: den Kreuzblütlern, die ihren Namen aus dem Lateinischen erhalten haben aufgrund der Ähnlichkeit der Blüten mit einem Kreuz (lat.: Kruzifix). Wer aber denkt, dass nur Kohlsorten dazugehören, der irrt gewaltig: Meerrettich, Radieschen und Kresse zählen ebenso zu dieser bunten Großfamilie.

Vielseitig verwendbar

Ich kann mich ja an Kohl in all seinen Sorten und Zubereitungsarten erfreuen, liebe aber gedünsteten Brokkoli oder Blumenkohl am meisten, da ich die Bissfestigkeit mag.

Rosenkohl kannte ich bisher nur traditionell zubereitet, aber ein lieber Freund, Kollege und Däne von Hause aus hat mir erst kürzlich seine spezielle Art der Rosenkohlzubereitung verraten: den Rosenkohl halbieren, salzen, pfeffern und mit Kümmel verfeinern, dann ab in den Ofen und so lange backen, bis er kross ist – ein sauleckerer Snack, den Sie anstelle von Chips vor dem Fernseher ohne Gewissensbisse zu sich nehmen können. Ein kaltes Pils schmeckt übrigens ganz hervorragend dazu.

Apropos Chips: Kurz nach dem Start der ersten Staffel »Doc Esser – Der Gesundheitscheck« wurde ich mit Grünkohl-Chips »konfrontiert«. Ich war damals wirklich noch gänzlich unbeleckt, was kulinarische Alternativen zu abendlichen Chipsorgien vor dem Fernseher anging, und dementsprechend auf das Schlimmste in Sachen Geschmack eingestellt, als Christina Steinbach, Ökotrophologin, mit einigen Protagonisten, die abnehmen wollten, Grünkohl-Chips zubereitete. Was soll ich sagen: Der Aufnahmeleiter musste neuen Grünkohl kaufen, weil ich nicht genug bekam und quasi die Requisite noch vor dem Dreh aufgegessen hatte.

Was die Kreuzblütler so gesund macht, sind die Senfölglykoside, die den scharfen Geschmack von Meerrettich oder Senf bedingen, aber auch den bitteren Geschmack einiger Kohlsorten. Und dabei sticht ein Senfölglykosid raus, das seit Langem bekannt und untersucht ist: das Glukoraphan, das in einem chemischen Prozess in die aktive Form Sulforaphan umgewandelt wird. Und Sulforaphan ist in verschiedener Hinsicht eine wahre Wohlfühlkur für unsere Zellen.

Rundum gesund

Schon lange weiß der Mensch um die gesunde Wirkung von Kreuzblütlern. Das »Penicillin der Bauern« werden sie genannt, da sie antibakteriell wirken und entzündungshemmend sind. Auch Vitamin C ist in rauen Mengen vorhanden, was dazu führte, dass Meerrettich früher immer an Bord eines Schiffes sein musste. So verhinderten die Seefahrer, dass sie an Skorbut erkrankten, einer berüchtigten Erkrankung, die bei dauerhaftem Vitamin-C-Mangel auftritt.

Und mit Blick auf unsere Zellen und den Wunsch, diese möglichst lange jung zu halten, kann ich Ihnen nur raten, jeden Tag Kohl in irgendeiner Form zu sich zu nehmen. Den Grund kennen Sie bereits. Seine Senfölglykoside, und hier insbesondere das Glukarophan mit seinem im Körper gebildeten Metaboliten Sulforaphan, reduzieren Schäden an unserer Erbinformation, verringern oxidativen Stress und schützen so unsere Zellen vor vorzeitiger Alterung. Auch Entzündungen, die durchweg in unserem Körper ablaufen, werden durch Sulforaphan abgeschwächt – eine seiner wichtigsten Eigenschaften, da die Wissenschaft diese chronischen Entzündungen als wichtige Mitverursacher für das Altern sieht.

Natürliche Schwankungsbreite

Bleibt nur die Frage, warum sich diese in vitro beobachteten tollen Effekte der Senföle nicht auch eins zu eins auf den Menschen übertragen lassen? Was nützt mir das Wissen, dass es eine Substanz gibt, die im Reagenzglas Superkräfte entwickelt, aber in der Realität angekommen dann doch nicht sooooo überzeugend ist? Der Haken: Keiner kennt die genaue Konzentration, in der Sulforaphan im Körper vorliegen muss, damit die wahnsinnig gesunden Effekte auch tatsächlich erzielt werden. Zudem sind Pflanzen hinsichtlich ihrer Inhaltsstoffe und deren Konzentration kaum im Vorfeld einschätzbar – übrigens ein großes Manko der Traditionellen Chinesischen Medizin, die zwar erstaunliche Erfolge in der Behandlung von beispielsweise Asthmatikern mit einer Pflanzenmixtur erzielt, diese aber bei jedem Patienten eine andere Wirkstoffkonzentration beinhaltet. Und so ist es bei unseren Kreuzblütlern eben auch. Allein schon Brokkoli zeigt sich mehr als unstet, was seine Konzentration an Glukoraphan angeht. Zum Teil muss man es mit der Lupe suchen, zum Teil ist die Konzentration ganz hoch.

Aber wir wollen uns ja nicht verbiegen, sondern mit Genuss alt werden. Darum genießen Sie bitte Brokkoli und Co. einfach etwas öfter, gesund sind die Gemüse allemal und schmecken obendrein gigantisch. Schlaumeier greifen übrigens zu Sprossen. Sprossen beinhalten grundsätzlich eine höhere Konzentration an sekundären Pflanzenstoffen. Im Fall von Brokkoli ist die Konzentration von Glukoraphan in Sprossen bis zu 100-mal höher als in den Röschen.

Einfach rohköstlich

Leider spielt auch die Bioverfügbarkeit des Senföls eine nicht unerhebliche Rolle. Kocht man beispielsweise den Brokkoli einen »Ticken« zu lang, findet man im zubereiteten Kohl kaum mehr das kostbare Senföl. Eine Zeit lang ging man davon aus, dass Sulforaphan keine Hitze mag und durch zu langes Garen, Dünsten oder Ähnliches zerfällt. Mittlerweile weiß man aber, dass es nicht das Senföl ist, das die Hitze nicht mag, sondern ein spezielles Eiweiß, welches für die Aktivierung des Sulforaphans aus seiner Vorgängersubstanz essenziell ist. Dieses wichtige Enzym wird durch das Kochen inaktiviert. Also, so wie Superman durch Kryptonit geschwächt wird, fehlen Sulforaphan nach dem Kochen die Superkräfte. Schöne Sch...! Da hilft nur eins: Herzhaft in den rohen Kohl reinbeißen und gut kauen. Damit lösen Sie nämlich die gewünschte Reaktion aus, durch die aus Glukoraphan mithilfe der Myrosinase der Superheld Sulforaphan entsteht. Was tut man nicht alles für die Gesundheit, oder?

Begleiterscheinungen

Und warum sollte man Brokkoli und Kohl überhaupt kochen? Na ja, für den einen oder anderen macht es dieses Gemüse etwas verdaulicher, da ja nicht alle über einen unempfindlichen Magen-Darm-Trakt verfügen, der einem Allesfresser gleichkommt. Abgesehen davon, dass es manchen Menschen (vor allem Frauen) einfach unangenehm ist, überflüssige Luft in Form von Blähungen abzulassen, können Blähungen auch schrecklich wehtun. Man denke nur an die Dreimonatskoliken beim Baby! Ich weiß nicht, wie oft ich die Bäuche meiner Kinder massiert habe in der Hoffnung, dass sich der Darm mit einem kleinen Pups entspannt – einer der wenigen Momente im Leben eines Menschen, an dem die Flatulenz so frenetisch abgefeiert wird … Da die Begeisterung fürs gegenseitige Pupsen mit zunehmendem Alter aber genauso zunehmend schwindet und durch Blähungen auch fiese Schmerzen entstehen können, meiden viele Menschen diese wertvollen Nahrungsmittel. Dazu kommt, dass der Versuch, still und heimlich Luft abzulassen, nach Kohlgenuss fast immer in die Hose geht. Das liegt daran, dass es fies nach Schwefel stinkt, da dieser Bestandteil der Senföle ist. Doch es gibt ein paar Tricks, die Brokkoli und Co. roh gegessen bekömmlicher machen.

Gut Ding hat Weil

Es geht natürlich auch anders, da ich mal davon ausgehe, dass nicht jeder von Ihnen die rohe Variante so abfeiert. Wenn Sie ein Kohlessen planen, dann nehmen Sie sich doch einfach etwas mehr Zeit für die Zubereitung. Wenn Sie den Kohl in Stücke schneiden und dann liegen lassen, kommt es ebenfalls zur Aktivierung – in diesem Fall ist das »Durchschneiden« gleichzusetzen mit »Kauen«. Nach 30–40 Minuten sollte der chemische Prozess abgelaufen sein und Sie können mit dem Kohl machen, was Sie kulinarisch so vorhaben. Jetzt mit dem Vorteil, ein unverfängliches Superheldenessen präsentieren zu können!

Info

Kohlgenuss ohne Reue

Hier ein paar Tipps, wie Sie Ihrer Verdauung die Arbeit nach dem Genuss von rohem Kohlgemüse deutlich erleichtern können:

Kauen, kauen, kauen Je gründlicher die Zerkleinerung, desto weniger Blähungen.
Ohne Stumpf und Stiel Lassen Sie Strunk oder Stiel weg. Ich bin zwar kein Freund von Verschwendung, aber im Fall von Brokkoli und Blumenkohl sollten Sie nur die Röschen genießen.
Halbe-halbe machen Eine Kombi aus lang gekochtem Kohl und frischen Kreuzblütlern ist viel besser verträglich.
Macht der Gewürze Durch Zugabe von Kümmel, Anis und Fenchel kommt es zu einer Darmentspannung.
Gewöhnung Bei regelmäßigem Genuss verändert sich die Darmflora und Blähungen werden weniger.
Nützliche Kräuter Bohnenkraut, Estragon, Kerbel, Lorbeer, Rosmarin oder Thymian enthalten Bitterstoffe, die den Kohl verträglicher machen.

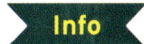

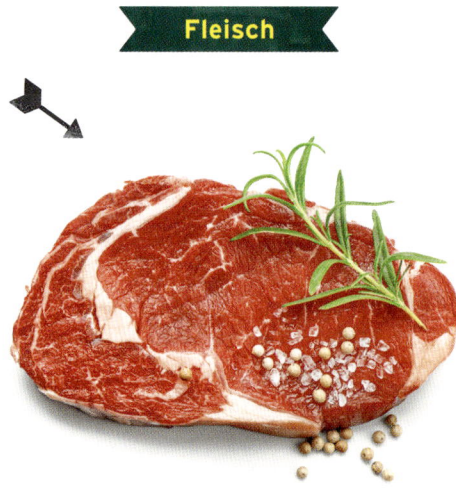

Fleisch

Wie (un-)gesund ist eigentlich Fleisch? Mein Wunsch ist ja, dass wir wieder das intuitive Essen lernen – frei nach Schnauze kochen, worauf man Bock hat, und dabei keine Gewissensbisse haben, dass das, was man gerade zubereitet, vielleicht nicht das Gesündeste ist, sondern etwas, das Körper oder Geist jetzt gerade verlangen. Voraussetzung dabei ist: Ich ernähre mich vielseitig und bunt und hab mich nicht auf ein paar wenige Nahrungsmittel eingeschossen.

Bewusst genießen

Das Wichtigste vorweg: Sie müssen nicht komplett auf tierische Produkte verzichten, wenn Sie Fleisch und die Erzeugnisse daraus mögen und der Genuss Ihnen Lebensqualität schenkt. Denken Sie an meine Eingangsworte: Gesund gestorben ist trotzdem tot. Genießen Sie den Grünkohl mit 'nem fettigen Mettwürstchen, die Frikadellen zum Möhrenstampf (eines meiner persönlichen Highlights) oder auch den Sonntagsbraten. Nur bitte übertreiben Sie es nicht damit! Betrachten Sie tierische Lebensmittel als etwas, das wir mit viel Respekt und auch Demut vor dem Tier und seinen Produkten ab und zu zelebrieren dürfen, was aber definitiv nichts in der täglichen Verköstigung zu suchen hat.

Warum heißt der Sonntagsbraten Sonntagsbraten? Weil Sonntag der Tag war, an dem es Fleisch gab. An den restlichen Tagen standen Grundnahrungsmittel wie Kartoffeln, Reis oder Nudeln auf dem Speiseplan, dazu saisonales Gemüse. Freitag war Fischtag und Samstag kam der Eintopf auf den Tisch. Heute ist es leider bei vielen Fleischessern genau andersherum. Es gibt jeden Tag Fleisch in Hülle und Fülle, und das auf Kosten von Gemüse und Co.

Fleisch – ein Stück Lebenskraft?

Rein gesundheitlich gesehen scheint täglicher Fleischkonsum eine Katastrophe zu sein. Schon vor knapp zehn

Jahren fanden Forscher der Universität Harvard heraus, dass ein zu hoher Fleischkonsum zu einem verkürzten Leben führt. In dieser Studie wurden fast 38 000 Männer und 83 000 Frauen über 26 Jahre hinweg »begleitet«. Ihr Essverhalten wurde peinlich genau dokumentiert, so auch ihre Erkrankungen. Zu Beginn der Studie waren alle Probanden quietschfidel und vor allem herzgesund. Keiner litt an Krebs. Zum Ende der Studie wiesen 6 000 Teilnehmer eine Herz-Kreislauf-Erkrankung und 9 000 eine Krebserkrankung auf. Normale Entwicklung oder gab es da doch Zusammenhänge?

Armes Würstchen

Aufgeschlüsselt nach der Ernährungsform kam man zu dem erschreckenden Ergebnis, dass ein hoher Fleischkonsum zu einem unverhofft schnelleren Zusammentreffen mit Gevatter Tod führte. Und je mehr Fleisch die Protagonisten aßen, desto mehr stieg auch das Risiko einer Erkrankung. Der Gegenbeweis wurde gleichfalls erbracht: Ersetzten die Teilnehmer das Fleisch durch pflanzliche Proteinquellen oder zumindest durch Fisch, sank das Risiko für ein vorzeitiges Tête-à-tête mit dem Tod. Diese

beunruhigenden Ergebnisse wurden mittlerweile durch zahllose andere Studien belegt. Insbesondere fällt immer wieder das verarbeitete Fleisch negativ auf. Genauer gesagt stieg das Sterberisiko bei einer Portion rotem Fleisch pro Tag um 13 %, bei täglichem »Genuss« von verarbeitetem Fleisch sogar um 20 %. Mit verarbeitetem Fleisch sind Fleischerzeugnisse gemeint, die gesalzen, geräuchert, fermentiert etc. worden sind. Salami oder Würste sind klassische Beispiele für verarbeitete Lebensmittel. Die Gründe für die gesundheitsschädigende Wirkung dieser Klassiker von der Wursttheke sind zahlreich: Die Inhaltsstoffe sind zum Teil krebserregend (Pökelsalz) oder verursachen eine Schädigung der Herzkranzgefäße oder es ist die Zubereitung (Grillen), durch die aromatische Kohlenwasserstoffe, sogenannte Amine, entstehen, die ebenfalls als krebserregend gelten.

Die Kehrtwende

Umso erstaunlicher waren dann die Meldungen im Oktober 2019: »Esst ruhig weiter Fleisch«, so der »Spiegel«. Der Bayerische Rundfunk titelte: »Vielleicht ist rotes Fleisch doch nicht ungesund?« und selbst die »Zeit« war plötzlich »pro Fleisch« unterwegs.

Was war inzwischen passiert? Ein Forscherteam hatte eine Metaanalyse gestartet, in der unzählige Studien mit noch unzähligeren Teilnehmern erneut in ihren Ergebnissen überprüft wurden. Eine Art Supervision der bisherigen Studien zum Thema Ernährung. Die Ergebnisse wurden veröffentlicht unter dem Namen: »Unprocessed Red Meat and Processed Meat Consumption: Dietary Guideline Recommendations From the Nutritional Recommendations (NutriRECS) Consortium«. Hier fassten die Experten Ergebnisse von fünf Studien zusammen. Haupterkenntnis nach der Analyse: Die Hinweise auf einen gesundheitlichen Benefit durch Reduktion des Fleischkonsums sind überschaubar. Es ließe sich zwar eine Tendenz erkennen, wonach eine fleischarme Ernährung gesünder sein könnte, aber dafür brauchte man nach Ansicht der Experten schon scharfe Adleraugen. Um es kurz zu machen: In drei der fünf Untersuchungen ließen sich nach Ansicht der Wissenschaftler nur leichte, aber keine relevanten Vorteile für unsere Gesundheit erfassen. Die beiden anderen Studien konnten nicht ausgewertet werden, da sie methodische Mängel aufwiesen. Dementsprechend war die Empfehlung der Autoren, dass man an seinem Fleischkonsum nicht unbedingt was ändern sollte – mit wenig Power dahinter, was bedeutet, dass die Forscher ihren Erkenntnissen nicht vertrauten.

Grenzen der Forschung

Warum gestalten sich Ernährungsstudien eigentlich so schwierig und sind so offenkundig fehleranfällig?
Das Hauptmanko ist die Art und Weise der Durchführung. Es handelt sich immer um Beobachtungsstudien ohne Kontrollgruppe und ohne Verblindung – logisch, da sich kaum ein Proband per Zufall einer Untersuchungsgruppe zuordnen lässt, um dann gegebenenfalls über Jahre etwas Gesundheitsschädliches zu sich zu nehmen. Stellen Sie sich folgendes Beispiel vor: Wissenschaftler wollen wissen, ob Wurstkonsum Krebs verursacht. Nun gibt es eine Gruppe, die über Jahre Wurst essen muss, und eine andere, die über Jahre eine Wurstalternative zu sich nimmt. Die Teilnehmer werden den beiden Gruppen per Zufall zugeordnet mit dem Wissen, möglicherweise über Jahre mit krebserregenden Nahrungsmitteln versorgt zu werden. Würden Sie da mitmachen? Wäre das moralisch und ethisch vertretbar? Aus diesem Dilemma heraus müssen

Wissenschaftler eben auf Beobachtungsstudien zurückgreifen und mit methodischen Mängeln leben.

Und was ist jetzt Fleisch? Teufelswerk? Oder doch reingewaschen von allen Vorurteilen?

Der goldene Mittelweg

Was man Fleisch zugutehalten kann, ist der hohe Eiweißgehalt mit wiederum hoher biologischer Wertigkeit. Da Fleisch viele essenzielle Aminosäuren beinhaltet, ist es in diesem Punkt mit Eiern und Milch gleichzusetzen. Weiterhin enthält Fleisch viel Eisen, Zink, dazu die Vitamine B_1, B_6 und B_{12}; damit ist es ein wichtiger Lieferant dieser Nährstoffe, insbesondere weil sich unser Darm bei der Eisenresorption aus tierischen Erzeugnissen lang nicht so anstrengen muss wie bei der aus pflanzlichen Produkten.

Die Menge macht das Gift. Maßlosigkeit vereint mit Einseitigkeit führt zu einem viel zu hohen Fleischkonsum und damit verbunden zu einer verringerten Aufnahme von pflanzlicher Kost. Das kommt quasi zwei Knieschüssen gleich: Zum einen gefährden wir unsere Gesundheit durch einen zu hohen Fleischkonsum und riskieren eine Darmkrebserkrankung, zum anderen kommen die Nahrungsmittel zu

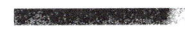
kurz, die uns genau davor schützen. Es braucht hier den Mittelweg: Ja, essen Sie Fleischgerichte! Genießen Sie ohne Reue die Bratwurst oder den Schweinerücken. Aber tun Sie es bitte selten – jeden Tag Fleisch braucht es nicht!

Leinsamen

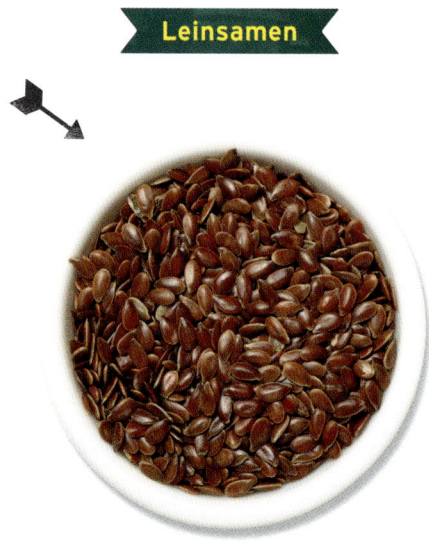

Linum usitatissimum ist der lateinische Ausdruck und bedeutet so viel wie »der äußerst nützliche Lein«. Schon vor langer Zeit nutzten unsere Vorfahren Leinsamen als sättigendes Nahrungsmittel; aus der Pflanze, dem Flachs, wurden Stoffe hergestellt. Leinsamen sind also nichts anderes als die winzig kleinen Früchte der Flachspflanze, einer sehr genügsamen Pflanze, die witterungsbeständig ist und so ziemlich mit jedem Boden auskommt, den man ihr nur bietet.

Kraftpaket im Miniaturformat
Leinsamen, so unspektakulär er daherkommt und auch schmeckt (angeblich nussig, aber ich empfinde ihn eher

als geschmacksneutral), ist der wahre Rockstar unter den Nahrungsmitteln. Allein die Liste an Mikronährstoffen ist ewig lang. Um nur die wichtigsten zu nennen:

- Vitamin D_2
- Vitamin E
- Folsäure
- Vitamin B_1
- Vitamin B_2
- Vitamin B_6
- Vitamin K
- Biotin
- Beta-Carotin

Außerdem ist Leinsamen eine bombige Eiweißquelle mit circa 22 g je 100 g Leinsamen. Die ungesättigten Omega-3-Fettsäuren sind ebenfalls in beachtlicher Menge vorhanden, insbesondere die essenzielle Linolensäure macht einen großen Anteil aus.

So läuft's wie geschmiert
Leinsamen enthalten Schleimstoffe. Hört sich erst mal ein wenig fies an, es handelt sich dabei aber eigentlich um nichts anderes als bestimmte Zuckerverbindungen, die für eine reibungslose Verdauung sorgen. Die Schleimstoffe quellen im Darm auf und binden Wasser. Und dann rutscht

diese fettig-wässrige Verbindung mit Schmackes durch den Darm ins WC. Wer an Verstopfung leidet, sollte unbedingt Leinsamen ausprobieren, insbesondere geschrotete Leinsamen sind in ihrer abführenden Wirkung überzeugend (allerdings lassen sie sich nicht so lang aufbewahren). Dabei sollten Sie jedoch unbedingt genügend trinken, da es sonst schnell zu einem gegenteiligen Effekt kommen kann.

Natürlicher Blutdrucksenker

Auch unsere Zellen profitieren von Leinsamen, da viele antioxidative Substanzen enthalten sind und damit ein Zuviel an freien Radikalen neutralisiert werden kann.

Es gibt auch eine schöne Studie, mit der sich nachweisen ließ, dass Patienten, die bereits eine Gefäßerkrankung hatten, durch den Verzehr von 30 g Leinsamen ihren Blutdruck dauerhaft senken konnten. 110 Patienten nahmen an der Studie teil und wurden nach dem Zufallsprinzip zwei Gruppen zugeteilt. Die eine Gruppe ernährte sich sechs Monate von Bagels, Brötchen, Pasta und Muffins, die 30 g Leinsamen enthielten, die andere Gruppe bekam Ähnliches vorgesetzt, allerdings ohne Leinsamen, sondern stattdessen mit geschrotetem Weizen.

Nach sechs Monaten wurde der Blutdruck gemessen und verglichen. In der Leinsamengruppe war der obere Wert (der systolische Blutdruck) deutlich gefallen, auch der untere Wert (der diastolische Blutdruck) war niedriger. Im Vergleich dazu stand die Placebogruppe weniger gut da: Statt abzufallen, waren die Blutdruckwerte sogar leicht angestiegen! Leinsamen können bestimmt kein Medikament gegen Bluthochdruck ersetzen, aber zumindest die Behandlung noch etwas effizienter machen.

Info

Der feine Unterschied

Bitte verwechseln Sie nicht die Linolensäure mit der Linolsäure. Bei der Letzteren handelt es sich um eine Omega-6-Fettsäure mit ungesundem Einwirken auf unsere Zellen, da Omega-6-Fette Entzündungen im Körper fördern. So viel zum Thema übrigens, dass alle ungesättigten Fettsäuren so gesund sind. Linolensäure dagegen ist eine essenzielle Fettsäure, die genau diese Entzündungen unterbinden kann, und das macht sie so ausgesprochen wertvoll.

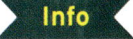

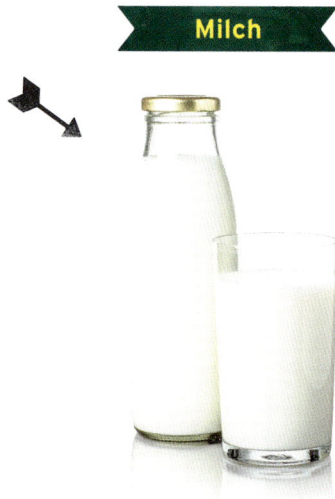

Milch

»Milch macht müde Männer munter.« Kennen Sie diesen Werbeslogan aus den 50er Jahren noch? Bei uns zu Hause war immer frische Kuhmilch vorhanden – selbstredend, da mein Vater »vom Hof« kam, und so war es Ehrensache, dass die Milch frisch aus dem Tank vom Hof geholt wurde und nicht die bereits verarbeitete H-Milch aus dem Supermarkt.

Angekratztes Image

Ich habe als Kind Milch geliebt und jeden Tag bestimmt einen halben Liter getrunken. Entweder im morgendlichen Müsli oder als Erfrischungsgetränk über den Tag, wenn ich keine Lust auf Wasser hatte. Milch galt für mich lange Zeit als uneingeschränkt gesund. Mir taten alle leid, die aufgrund einer Laktoseintoleranz Milch oder Milchprodukte nicht vertragen haben und auf Alternativen zurückgreifen mussten. Und als dann noch die hippen Familien um mich herum freiwillig auf Sojamilch und Co. umschwenkten, habe ich kurzfristig an der Menschheit gezweifelt.

Aber der Mensch lernt ja dazu, so muss auch ich mittlerweile Abstriche an »meiner« Milch machen. Ganz uneingeschränkt zu empfehlen ist diese nämlich nicht. Aber was macht denn jetzt die Milch ungesund und sind die Alternativen dann gesünder?

Brauchen Kinder Milch?

Milch besteht neben Milchzucker und Eiweißen zum größten Teil aus Wasser – dennoch gilt sie als Grundnahrungsmittel und nicht als Getränk. Was Milch besonders macht, ist ihr hoher Anteil an verschiedenen Fettsäuren. Da kommt man nämlich auf die beachtliche Anzahl von 400 unterschiedlichen Fettsäuren! Dazu gesellt sich ein hoher Kalziumanteil, weshalb man schon sagen kann, dass es sich hier um ein astreines Lebensmittel handelt, welches insbesondere den Mineralien- und Nährstoffbedarf von

Kindern und Jugendlichen abdeckt. Ich betone: Kinder und Jugendliche! Denn die profitieren von den Inhaltsstoffen der Milch (aber auch nur dann, wenn die Milch in Maßen konsumiert wird), während das bei uns Erwachsenen schon anders aussieht. Dazu gleich mehr …

Aber es ist ein Trugschluss, davon auszugehen, dass wir die Milch für unsere Entwicklung unbedingt brauchen! Wir gedeihen auch ohne. Ansonsten gäbe es keine sieben Milliarden Menschen, von denen ein Großteil Milch gar nicht gut verträgt, da ihnen das Enzym Laktase fehlt, um den Milchzucker aufzuspalten. Sie bekommen nach dem Konsum von Milch schlichtweg Bauchschmerzen.

Und wie ist das mit der Osteoporose?

Für Verunsicherung sorgen auch recht unterschiedliche Studienergebnisse, inwieweit Erwachsene durch Milchkonsum der Entstehung von Osteoporose vorbeugen können. So gab es Untersuchungen an älteren Koreanerinnen, denen zufolge bei regelmäßigem Konsum von Milch und Milchprodukten das Risiko für brüchige Knochen sank. Allerdings gab es auch Studien, die genau das Gegenteil feststellten und ein erhöhtes Risiko für Knochenbrüche sahen. D-Galaktose ist ebenfalls ein Zucker, der als Bestandteil der Galaktose vorkommt. Ihm werfen Forscher vor, chronische Entzündungen zu unterhalten, oxidativen Stress auszulösen (mal wieder) und damit Knochenbrüchigkeit zu verursachen. Da könnte was dran sein, da Galaktose in verarbeiteten Milchprodukten – wie in Käse – kaum mehr vorhanden ist und diese keinen negativen Einfluss auf die Kräftigkeit unserer Knochen haben.

Neueste Erkenntnisse aus der Forschung

Alles schwierig, oder? Aber es kommt noch ein bisschen schlimmer: Immer wieder tauchen neue Untersuchungen auf, die den Konsum von Milch mit einem erhöhten Krebsrisiko in Verbindung bringen. Anlass liefern unter anderem Beobachtungsstudien in Ländern, in denen die Bevölkerung sowohl einen hohen Milch- als auch Rindfleischkonsum hat. Diese Länder weisen zugleich hohe Darmkrebsraten auf. Und welches der beiden Nahrungsmittel da jetzt führend ist, konnte bisher noch nicht so wirklich auseinanderklamüsert werden. Und um Ihnen jetzt mal richtig den

Appetit auf Kuhmilch zu verderben, möchte ich Ihnen die neuen Erkenntnisse des Medizinnobelpreisträgers Harald zur Hausen und des Deutschen Krebsforschungszentrums (DKFZ) vorstellen. Die Forscher fanden in Kuhmilch und in Rindfleisch bislang unbekannte Erreger, die den Menschen gesundheitlich nicht nach vorne bringen. Es handelt sich dabei weder um ein Bakterium noch um ein Virus – »das Viech« bekam darum die Bezeichnung Plasmidom (oder auch Bovine Meat and Milk Factors, BMMF): Es wird vom Baby nach dem Abstillen von der Mutter über Kuhmilch oder Fleisch aufgenommen. Interessanterweise finden sich diese Erreger nur in europäischen Rindern. Die BMMF stehen im Verdacht, chronische Entzündungen zu verursachen, die nach Jahrzehnten zu einer Mutation unserer DNA führen können – und das wiederum führt zu einem erhöhten Krebsrisiko.

Die Alternativen

Na, dann greifen wir doch mal lieber zu den Milchalternativen, oder? Was gibt's da nicht so alles: Sojamilch, Mandelmilch, Hafermilch, Reismilch …

Sojamilch ist schon fast ein Klassiker. Zum einen beliebt, weil sie auch im Kaffee »funktioniert« (man kann sie aufschäumen und sie flockt nicht aus), zum anderen beinhaltet sie ordentlich viel pflanzliches Protein und Folsäure. Isoflavone sind leider auch en masse enthalten, einer der wenigen sekundären Pflanzenstoffe, dem ich etwas kritischer gegenüberstehe. Isoflavone ähneln Östrogen und sollen beispielsweise die Wechseljahre erträglicher machen – in vielen asiatischen Ländern gelten sie als absolute Wunderheiler. Generell gilt ein moderater Konsum als unbedenklich, allerdings rät das Bundesinstitut für Risikoforschung, Sojamilch vorsichtshalber nicht bei Kindern zu verwenden.

Kokosmilch löst bei mir immer Fernweh aus. Ich liebe den typischen Eigengeschmack, aber Geschmäcker sind ja bekanntermaßen verschieden und vielleicht flüchten Sie sofort auf eine Palme, wenn ich Ihnen ein Gericht auf Basis von Kokosmilch kredenze? Schade eigentlich, denn Kokosmilch ist reich an Nährstoffen, Vitaminen und Mineralien und enthält zudem viele gesunde Fette.

Mandelmilch gehört nicht in den Kaffee, da sie hier ausflockt. Ich persönlich hasse das ja regelrecht und finde es absolut eklig, ähnlich gerahmter Milch. Ansonsten ist sie eine echt gute

Alternative zur Kuhmilch, insbesondere zum Backen oder auch für das morgendliche Müsli. Der Anbau der Mandeln verbraucht zwar verhältnismäßig viel Wasser – allerdings brauchen unsere Kühe deutlich mehr. **Hafermilch** kann ebenfalls sehr gut zum Backen verwendet werden. Aber Vorsicht: Da sind indirekt ordentlich Kalorien drin, da die Getreidestärke in Zucker umgewandelt wird. Zusätzlich zu dem Zucker, der eh schon drin ist. Wer also gerade Kalorien zählt, sollte vielleicht nicht unbedingt jetzt auf Hafermilch umsteigen. Das Gleiche gilt übrigens für die Reismilch.

Mäßig, aber regelmäßig

Tja, was ist denn jetzt das Fazit? Welche Milch macht's denn jetzt? Die gute Nachricht: Sie brauchen als Kuhmilchfan definitiv nicht darauf zu verzichten. Die Studienlage ist noch sehr dünn, was die negativen Eigenschaften angeht, und aktuell gilt die wissenschaftliche Empfehlung, nicht komplett auf Milch zu verzichten, sondern diese maßvoll zu nutzen. Insbesondere Milchprodukte wie Käse oder Joghurt zeigen einen gesundheitsfördernden Effekt und können unbedenklich genossen werden. Dennoch können die Milchersatzprodukte

eine sinnvolle Alternative sein, insbesondere bei Menschen mit Laktoseintoleranz. Sie dürfen nur nicht vergessen, dass es sich hier zum Teil um stark verarbeitete Lebensmittel handelt, denen künstliche Nährstoffe zugeführt wurden. Auch hier macht wie so oft die Dosis das Gift …

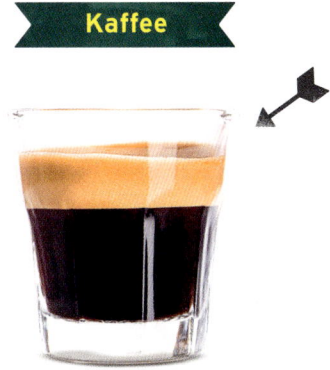

Kaffee

Da ich ja auch die Milchalternativen hinsichtlich ihrer Aufschäumbarkeit für den Kaffeegenuss begutachtet habe, möchte ich noch einige wenige Worte zu dem beliebtesten Getränk von uns Deutschen verlieren. Wer in Pflege- oder Heilberufen arbeitet und dem Schichtdienst unterworfen ist, der kennt das morgendliche Ritual um kurz vor sechs, wenn zur Übergabe erst einmal ein starker Kaffee gebraut wird. Viele Menschen kommen gar nicht anders in den Tag und brauchen Koffein, um sich überhaupt in die Senkrechte zu begeben. Doch wie (un-)gesund ist eigentlich Kaffee?

Gut für die Leber

Die Inhaltsstoffe von Kaffee wirken Wunder bei einer nichtalkoholischen Fettleber. Bei der nichtalkoholischen Fettleber kommt es durch übermäßigen Konsum von Zucker und Kohlenhydraten zu einem Umbau des entgiftenden Lebergewebes zu nutzlosem Bindegewebe. Im schlimmsten Fall entwickelt sich aus dieser sogenannten Fettleber sogar eine Leberzirrhose, die das Leben extrem einschränkt und in vielen Fällen frühzeitig zum Tod führt. Bis dato kannten wir das meist von schweren Alkoholikern, die den Absprung nicht rechtzeitig geschafft haben. Leider ist es in den letzten Jahren zu einer deutlichen Zunahme dieser Erkrankung aufgrund von ungesund kohlenhydratreichem Essen gekommen. Mittlerweile sehen wir mehr Fettlebern durch ungesunde Ernährung als durch übermäßigen Konsum von Alkohol.

Die gute Nachricht ist aber, dass in frühen Stadien die Erkrankung nicht nur zum Stillstand gebracht werden kann, sondern dass sich die Leber sogar komplett regeneriert. Dafür ist kohlenhydratärmere und ausgewogene Ernährung wichtig, dazu viel Bewegung und eben Kaffee! Kaffee hat einen unglaublichen Effekt auf die Lebergesundheit. So ganz verstanden hat man den Zusammenhang noch nicht, aber zum einen scheint das Koffein antientzündlich zu wirken, zum anderen haben die Röstaromen im Kaffee einen schützenden Effekt.

Schützt unser Erbgut

Spannend wird es wieder an der Stelle, wenn es um unsere Zellgesundheit geht. Hier scheint Kaffeekonsum unsere DNA vor Schäden zu schützen. Es ist zwar zugegebenermaßen eine sehr kleine Studie, aber als Kaffeetrinker freue ich mich natürlich trotzdem darüber: 84 junge gesunde Männer wurden in zwei Gruppen eingeteilt, die eine hat vier Wochen lang schwarzen Kaffee getrunken, die andere nur Wasser. Danach wurde bei allen Probanden deren DNA untersucht, und siehe da, die Kaffeetrinker hatten weniger DNA-Schäden.

Viel hilft nicht immer viel

Eine feste Dosis gibt es nicht – die müssen Sie für sich selbst rausfinden. Das hängt davon ab, wie Ihr Magen die Säure verträgt (Notiz am Rande:

Arabica-Bohnen enthalten nur 3,6 % Chlorogensäure statt 10 % in Robusta-Bohnen) oder ob Sie durch das Koffein in irgendeiner Art und Weise in Mitleidenschaft gezogen werden. Koffein erhöht zwar die Konzentration und die Aufmerksamkeit und macht den müden Doktor wieder hellwach. Aber ich kann aus einiger Erfahrung sagen, dass ein Zuviel an Kaffee ätzende Nebenwirkungen verursachen kann. Koffein stimuliert nämlich auch die Ausschüttung von Stresshormonen wie Cortisol und Adrenalin. Die wiederum versetzen unseren Körper in einen Alarmzustand und wir reagieren mit Symptomen. Dazu gehören Herzrasen, Unruhe, Zittern der Hände, Herzstolpern. Das vergeht auch schnell wieder, auf mein Wort, aber unangenehm ist es dennoch.

Ach so, die schlechte Nachricht hätte ich fast vergessen: Der gesundheitsfördernde Aspekt setzt voraus, dass Sie Ihren Kaffee schwarz trinken. Ohne Milch oder Milchersatz. Sorry!

Mythos und Wahrheit

Zum Schluss möchte ich noch mit zwei Vorurteilen aufräumen, die immer wieder mit dem Genuss von Kaffee in Verbindung gebracht werden:

Kaffee und Wasserlassen: Nein, Kaffee entwässert nicht! Sein harntreibender Effekt ist verschwindend gering und es ist eher die Menge an Wasser, die man im Zusammenhang mit dem Kaffeegenuss zu sich nimmt, weshalb man häufiger die Toilette aufsuchen muss.

Kaffee und Blutdruck: Ich erinnere mich noch an die großen Kaffeetafeln mit Omma, Oppa, Tanten, Onkels, Cousinen und Cousins: Zig Kannen frischer Kaffee standen auf dem Tisch, dazu unzählige Kuchen und Torten. Eine Kanne war aber immer gekennzeichnet. Warum? Da war der »jute Kaffee Hag« drin. Entkoffeinierter Kaffee für die Älteren am Tisch, die mit Bluthochdruck zu kämpfen hatten. Kaffee galt als blutdrucksteigernd und sollte deswegen von Betroffenen gemieden werden. Mittlerweile weiß man, dass das so nicht stimmt. Kurzfristig steigt zwar der Blutdruck um 10–20 mmHg, aber danach fällt er auch wieder ab. Trinkt man viel Kaffee, fällt der Anstieg noch geringer aus. Deswegen dürfen Sie auch als Bluthochdruckpatient weiterhin Kaffee genießen. Einzig im Rahmen einer Blutdruckentgleisung sollten Sie diese nicht noch durch einen ordentlich starken Kaffee befeuern.

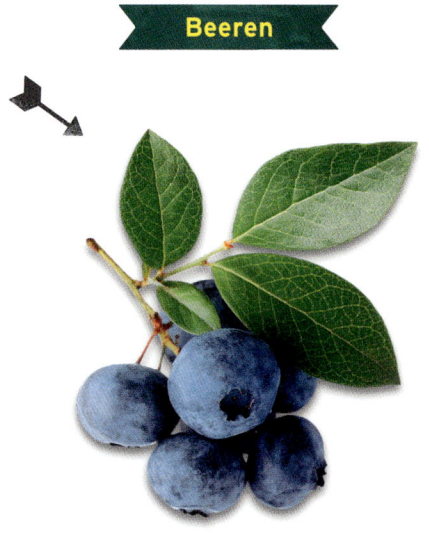

Beeren

Als Kind bin ich täglich mit meinen Freunden durch den Wald gestreift, immer in der Hoffnung natürlich, ein Abenteuer zu erleben. Da reichten Dinge, wie heimlich auf einen Hochsitz zu klettern, immer in der Angst, der Jäger könnte kommen oder vielleicht schon da sitzen, Staudämme am Bach zu bauen und potenziell »gefährlichen Tieren« wie Hasen, Kaninchen oder Damwild Auge in Auge gegenüberzustehen. Sie sehen, unsere Abenteuer waren überschaubar, aber für Kinder absolut ausreichend. Umso mehr haben wir uns gefreut, wenn wir auf unseren Streifzügen auf essbare Beeren gestoßen sind. Unverhofft war da plötzlich eine Brom-beerhecke und die musste erst mal geplündert werden, da wir ja nicht wussten, ob wir jemals wieder nach Hause zurückkehren würden. Auch Stachelbeeren gab es, die wir zum Teil noch sehr unreif verschlungen haben, und Johannisbeeren oder Erdbeeren, die wir zugegebenermaßen nicht in der freien Natur fanden, sondern bei den Bauern (was aber noch viel spannender war, dem Bauern seine Beeren unter dem Hintern wegzufuttern). Abgesehen davon, dass wir uns unsere Nahrung hart erkämpft haben, taten wir uns – ohne es natürlich zu wissen – etwas Gutes!

Kleine Beere ganz groß

Beeren sind seit Beginn der Menschheit ein Grundnahrungsmittel. Schon damals haben die Menschen sehr schnell die gesunde nahrhafte Seite der Beeren erkannt, abgesehen davon, dass sie auch noch sehr lecker sind. Beeren sind kalorienarm, dafür aber dank der Ballaststoffe sättigend. Sie enthalten viele Vitamine, Mineralien und Ballaststoffe und sind allein deswegen schon ausnahmslos zu empfehlen. Aber auch mit sekundären Pflanzenstoffen geizen die leckeren Früchtchen nicht und tragen so zu unserer Zellgesundheit bei:

Erdbeeren enthalten recht viel Vitamin C, sind aber absolute Spitzenreiter, was Folat angeht, ein Vitamin, das wichtig für Zellen und Zellteilung ist. **Johannisbeeren** sind ein weiterer Spitzenreiter, der mit noch mehr Vitamin C aufwartet und zudem gut für unsere Knochen ist. Weiterhin hilft die Beere gegen Gicht und Rheuma. **Heidelbeeren** enthalten viel Vitamin E, dazu Gerbstoffe sowie reichlich Anthocyane und andere Polyphenole. **Brombeeren** punkten mit hohen Gehalten an Vitamin A und Gerbstoffen.

Gerbstoffe tun gut

Gerbstoffe kennen Sie natürlich aus der Textilindustrie. Sie gehören aber auch zu den sekundären Pflanzenstoffen und sind als solche für die Abwehr von Parasiten zuständig. Ansonsten galten sie lange als ungesunder Bestandteil von Nahrungsmitteln, da einige Gerbstoffe Verbindungen mit Eiweißen im Darm eingehen, durch die die Resorption von Vitaminen und Mineralien vermindert sein kann. Mittlerweile hat man aber erkannt, dass die gesundheitsfördernde Wirkung von Gerbstoffen deren negative Effekte deutlich überwiegt: Sie sind entzündungshemmend, antioxidativ und stärken das Immunsystem.

Ganzheitlicher Ansatz gegen Bluthochdruck

Zusätzlich zu den Gerbstoffen weisen Heidelbeeren einen hohen Gehalt an Anthocyanen und anderen Polyphenolen auf, die unseren Blutdruck positiv beeinflussen.

In einer Studie wurden Frauen im besten Alter (> 50 Jahre) mit leichtem Bluthochdruck in zwei Gruppen eingeteilt. Die eine Gruppe erhielt täglich eine Handvoll Heidelbeeren zusätzlich zu ihrer normalen Nahrungsaufnahme, während die Kontrollgruppe leer ausging. Nach einigen Wochen stellten die Wissenschaftler in der »Beerengruppe« einen sichtbaren Rückgang des oberen und unteren Blutdruckwertes fest, ungefähr vergleichbar mit der Wirkung einer Blutdrucktablette. Die beerenlose Kontrollgruppe zeigte dagegen immer noch die erhöhten Blutdruckwerte.

Die Inhaltsstoffe der Heidelbeeren scheinen sich günstig auf die Steifigkeit unserer Blutgefäße auszuwirken, sie bleiben elastischer. Zudem erhöhen sie die Konzentration von Stickstoffoxid im Blut, was wiederum zu einer Weitung der Gefäße führt.

Und jetzt treibe ich Sie als Bluthochdruckpatient noch aus einem weiteren Grund durch den Wald: Bewegung senkt nämlich auch sehr effektiv den Blutdruck und die Terpene (Harze) unterstützen noch zusätzlich das »Runterkommen«. Die Japaner nennen das »Waldbaden« und verschreiben es sogar als Rezept.

Sie könnten also durch Bewegung und anschließenden Genuss von Beeren theoretisch zwei blutdrucksenkende Medikamente als Hochdruckpatient weglassen. Ich werde es nie verstehen, warum es Menschen gibt, die lieber Medikamente einnehmen, als diese wunderbaren und leckeren Alternativen zumindest zu probieren.

Möglichst frisch

Übrigens: Die erwähnte Studie reiht sich ein in eine zunehmende Zahl von klinischen Untersuchungen, die mit flavonoidhaltigen Nahrungsmitteln eine blutdrucksenkende Wirkung erzielen. Sie müssen sich dazu auch nicht frühmorgens schon zum Markt schleppen, um das entsprechende Obst dem Händler so frisch wie möglich aus den Händen zu reißen – auch tiefgekühltes Obst hat noch seine Nährstoffe. Der Verlust einzelner Substanzen ist vernachlässigbar, bei Antioxidantien hat man beispielsweise gar keine Unterschiede gefunden. Generell gilt aber: Obst bitte zügig verzehren.

Zu viel des Guten

An der Stelle vielleicht noch der kleine Hinweis, dass ein Zuviel an Obst auch nicht das Gelbe vom Ei in Sachen gesunder Ernährung ist. Gerade was die Zubereitung von Smoothies angeht, wird mir manchmal echt anders, wenn ich sehe, welche Mengen hierbei verarbeitet werden.

Da werden ganze Bananenstauden zerkleinert, Kiwis und Äpfel für den Geschmack hinzugegeben und dann mit Milch, Kokosmilch oder Säften gemischt. **Das ist nicht gesund!** In solchen Smoothies ist so viel Fruchtzucker drin, dass sich die Bauchspeicheldrüse vor lauter Gram abwenden möchte, weil sie ohne Ende Insulin ausschütten muss, um dem dadurch bedingten Blutzuckerpeak wieder Herr zu werden. Fruchtzucker in Übermaßen ist sehr schädlich und kann Ihnen zum einen die Figur ruinieren, zum anderen einen Diabetes mellitus Typ 2 begünstigen.

In einen gesunden Smoothie gehört eben auch Gemüse. Und selbst wenn manche Kombinationen echt abwegig klingen, sollten Sie sich experimentierfreudig zeigen. Die Kombination aus Ananas, Banane und Spinat mag zunächst etwas befremdlich erscheinen, schmeckt aber fantastisch!

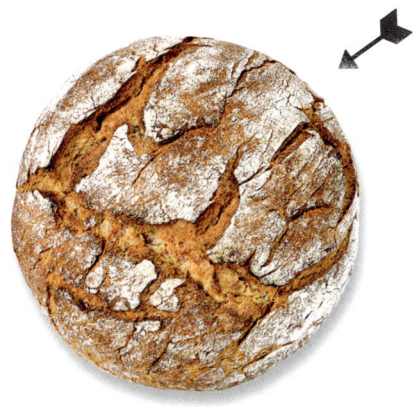

Ich gehöre ja zu den Menschen, die sich schon rein optisch an einem toll gebackenen Brot erfreuen können. Und ab und zu gelüstet es mich auch nach einer ausgiebigen Brotzeit mit »juter Butter«, wie es bei uns zu Hause hieß, diversem Aufschnitt und Belag. Nur, was macht denn eigentlich ein richtig gutes Brot aus?

Besser als sein Ruf

»Na«, werden Sie jetzt sagen, »wenn es gesund sein soll, dann wird es wohl ein Vollkornprodukt sein.« Denn Weißmehlprodukte gelten als ungesund und unnötige Dickmacher. Aber wussten Sie, dass Brötchen aus hellem Mehl mitunter mehr Eiweiße und Ballaststoffe als ein Apfel liefern?

Auch hier gilt die Message: Die Dosis macht das Gift! Darum darf es ab und zu der Weißbrotstuten sein, der dann auch mit süßem Brotaufstrich verzehrt werden muss. Ich habe da allerdings eine ganz besondere Leidenschaft: Ich liebe Weißbrot belegt mit Käse und Senf. Oder auch mit lecker Wurst. Generell läuft das allerdings für mich unter »mal sündigen«.

Volle Kraft voraus

Vollkornprodukte sind dann doch die gesünderen Vertreter, da viel Vitamin B und Eisen sowie reichlich Ballaststoffe in ihnen stecken. Sie werden viel langsamer verdaut und setzen ihre Inhaltsstoffe darum auch nur zögerlich frei. Das gilt natürlich auch für den Zucker, der so erst allmählich in die Blutbahn gelangt und deswegen weniger Insulin für die weitere Verstoffwechselung benötigt. Ich weiß, das kennen Sie alles schon.

Aber wussten Sie, dass sich Vollkornprodukte günstig auf Ihr Körpergewicht und Immunsystem auswirken?

Gewichtsreduktion: In einer Studie wurden 81 Männer und Frauen für acht Wochen angehalten, nur das Essen zu konsumieren, das ihnen durch die Wissenschaftler frei Haus geliefert wurde. Alle anderen Nahrungsmittel waren strengstens verboten. Zunächst erhielten alle für 14 Tage denselben »Einheitsbrei«. Dann aber bekam die eine Hälfte Vollkornprodukte, während die anderen die geschälten und verarbeiteten Alternativen essen mussten. Untersucht und dokumentiert wurden dabei so einfache Werte wie Blutzucker und Körpergewicht, aber auch Bakterien, Botenstoffe und bestimmte Fettsäuren aus Stuhlproben waren Gegenstand der Analyse. Überraschenderweise war eines der Ergebnisse, dass Vollkorn unseren Grundumsatz ankurbelt, wodurch dann wiederum mehr von den ungeliebten Kilokalorien verbrannt werden.

Immunbooster: Das andere erstaunliche Ergebnis: Vollkorn scheint im Darm das Wachstum entzündungsfördernden Bakterien zu hemmen und dafür eine Bakterienart zu begünstigen, deren Vertreter kurzkettige Fettsäuren produzieren. Diese wiederum scheinen gegen Asthma zu schützen und sind wichtig für bestimmte Zellen in unserem Gehirn, die sogenannten Mikroglia. Dabei handelt es sich – einfach ausgedrückt – um die Immunzellen des Gehirns, die lokale Entzündungen bekämpfen.

Abgefahren, oder? Auch an dieser Studie wird wieder mal deutlich, wie wir allein durch etwas Achtsamkeit und mit der richtigen Ernährung für unsere Zellgesundheit sorgen können.

Eiweißbrot – schon probiert?

Ab und an können Sie auch mal Vollkornbrot gegen Eiweißbrot austauschen. Allerdings ist das eingeschweißte Eiweißbrot aus dem Discounter nur selten richtig lecker, wie auch die Konsistenz oft zu wünschen übrig lässt. Aber viele Bäcker bieten ihre eigenen Kreationen an und da habe ich für mich schon ein paar richtig schmackhafte Varianten gefunden. Eiweißbrot besteht meist aus Soja oder Erbsen, von denen wir ja schon wissen, dass sie proteinreich und kohlenhydratarm sind. Darum ist Eiweißbrot auch sättigend, allerdings nicht nur bedingt durch die pflanzlichen Proteine, sondern auch durch die verwendeten Fette. Davon ist ein nicht unerheblicher Anteil in den Broten und macht sie, zumindest formal, zu kleinen Kalorienbomben. Dennoch finde ich, dass Eiweißbrot ab und zu auf unserem Ernährungsplan stehen sollte. Allein Allergiker sollten etwas zurückhaltender sein, da die Brote leider nicht selten viele Zusatzstoffe aufweisen, die zu allergischen Reaktionen führen können.

Doc Essers Favoriten

Zum Schluss möchte ich noch einige Nahrungsmittel vorstellen, die mir besonders gut schmecken und auch noch supergesund sind.

Rote Bete

Ich weiß, die Winterknolle sorgt nicht bei jedem für einen kulinarischen Höhepunkt. Zum einen kann die Küche nach der Zubereitung aussehen, als ob Sie ein Schlachtfest gefeiert hätten. Zum anderen ist der Geschmack halt gewöhnungsbedürftig. Was gibt's sonst noch zu sagen?

Blut und Blutdruck Neben Eiweiß und Ballaststoffen ist die Knolle reich an Folsäure und Eisen und unterstützt somit unsere Blutbildung. Rote Beten senken zudem den Blutdruck. Dieser Effekt kommt durch den hohen Gehalt an Nitrat zustande, ein Stoff, der auch in Spinat oder Kopfsalat enthalten ist. Nitrate werden durch den Speichel zu Nitrit reduziert, das die Gefäße erweitert und dadurch den Blutdruck senkt. Wobei man erwähnen sollte, dass es schon ordentlich viel Rote Bete braucht, um den Blutdruck spürbar zu senken. So müssten Sie täglich 0,5–1 l Rote-Bete-Saft in sich hineingluckern!

Spargel

Die Spargelzeit ist meine Zeit. Ich liebe Spargel in allen Konstellationen, die man mit ihm treiben kann, und ich mag auch sämtliche Spargelsorten.

»Ausschwemmer« Das Schöne am Spargel: Er regt die Nierentätigkeit an. Sein hoher Wassergehalt mit über 90 % und eine größere Menge an Stickstoff lässt uns häufiger auf die Toilette rennen. Und bei einigen von uns (unter anderem bei mir) macht sich dann ein recht typischer Geruch bemerkbar, der von manchen Menschen als unangenehm empfunden wird. Ursache ist ein Inhaltsstoff des Spargels: Asparaginsäure. Manche Menschen besitzen ein Enzym, das die Säure zersetzt. Dabei entstehen Schwefelverbindungen – und die riechen halt. Spannenderweise haben nicht alle Menschen dieses Enzym, sodass einige nach einem Spargelessen zwar auch häufiger zum Klo müssen, ohne allerdings den verräterischen Duft zu produzieren.

Schlanke Delikatesse Mir persönlich ist es recht egal, ob mein Urin nach dem Spargelessen eine andere Duftnote hat – dafür liebe ich Spargel zu sehr und seine sonstigen Inhaltsstoffe sind sehr gesund. Spargel enthält Kalium, Kalzium, Phosphor. Weiterhin sind Vitamin A, Vitamin E und Vitamin K enthalten. Also eine wirklich runde Sache. Und wenn Sie es mit den Beilagen und Saucen nicht übertreiben, werden Sie durch Spargel auch nicht aus den Fugen geraten. Er selbst hat nämlich kaum Kilokalorien.

Spargel und Krebs Vor einiger Zeit ist Spargel übrigens übelst in die Kritik geraten, da einer seiner Bestandteile – eben die Aminosäure Asparagin – Krebs und dessen Ausbreitung beeinflussen könnte. Forscher konnten nachweisen, dass ein für die Bildung von Asparagin verantwortliches Enzym wohl auch für die Streuung von Tumorzellen verantwortlich war. Durch Ausschaltung dieses Enzyms ließ sich die Metastasierung verhindern. Jetzt wird Asparagin zum einen vom Körper selbst hergestellt und ist zum anderen in vielen Nahrungsmitteln, die auch in diesem Buch als supergesund gelobt wurden (u. a. Hülsenfrüchte). Doch wieder zurück auf Los und alles anders? Nein: Die Forscher wiesen darauf hin, dass es sich vor allem um Versuche an Tieren und Zelllinien handelte – also wieder mal nicht eins zu eins auf den Menschen übertragbar und dementsprechend eine klare Empfehlung für den Spargel und seinen gesundheitlichen Nutzen.

Aus meiner Sicht zeigt sich aber daran die Notwendigkeit, uns so vielfältig wie es nur geht zu ernähren.

Spargel und Gicht: Eine Einschränkung gibt es jedoch: Wenn Sie erhöhte Harnsäurewerte haben, sollten Sie Spargel meiden, da er diese zusätzlich nach oben treibt und so ein fieser Gichtanfall ausgelöst werden kann.

Mangold

Mangold ist dem Menschen seit beinahe 4 000 Jahren bekannt und war für mehrere Jahrtausende ein Grundnahrungsmittel, bis vor knapp 400 Jahren Spinat ins Rampenlicht trat und damit der Mangold in Vergessenheit geriet. Jetzt ist das Gemüse aber beliebt wie nie zuvor. Und das aus gutem Grund.

Mit Potenzial Mangold enthält viele sekundäre Pflanzenstoffe, tut also unseren Zellen viel Gutes. Beta-Carotin und Vitamin C sind enthalten, dazu Kalium, Kalzium und Eisen. In einer Rankingstudie kam Mangold von 47 Gemüse- und Obstsorten auf Platz 4, noch vor Spinat und Brokkoli. Fairerweise muss man aber sagen, dass weniger auf sekundäre Pflanzenstoffe geachtet wurde, sondern nur auf Nährstoffe. Dennoch zeigt es das Potenzial des aus meiner Sicht völlig unterschätzten Gemüses. Ich persönlich ziehe übrigens Blattmangold dem Stielmangold vor, aber das ist individueller Geschmack. Rein gesundheitlich tut sich nicht viel.

Avocados

Avocados haben in den letzten Jahren einen Wahnsinnshype erfahren. Sei es als Zutat für einen Salat, Bestandteil eines Smoothies oder als Dip – es gibt nahezu keine Grenzen, wie Sie Avocados zubereiten und anbieten können. Im Sommer mag ich Avocado vor allem als Dip mit einem guten Brot, und das dann draußen im Garten bei einem leckeren Kaltgetränk.

Fett macht schlank Avocados machen vor allem eins: satt! Das liegt an ihrem hohen Fettanteil, der bei läppischen 75 % liegt. Damit scheint die Avocado nicht unbedingt die Frucht zu sein, die beim Abnehmen hilft. Aber das ist falsch gedacht. Durch das lange Sättigungsgefühl und durch die Vermeidung von Blutzuckerspitzen und damit verminderter Insulinproduktion nehmen die meisten Menschen mit der Avocado ab. Abgesehen davon handelt es sich hier um gesunde ungesättigte pflanzliche Fette, die sich unter anderem günstig auf unsere Blutfette auswirken und Trigylceride

senken. Bei gesunden Menschen werden die Blutfette allerdings nur wenig durch die Nahrung beeinflusst. Aber wenn Sie an einer Fettstoffwechselstörung erkrankt sind, können Avocados zwar keine Wunder wirken, aber die schulmedizinischen Therapien zumindest tatkräftig unterstützen.

Doc Essers Fazit

Ausgewogene gesunde Ernährung, die unsere Zellen lange gesund hält, muss nicht kompliziert sein und auch nicht sonderlich exotisch. Ich hoffe, dass ich Ihnen das vermitteln konnte. Verlieren Sie bitte niemals den Spaß am Essen und gehen Sie auch nicht zu verkopft an die gesunde Lebensführung ran. Wenn Sie sich an den meisten Tagen im Jahr von unverarbeiteten saisonalen, regionalen und pflanzlichen Nahrungsmitteln ernähren, dürfen und sollen Sie auch mal über die Stränge schlagen und sich den Mettigel oder die ganze Schokolade oder zwei Stücke Kuchen mit Sahne gönnen. Gesundheit fängt im Kopf an! Der Rest kommt von ganz allein!

Guten Appetit und bleiben Sie gesund, Ihr Doc Esser

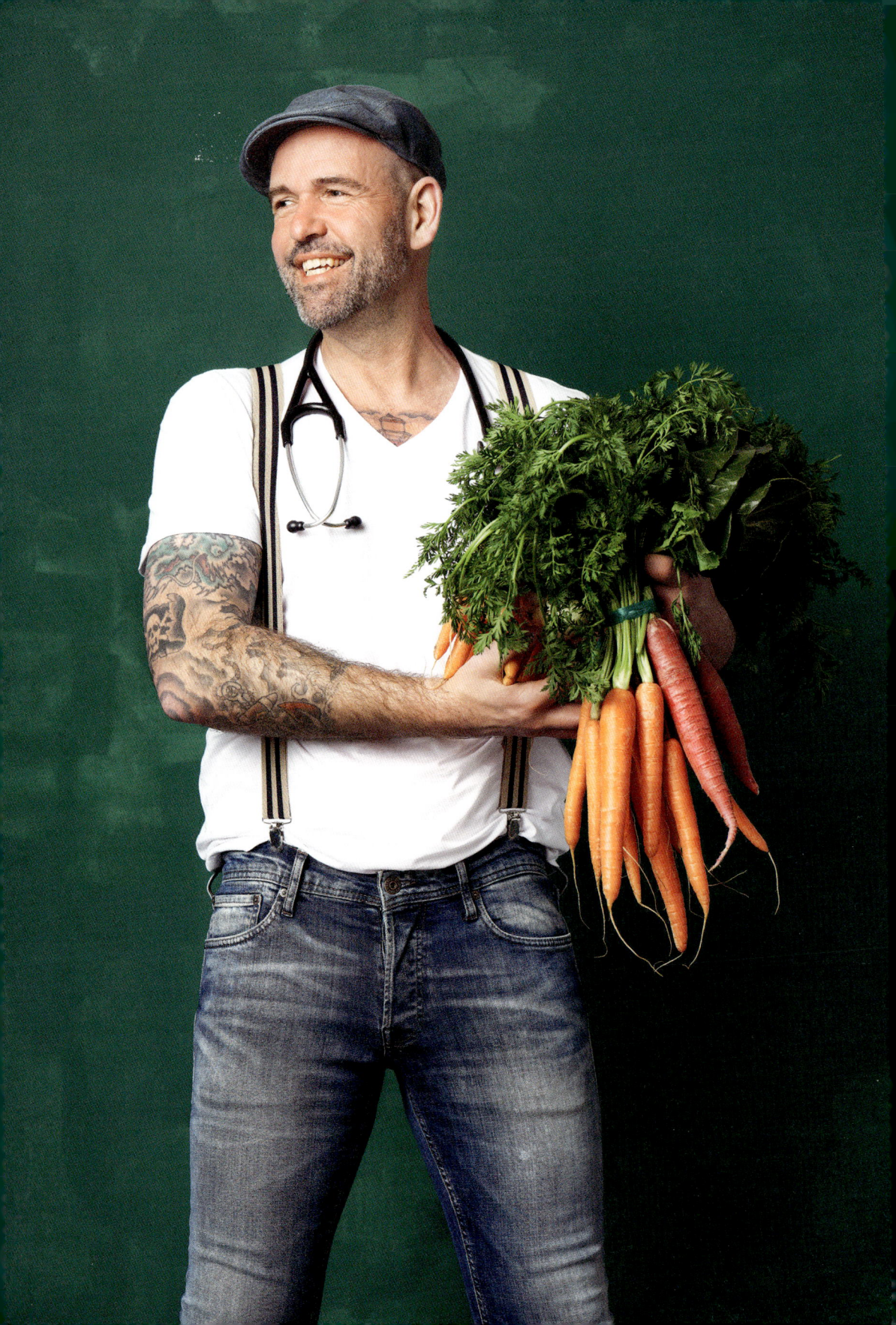

REZEPTE

Snack 'n' Roll

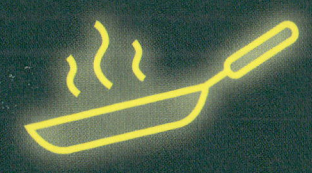

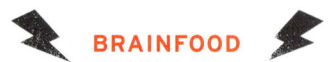

OBSTSALAT MIT GERÖS-TETEN HAFERFLOCKEN

Für 2 Personen

15 Min. Zubereitung
Pro Portion ca. 345 kcal,
8 g E, 9 g F, 53 g KH

1 kleine Banane
4 EL Zitronensaft
100 g bunte kernlose
Weintrauben
1 große Orange
2 Scheiben Ananas
1 EL Butter
50 g kernige Haferflocken
1 EL flüssiger Honig
150 g Joghurt (1,5 % Fett)
gemahlene Vanille

Die Banane schälen und in Scheiben schneiden. Sofort mit Zitronensaft beträufeln, damit sich die Scheiben nicht bräunlich verfärben. Die Trauben waschen, von den Stielen zupfen und halbieren. Die Orange so großzügig schälen, dass auch die weiße Haut mit entfernt wird. Die Filets zwischen den einzelnen Trennhäuten herausschneiden (alternativ die Orange schälen und klein schneiden).

Die Ananasscheiben schälen und den harten Mittelstrunk entfernen, das Fruchtfleisch klein schneiden. Alle Früchte in einer Schüssel vermischen.

Die Butter in einer Pfanne zerlassen und die Haferflocken darin hell rösten. Den Honig dazugeben und die Flocken unter Rühren leicht karamellisieren, dann herausnehmen und etwas abkühlen lassen.

Den Joghurt glatt rühren, mit 1 Prise Vanille aromatisieren und mit dem Obstsalat auf Schalen verteilen. Zuletzt die karamellisierten Flocken darüberstreuen.

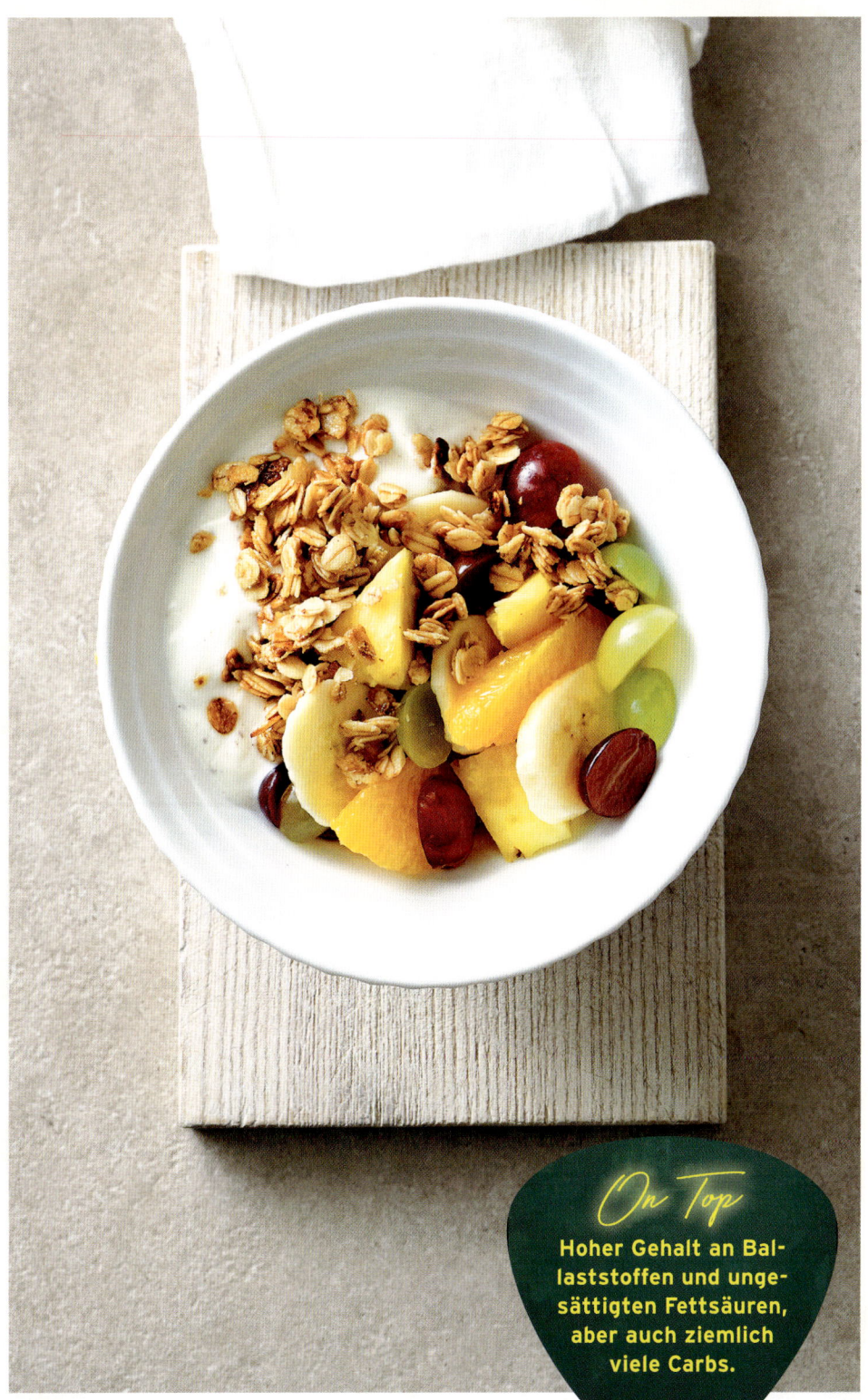

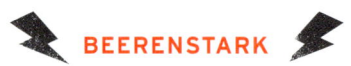

QUINOA-PORRIDGE

Für 4 Personen

30 Min. Zubereitung
Pro Portion ca. 350 kcal,
11 g E, 21 g F, 28 g KH

120 g Quinoa
600 ml ungesüßter
Mandeldrink
Salz
¼ TL Zimtpulver
30 g Kürbiskerne
50 g Haselnusskerne
50 g Mandelblättchen
300 g gemischte Beeren
(z. B. Heidelbeeren,
Himbeeren, Johannis-
beeren; frisch oder tief-
gekühlt und aufgetaut)
4 TL flüssiger Honig
(nach Belieben)

Die Quinoa in ein Sieb geben, kalt abspülen und abtropfen lassen. Mit dem Mandeldrink, 1 Prise Salz und dem Zimtpulver in einen Topf geben und offen bei mittlerer Hitze zum Kochen bringen. Die Quinoa zugedeckt bei kleiner Hitze ca. 15 Min. köcheln lassen. Anschließend auf der ausgeschalteten Herdplatte ca. 10 Min. nachquellen lassen.

In der Zwischenzeit die Kürbiskerne und die Haselnusskerne grob hacken, mit den Mandelblättchen in eine Pfanne geben und ohne Fett bei mittlerer Hitze goldbraun rösten. Danach die Pfanne vom Herd nehmen und die Mischung abkühlen lassen.

Die Beeren verlesen, abbrausen und abtropfen lassen. Den Porridge in vier Schalen anrichten, Nussmischung und die Beeren darauf verteilen. Den Brei nach Belieben mit jeweils 1 TL Honig beträufeln und servieren.

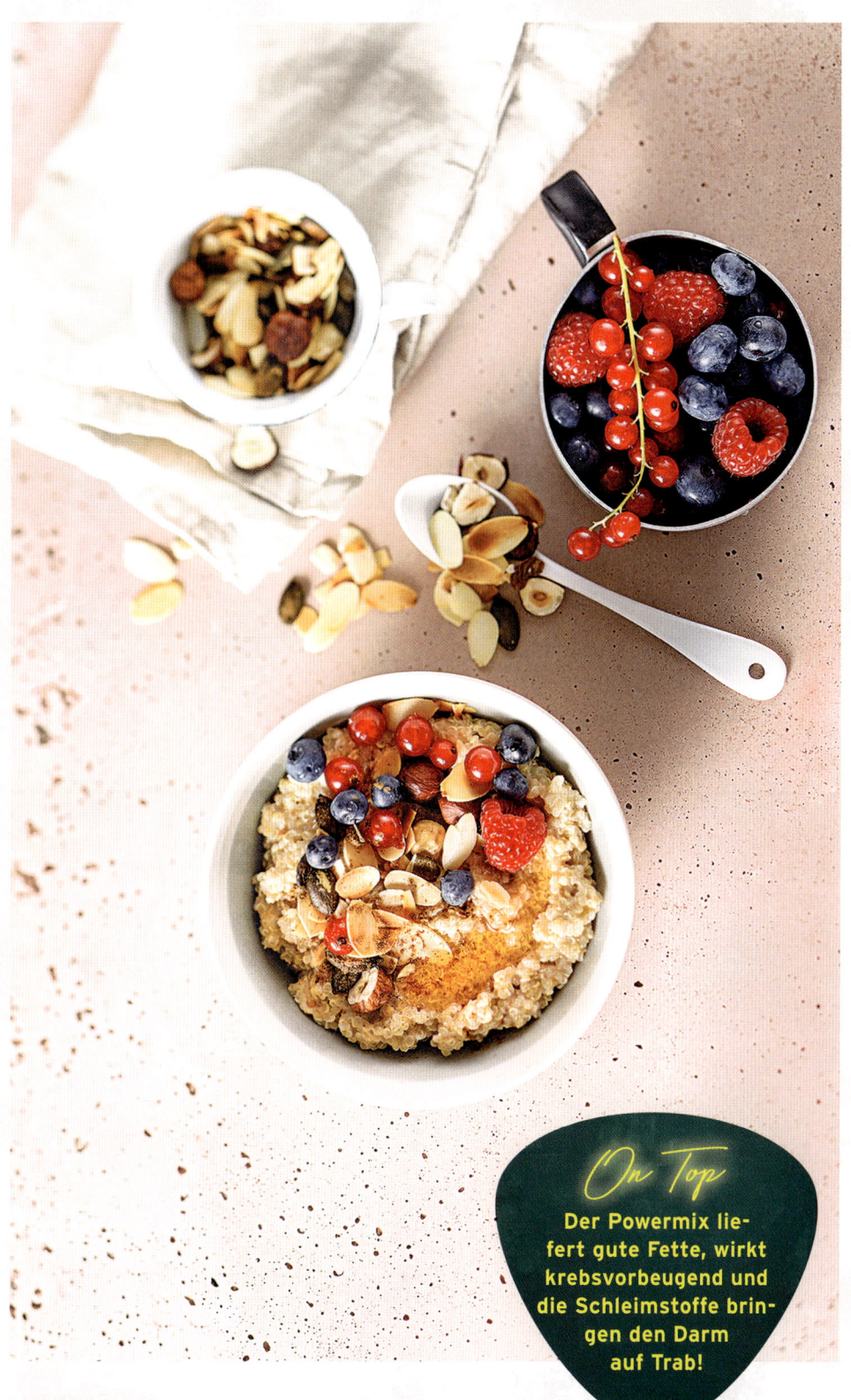

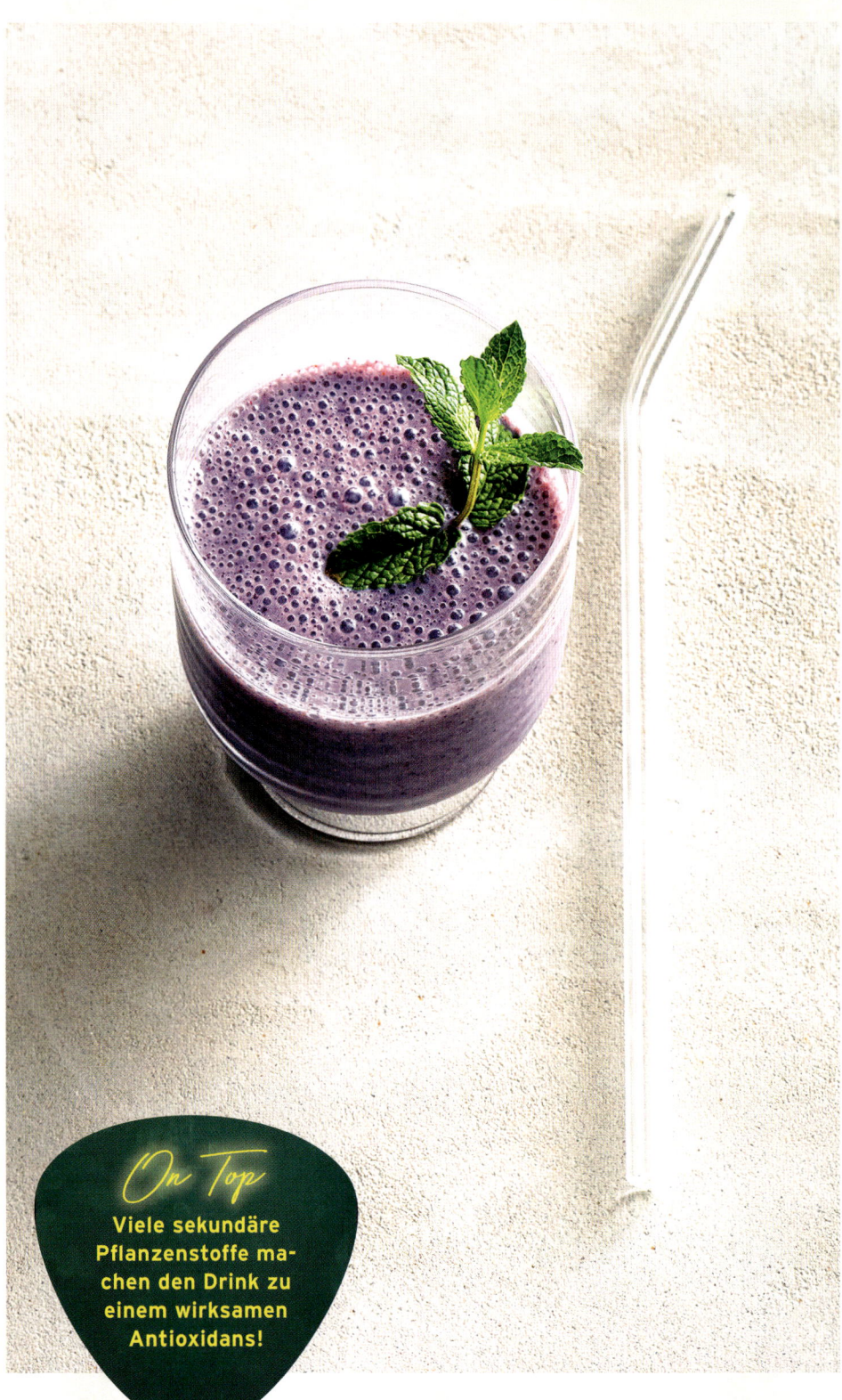

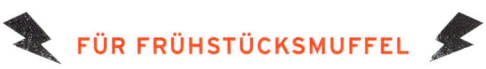

FÜR FRÜHSTÜCKSMUFFEL

HEIDELBEER-DRINK

Für 2 große Gläser
(à 350 ml)

15 Min. Zubereitung
10 Min. Auftauen
Pro Portion ca. 205 kcal,
8 g E, 7 g F, 25 g KH

150 g TK-Heidelbeeren
1 Banane
1 Stück Vanilleschote
(ca. 1 cm lang)
1 EL Mandelmus
1 EL Ahornsirup
300 g Buttermilch
2 Zweige Minze

Die Beeren ca. 10 Min. antauen oder bei einem weniger leistungsstarken Mixer ganz auftauen lassen.

Die Banane schälen und in grobe Stücke schneiden. Zusammen mit Heidelbeeren, Vanilleschote, Mandelmus, Ahornsirup und Buttermilch in den Mixbehälter geben und alles zunächst auf kleiner, dann auf höchster Stufe sehr fein pürieren.

Falls der Drink zu dickflüssig ist, mit etwas Wasser bis zur gewünschten Konsistenz verdünnen. Den Smoothie in Gläser füllen, mit je einem Minzezweig garnieren. Am besten sofort servieren oder ohne Deko in ein Schraubglas füllen und mitnehmen.

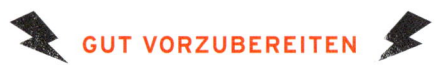

HIRSE-HIMBEER-MÜSLI MIT MOHN

Für 4 Personen

25 Min. Zubereitung
Pro Portion ca. 400 kcal,
11 g E, 8 g F, 67 g KH

200 g feine Hirse
200 ml ungesüßter
Apfelsaft
Salz
4 EL getrocknete
Cranberrys
2 EL Mandelblättchen
2 TL Mohnsamen
400 g Himbeeren (frisch
oder aufgetaute TK-
Himbeeren)
400 g Dickmilch
2 ½ EL flüssiger Honig

Die Hirse in einem Sieb mit heißem Wasser abspülen und gut abtropfen lassen. Apfelsaft und 200 ml Wasser mit 1 Prise Salz in einem Topf zum Kochen bringen, die Hirse einrühren und aufkochen lassen. Zugedeckt bei kleiner Hitze ca. 5 Min. köcheln lassen, dabei gelegentlich umrühren. Dann die Cranberrys dazugeben und den Brei zugedeckt weitere 5 Min. quellen lassen, bis die Flüssigkeit fast aufgesogen ist.

Inzwischen Mandeln und Mohn in einer Pfanne ohne Fett bei mittlerer Hitze goldbraun rösten. Danach herausnehmen und beiseitestellen.

Den fertig gequollenen Hirsebrei in eine Schüssel füllen. Die Himbeeren verlesen, kurz abbrausen und trocken tupfen. Beeren und Dickmilch unter die Hirse rühren, mit dem Honig süßen.

Den Hirsebrei in vier Schalen anrichten. Mit dem Mandel-Mohn-Mix bestreuen und servieren.

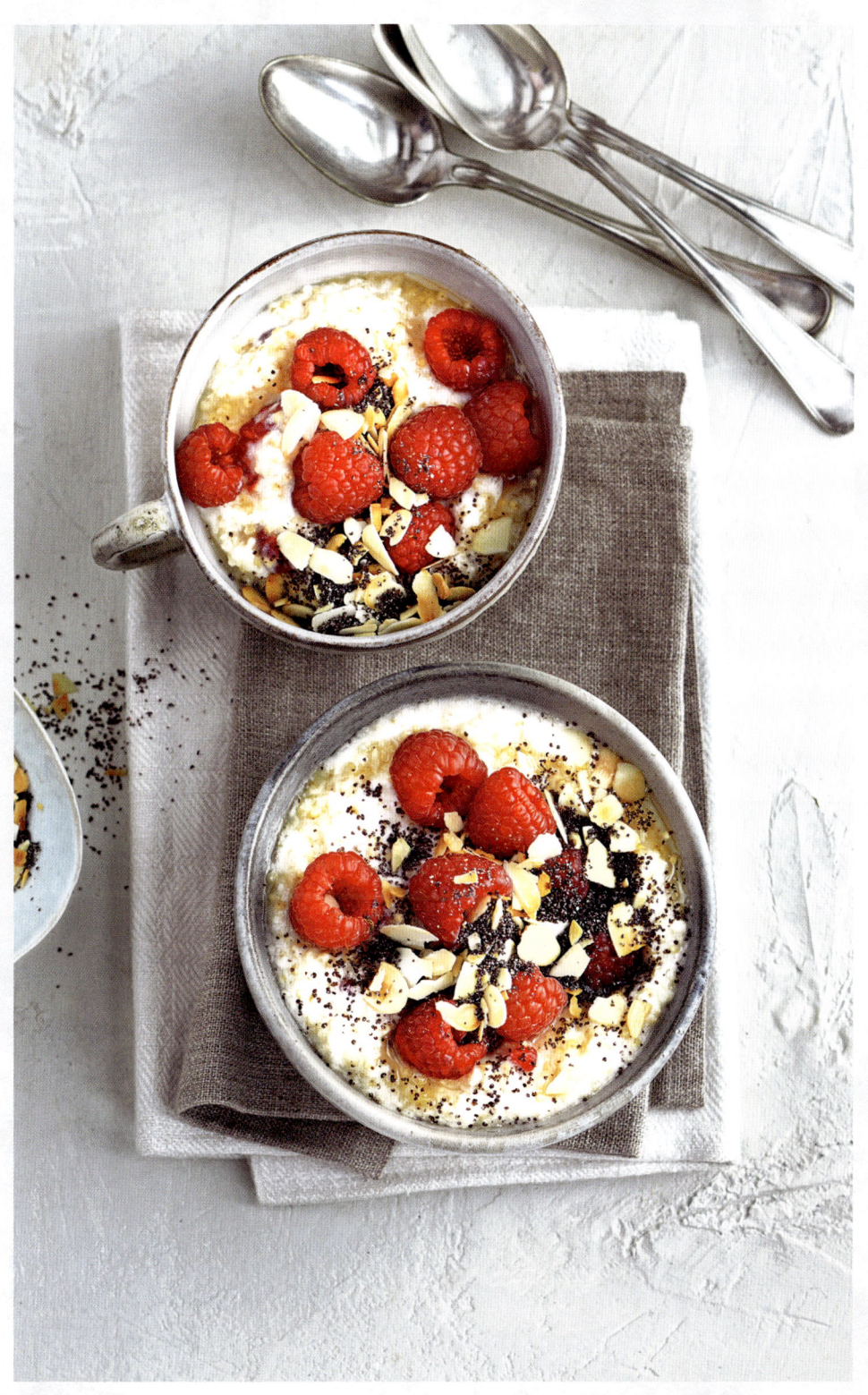

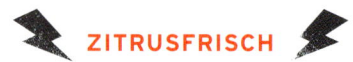

ROSENKOHLSALAT MIT NUSSDRESSING

Für 4 Personen

35 Min. Zubereitung
20 Min. Marinieren
Pro Portion ca. 420 kcal,
11 g E, 31 g F, 17 g KH

1 Bio-Zitrone
2 Orangen
1 rosa Grapefruit
300 g Rosenkohl
1 große rote Zwiebel
1 EL milder Honig
1 EL süßer Senf
3 EL Haselnussöl
3 EL gutes Olivenöl
2 TL dunkles Sesamöl
Salz
schwarzer Pfeffer
40 g Haselnusskerne
125 g Schafskäse (Feta)
1 Bund Koriandergrün

Die Zitrone heiß waschen, abtrocknen und die Schale fein abreiben. Zitrone, Orangen und Grapefruit bis ins Fruchtfleisch hinein schälen, die Filets zwischen den Trennhäutchen herauslösen und dabei den herauslaufenden Saft auffangen.

Den Rosenkohl putzen und waschen. Anschließend die Röschen in der Küchenmaschine oder auf der Rohkostreibe in feine Scheiben hobeln oder mit dem Messer in dünne Scheiben schneiden. Die Zwiebel schälen und in feine Ringe schneiden.

Für die Sauce den aufgefangenen Zitrusfruchtsaft mit Zitronenschale, Honig, Senf und allen Ölen kräftig verrühren, salzen und pfeffern. Die Sauce mit Zwiebel, Zitrusfrüchten und Rosenkohl vermischen und den Salat abgedeckt 20 Min. ziehen lassen.

Die Haselnüsse grob hacken und in einer Pfanne ohne Fett rösten, bis sie goldbraun sind und zu duften beginnen. Dann herausnehmen und abkühlen lassen. Den Feta in kleine Stückchen zerkrümeln. Den Koriander waschen und trocken schütteln, die Blättchen und die dünnen Stiele fein hacken und mit dem Feta unter den Salat mischen. Den Salat auf Teller verteilen und mit den Haselnüssen bestreuen.

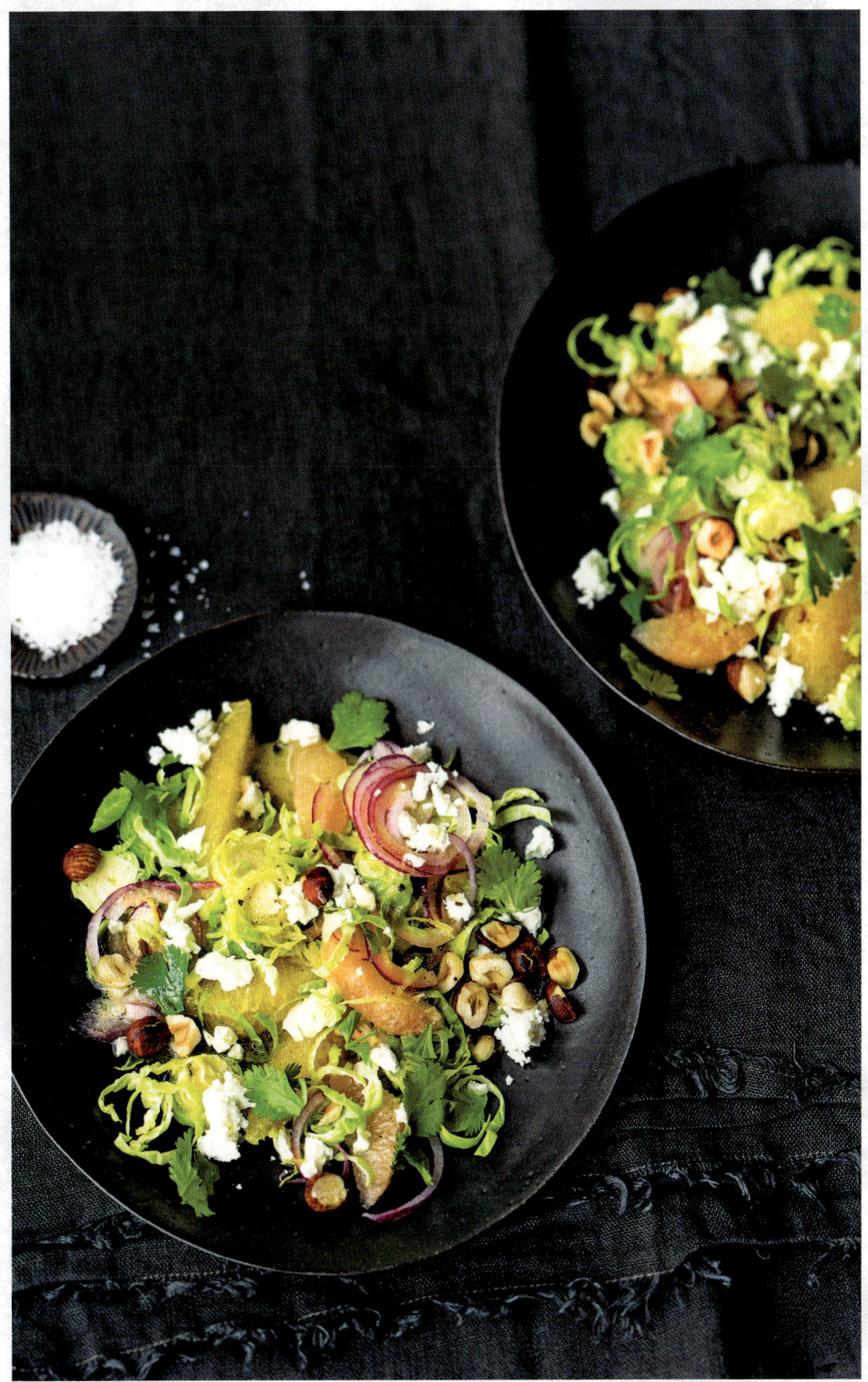

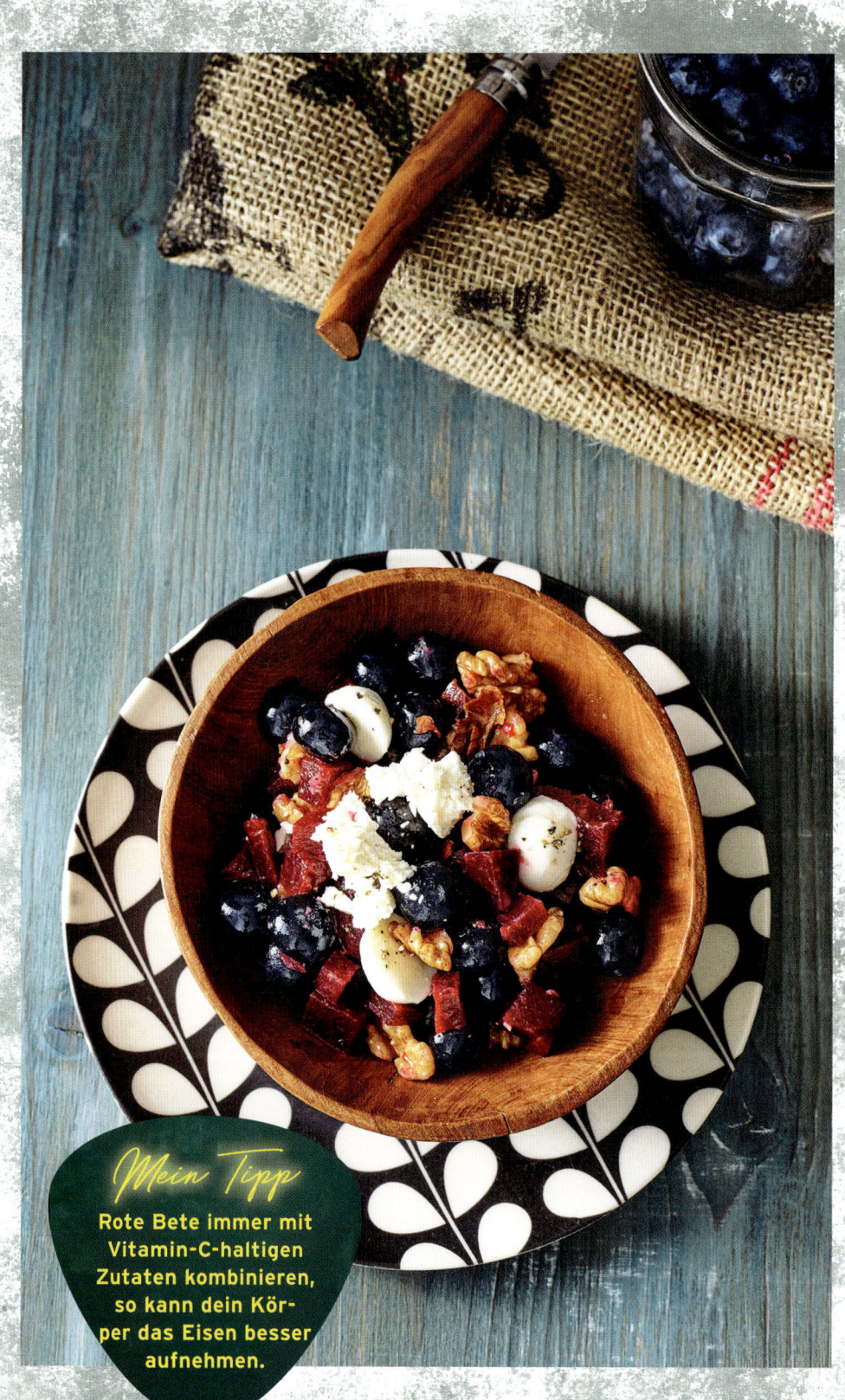

Mein Tipp

Rote Bete immer mit Vitamin-C-haltigen Zutaten kombinieren, so kann dein Körper das Eisen besser aufnehmen.

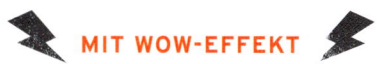

MIT WOW-EFFEKT

SALAT MIT ROTER BETE UND HEIDELBEEREN

Für 4 Personen

15 Min. Zubereitung
Pro Portion ca. 375 kcal,
12 g E, 25 g F, 23 g KH

500 g Rote Beten (vor-
gegart und vakuumiert)
200 g Heidelbeeren
60 g Walnusskerne
1 Bund Schnittlauch
2 EL Zitronensaft
1 TL Agavendicksaft
1 TL Dijon-Senf
3 EL Olivenöl
3 EL Meersalz
Pfeffer
60 g Mini-Mozzarella

Die Roten Beten in 1 cm große Würfel schneiden. Die Heidelbeeren waschen, die Walnusskerne grob hacken. Schnittlauch abbrausen, trocken schütteln und in sehr feine Röllchen schneiden. Alles in eine große Schüssel geben und miteinander vermischen.

Für das Dressing den Zitronensaft mit Agaven-dicksaft, 1 Schuss Wasser, Dijon-Senf und Olivenöl verrühren. Mit Meersalz und Pfeffer würzen.

Das Dressing über den Salat gießen und alle Zutaten gründlich, aber vorsichtig miteinander vermischen. In Salatschalen verteilen. Die Mozzarellakugeln halbieren und den Salat damit toppen.

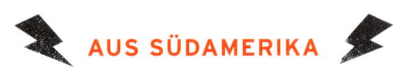

AVOCADOSALAT

Für 2 Personen

25 Min. Zubereitung
Pro Portion ca. 530 kcal,
5 g E, 42 g F, 25 g KH

1 rote Zwiebel
2 Knoblauchzehen
2 rote Chilischoten
2 Limetten
2 TL brauner Zucker
4 EL Olivenöl
Salz
Pfeffer
½ Salatgurke
1 Stange Staudensellerie
2 Tomaten
1 grüne Paprika
½ Bund Koriandergrün
2 kleine reife Avocados

Für das Dressing die Zwiebel und den Knoblauch schälen, fein würfeln. Die Chilischoten längs halbieren, Stielansatz, Trennwände und Kerne entfernen. Die Hälften waschen und ebenfalls klein würfeln.

Die Limetten halbieren und den Saft auspressen. Den Saft mit Zucker verrühren, das Öl unterrühren. Mit Salz und Pfeffer würzen. Zwiebeln, Knoblauch und Chili dazugeben. Alles etwas ziehen lassen.

Die Gurke schälen, längs halbieren, entkernen und würfeln. Den Sellerie waschen und in Scheiben schneiden. Die Tomaten waschen, halbieren, von Stielansätzen und Kernen befreien und würfeln.

Paprika längs halbieren, Stielansatz, Trennwände und Kerne entfernen. Die Hälften waschen, klein würfeln. Das Koriandergrün waschen, trocken schütteln, die Blätter abzupfen und grob hacken. Die Avocados halbieren, Kerne entfernen, das Fruchtfleisch mit einem Löffel aus der Schale heben und in mundgerechte Würfel schneiden.

Alle Zutaten in einer Schüssel mit dem Dressing mischen und ca. 5 Min. durchziehen lassen. Vor dem Servieren mit Salz und Pfeffer abschmecken.

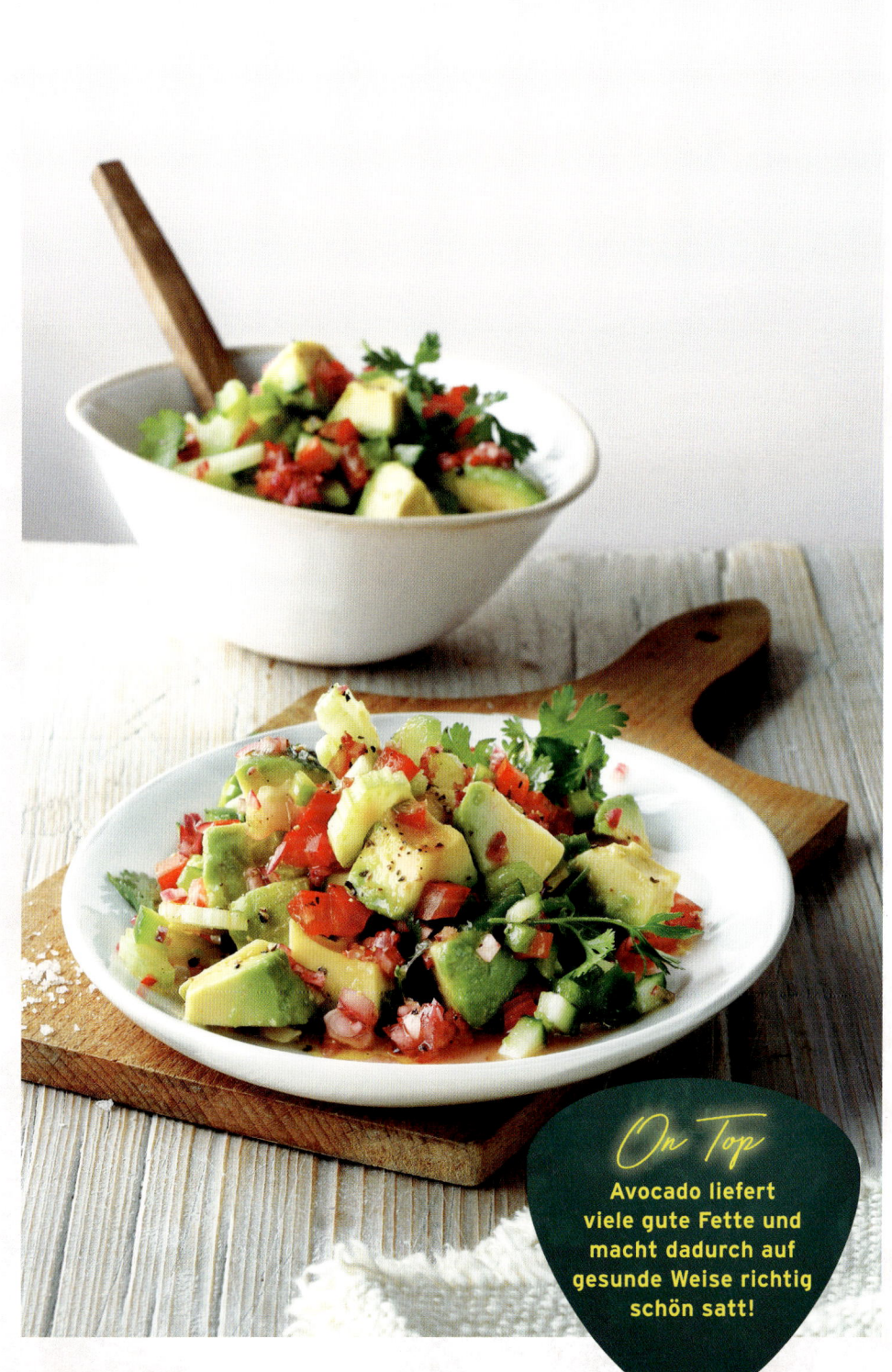

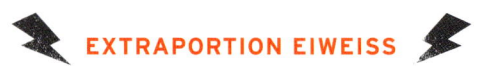

WARMER KICHER-ERBSENSALAT

Für 2 Personen

20 Min. Zubereitung
Pro Portion ca. 800 kcal,
38 g E, 48 g F, 44 g KH

1 Knoblauchzehe
4 Stängel Minze
4 Stängel Petersilie
2 EL Zitronensaft
1 EL Tahin (Sesampaste)
2 EL Olivenöl
3 TL Honig
Salz, Pfeffer
1 Dose Kichererbsen
(240 g Abtropfgewicht)
1 gelbe Paprika
225 g Stück Halloumi
1 rote Zwiebel
50 g Baby-Blattspinat
je ½ TL Koriander und
Kreuzkümmel
1 Prise Cayennepfeffer
1 Handvoll Brotchips
2 TL gerösteter Sesam
(nach Belieben)

Für das Dressing den Knoblauch schälen und grob würfeln. Die Kräuter waschen und trocken schütteln, die Blätter abzupfen. Knoblauch mit Kräutern, Zitronensaft, Tahin, 1 EL Olivenöl und 2 TL Honig pürieren. Dressing mit Salz und Pfeffer abschmecken.

Die Kichererbsen in ein Sieb abgießen, kalt abbrausen und abtropfen lassen. Die Paprika längs halbieren, Stielansatz, Trennwände und Kerne entfernen. Die Hälften waschen und grob würfeln. Den Halloumi abtropfen lassen und in Würfel schneiden. Die Zwiebel schälen und würfeln. Den Baby-Blattspinat waschen und trocken schleudern.

Den restlichen EL Öl in einer Pfanne erhitzen. Kichererbsen, Halloumi, Paprika und Zwiebel darin 5 Min. unter Wenden braten, bis der Halloumi rundherum leicht gebräunt ist. Restlichen Honig und die Gewürze dazugeben. Alles gut durchmischen und noch kurz weiterbraten. Mit Salz und Pfeffer würzen.

Die Brotchips grob zerbröckeln. Die Pfanne vom Herd nehmen. Den Pfanneninhalt kurz mit dem Spinat und den Brotchips mischen und sofort auf zwei Teller verteilen. Das Dressing darüberträufeln und den Kichererbsensalat warm servieren. Nach Belieben den Salat noch mit geröstetem Sesam garnieren.

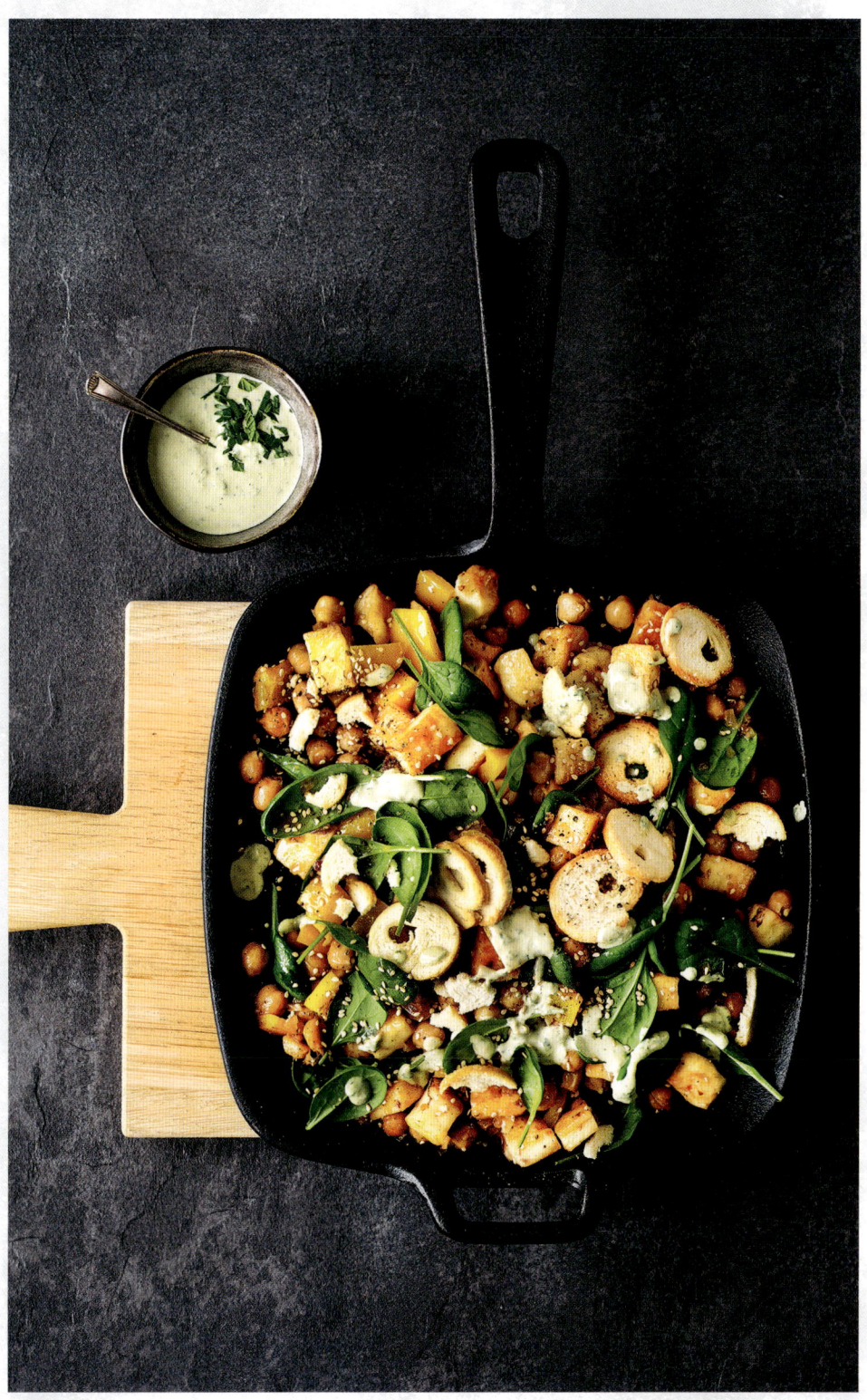

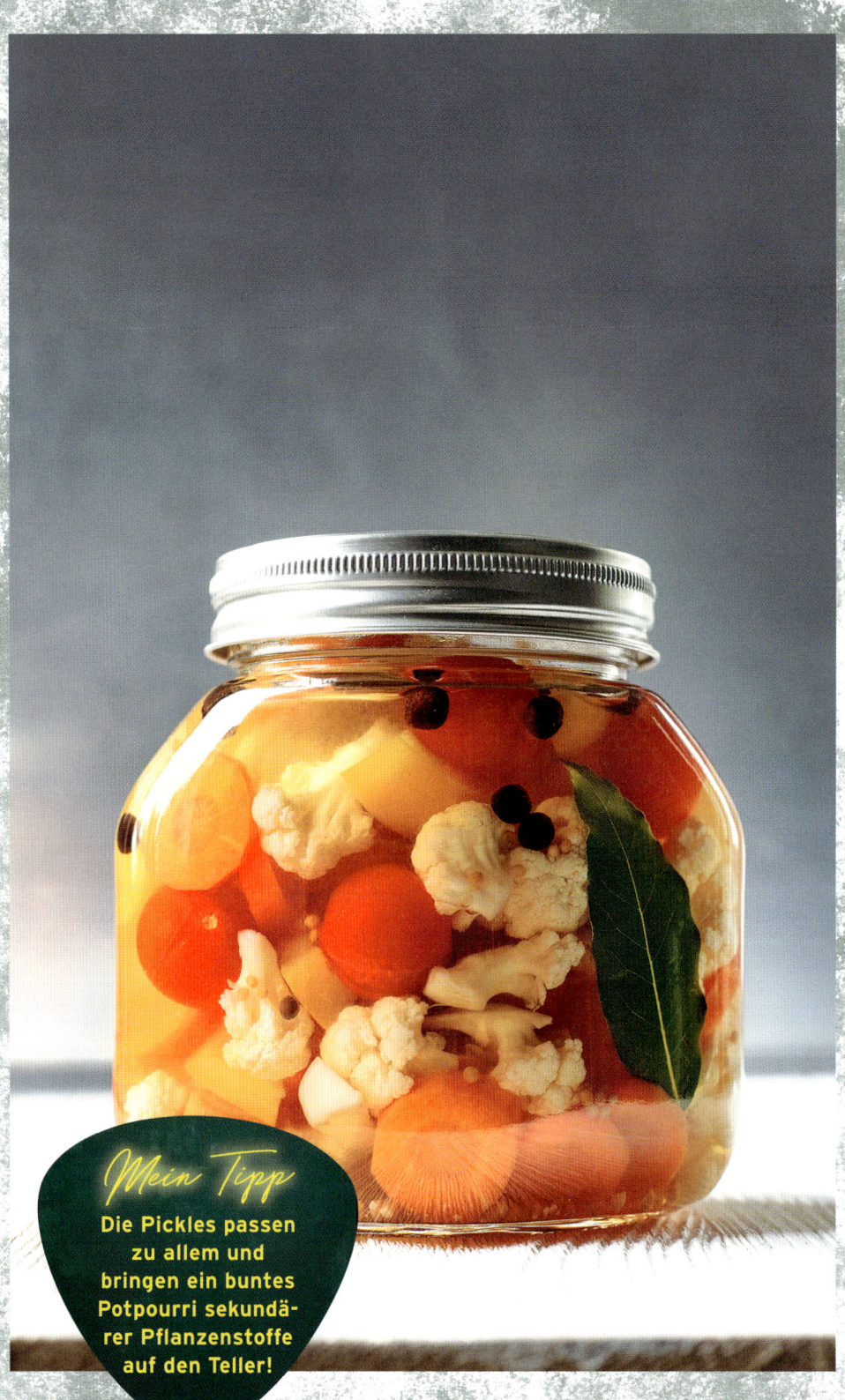

Mein Tipp

Die Pickles passen zu allem und bringen ein buntes Potpourri sekundärer Pflanzenstoffe auf den Teller!

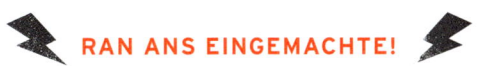

RAN ANS EINGEMACHTE!

MIXED PICKLES

Für 4 Gläser (à 500 ml)

1 Std. 10 Min. Zubereitung
24 Std. Ziehen
Pro Glas ca. 130 kcal,
3 g E, 0 g F, 25 g KH

200 g Möhren
1 große gelbe Paprika
(ca. 200 g)
½ Blumenkohl (ca. 500 g)
200 g Kirschtomaten
250 ml Weißweinessig
1 EL Pimentkörner
1 EL gelbe Senfkörner
½ TL weiße Pfefferkörner
1 Lorbeerblatt
Meersalz
75 g brauner Zucker

Die Möhren putzen, waschen und quer in ca. ½ cm dicke Scheiben schneiden. Die Paprika halbieren, Stielansatz, weiße Trennwände und Kerne entfernen. Die Hälften waschen, nochmals durchschneiden und quer in ca. 2 cm breite Streifen schneiden. Den Blumenkohl waschen, Strunk und Blätter entfernen und den Kohl in ca. 3 cm große Röschen teilen. Die Kirschtomaten waschen und trocken tupfen.

Essig, Piment-, Senf- und Pfefferkörner, Lorbeerblatt, 1 TL Meersalz und den Zucker in einem Topf mit 750 ml Wasser aufkochen lassen. Blumenkohl, Paprika und Möhren im Gewürzsud getrennt nacheinander bei mittlerer Hitze je ca. 5 Min. garen. Mit einer Schaumkelle herausnehmen und abtropfen lassen. Den Sud erneut aufkochen, die Tomaten dazugeben und bei kleiner Hitze ca. 2 Min. garen, danach mit der Schaumkelle herausnehmen.

Das Gemüse in einer Schüssel vorsichtig mischen. Dann auf die sauberen, heiß ausgespülten Gläser verteilen und mit dem heißen Sud begießen, bis es ganz bedeckt ist. Die Gläser gut verschließen. An einem kühlen, dunklen Ort mindestens 24 Std. ziehen lassen. Ungeöffnet und gekühlt aufbewahrt halten sich die Pickles 2–3 Monate, geöffnet ca. 1 Woche.

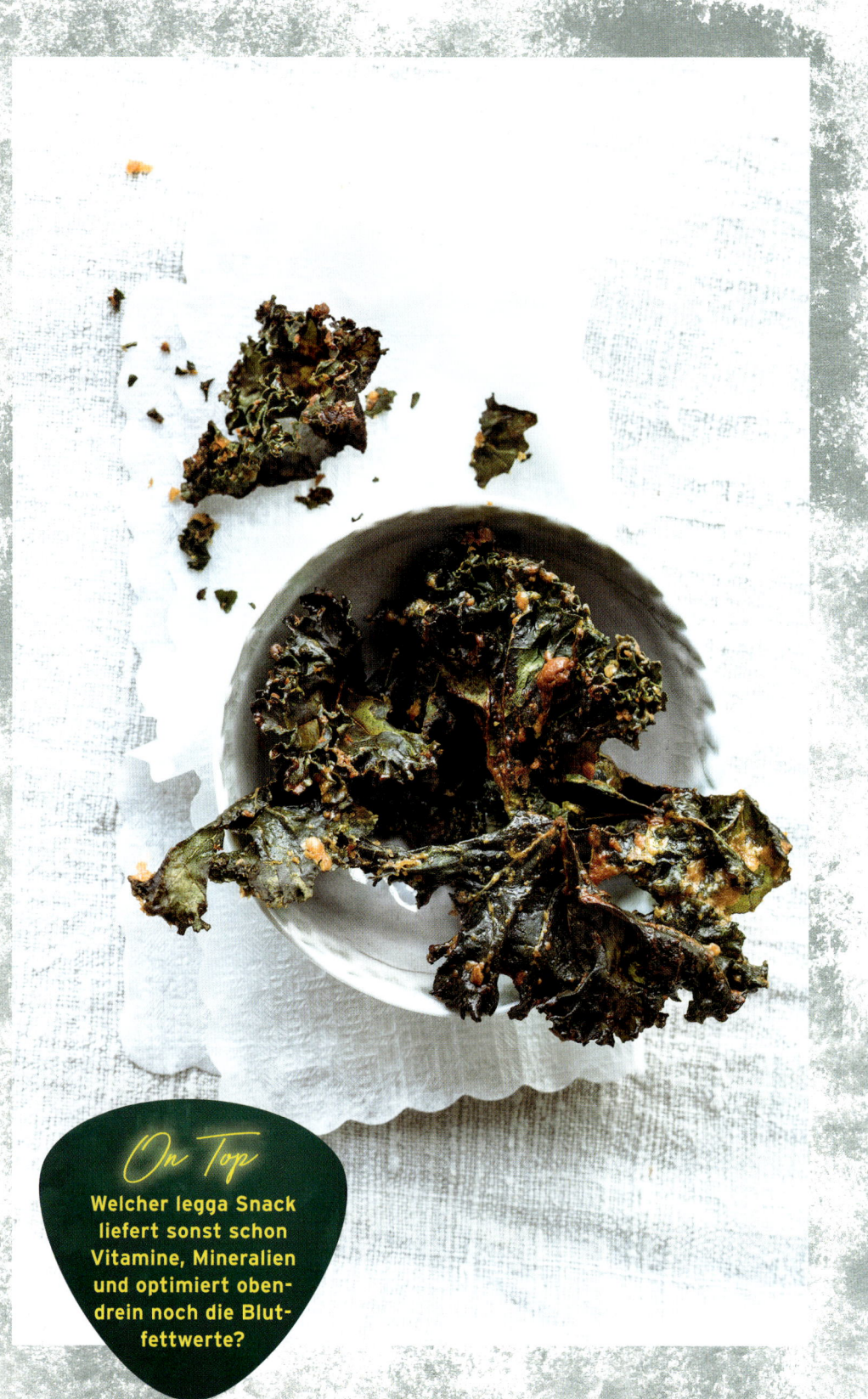

On Top

**Welcher legga Snack
liefert sonst schon
Vitamine, Mineralien
und optimiert oben-
drein noch die Blut-
fettwerte?**

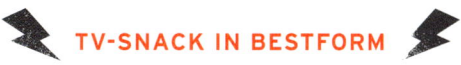

EXOTISCHE GRÜNKOHL-CHIPS

Für 4 Personen

20 Min. Zubereitung
15 Min. Backen
Pro Portion ca. 190 kcal,
8 g E, 15 g F, 4 g KH

8 Grünkohlblätter
(ca. 150 g; geputzt)
80 g Erdnussmus mit
Stückchen (»crunchy«)
80 g süße Chilisauce
2 EL Rapsöl
Salz

Den Backofen auf 200° vorheizen. Zwei Backbleche mit Backpapier auslegen. Die Grünkohlblätter putzen, harte Rippen entfernen und die Blätter in ca. 3 cm große Stücke reißen. Die Grünkohlstücke gründlich waschen und trocken schleudern.

Erdnussmus, Chilisauce, Rapsöl und 1 Prise Salz verrühren. Jeweils die Hälfte des Grünkohls mit der Hälfte der Würzmischung in einer großen Schüssel verkneten, bis die Blätter gleichmäßig bedeckt sind.

Die Grünkohlstücke auf den vorbereiteten Blechen verteilen und im heißen Ofen (Mitte) ca. 15 Min. backen, dabei nach ca. 12 Min. überprüfen, ob sie schon trocken sind. Sie sollen rascheln, aber keinesfalls verbrennen. Die fertigen Chips aus dem Ofen nehmen, abkühlen lassen und am besten bald essen.

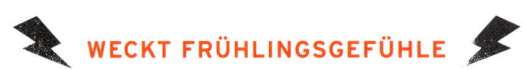

WECKT FRÜHLINGSGEFÜHLE

BÄRLAUCHPESTO

Für 1 Glas à 250 ml

10 Min. Zubereitung
Pro 100 ml ca. 660 kcal,
5 g E, 70 g F, 2 g KH

50 g Bärlauch (nach
Belieben gemischt mit
Petersilie)
½ TL Salz
150 ml Olivenöl
2 EL Pinienkerne
50 g fester Ziegenkäse
(ersatzweise Parmesan)

Vom Bärlauch die groben Stiele entfernen. Die Blätter waschen, mit Küchenpapier trocken tupfen und grob in Streifen schneiden.

Die Streifen mit Salz und Öl im Blitzhacker cremig pürieren. Pinienkerne dazugeben und untermixen.

Den Käse reiben und unterrühren. Das Pesto in ein sauberes, mit kochendem Wasser ausgespültes Glas abfüllen. Die Oberfläche mit etwas Öl bedecken.

Im Kühlschrank ist das Pesto ca. 1 Woche haltbar.

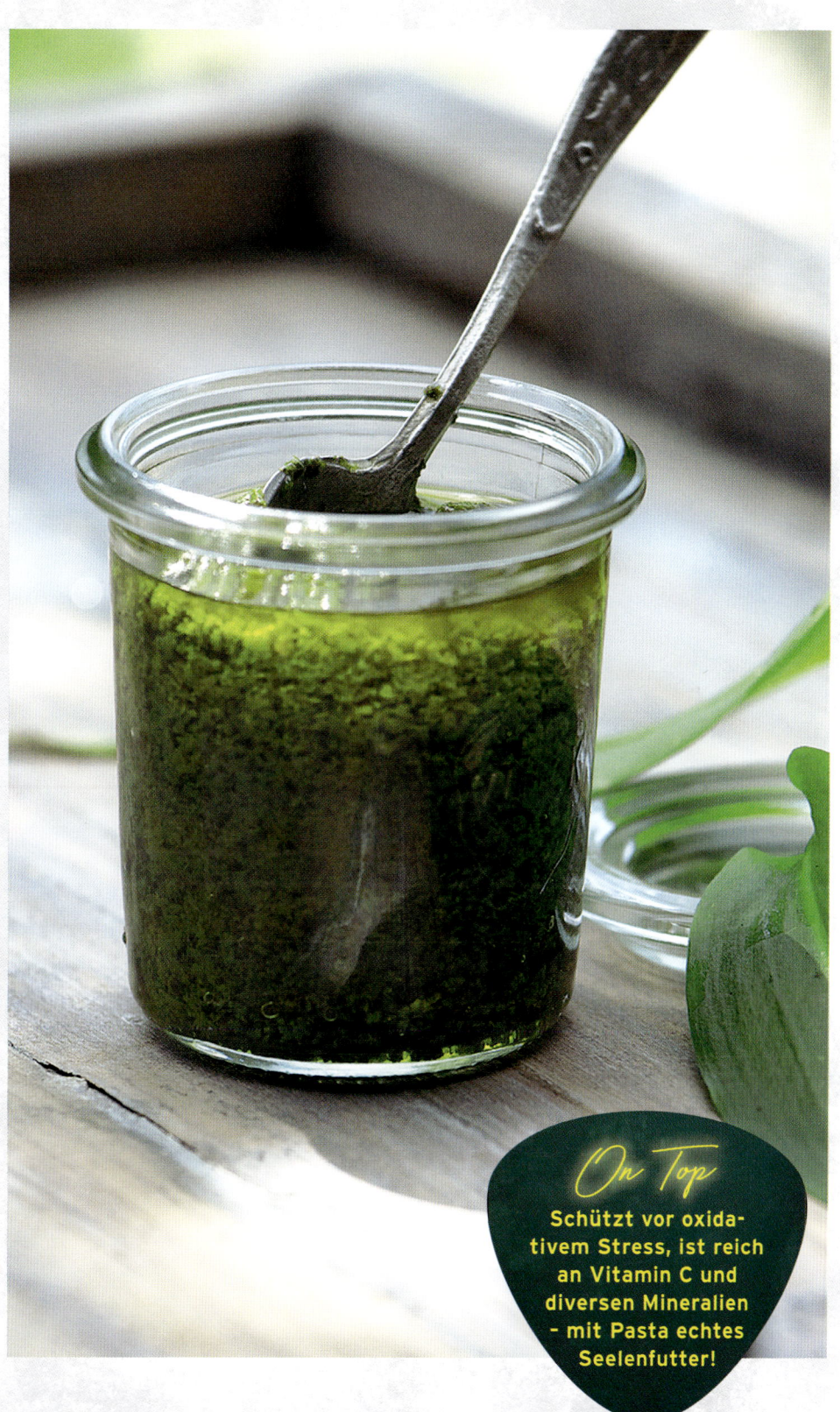

On Top

Schützt vor oxida-
tivem Stress, ist reich
an Vitamin C und
diversen Mineralien
– mit Pasta echtes
Seelenfutter!

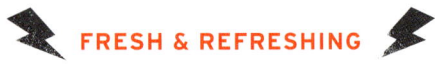

JOGHURT-GURKE-MINZE

Für 4 Personen

20 Min. Zubereitung
24 Std. Abtropfen
Pro Portion ca. 85 kcal,
4 g E, 4 g F, 5 g KH

500 g Joghurt
(3,5 % Fett)
Salz
1 Stück Salatgurke (100 g)
2 Zweige Minze
1 Handvoll Koriander-
blätter
1 grüne Chilischote
Pfeffer
gemahlener Kreuzkümmel

Am Vortag den Joghurt mit 1 guten Prise Salz glatt rühren. Ein feines Sieb mit einem angefeuchteten Mulltuch auslegen, den Joghurt einfüllen und das Tuch über dem Joghurt zusammendrehen. Leicht ausdrücken, dann das Sieb über eine Schüssel hängen, den Joghurt mit einem Teller beschweren und ca. 24 Std. im Kühlschrank abtropfen lassen.

Am nächsten Tag die Gurke schälen und längs halbieren. Die Kerne mit einem Löffel herausschaben und das Fruchtfleisch in sehr kleine Würfel schneiden. Minze und Koriander waschen und gut trocken schütteln. Die Minzeblätter abzupfen. Minze und Koriander fein hacken. Die Chilischote halbieren, Stielansatz, Trennwände und Kerne entfernen. Die Hälften waschen und fein schneiden.

Den Joghurt aus dem Tuch in eine Schüssel geben und gut durchrühren. Gurkenwürfel, Kräuter und Chili hinzufügen. Mit Salz, Pfeffer und 1 guten Prise Kreuzkümmel abschmecken. Passt zu Fladenbrot.

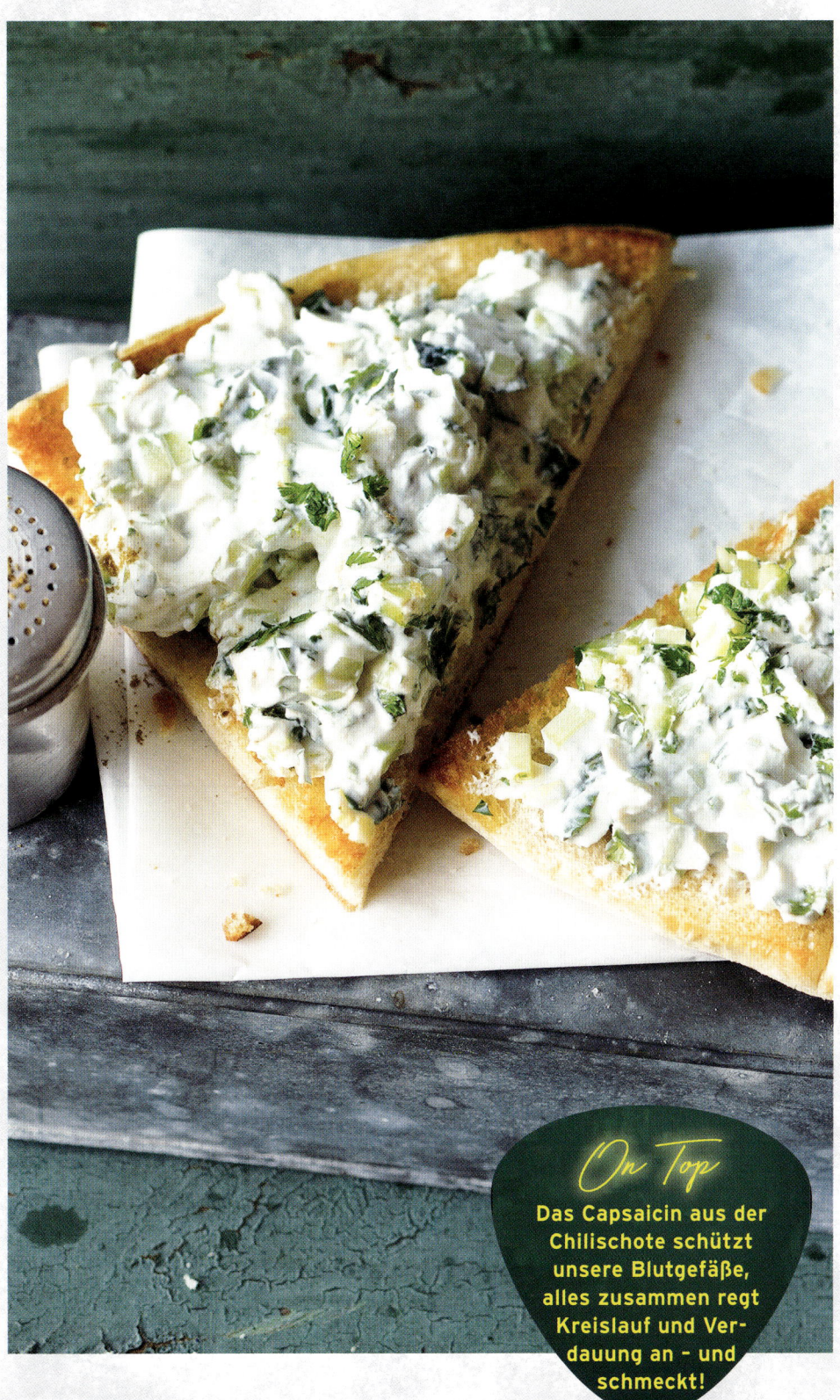

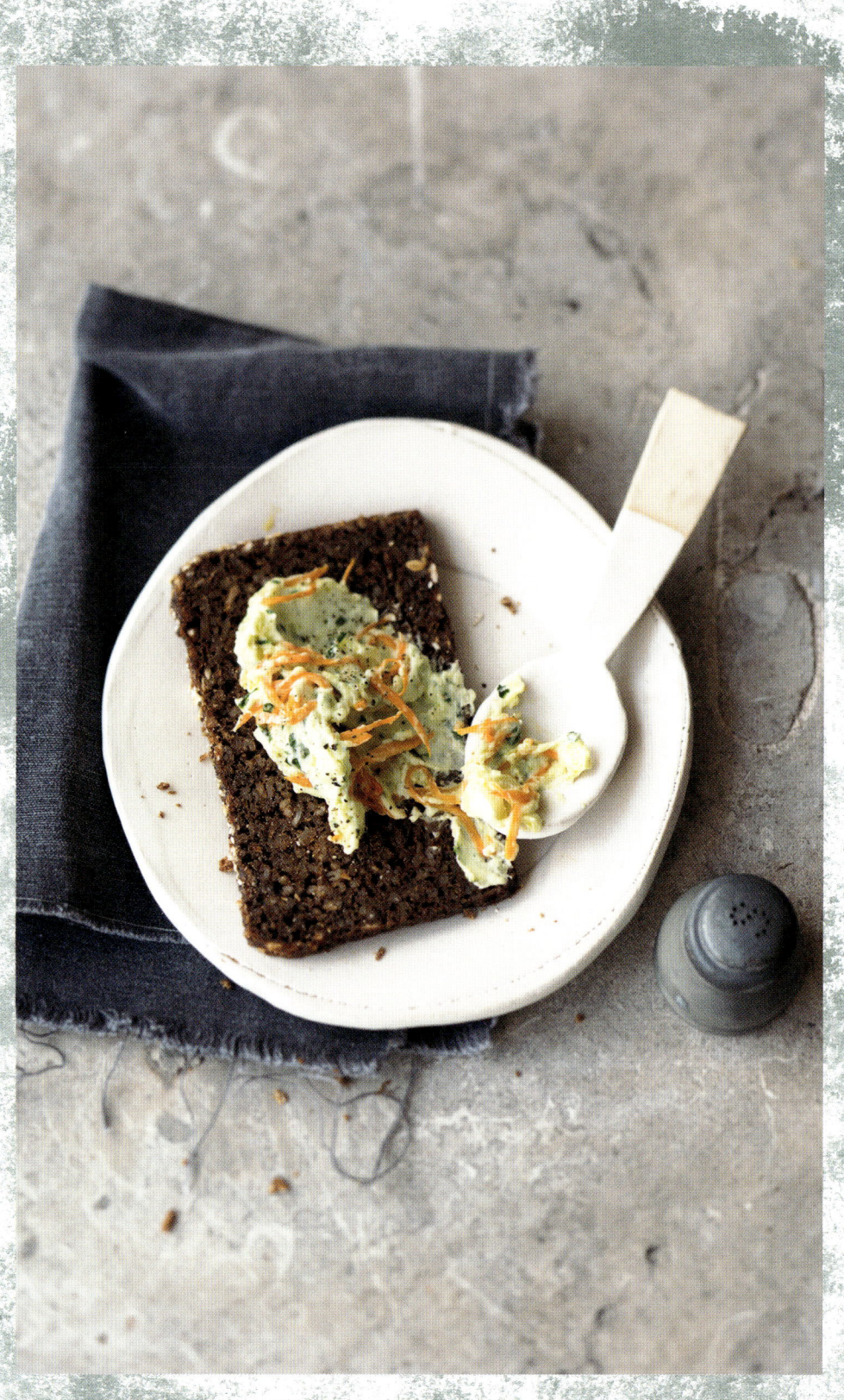

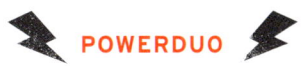

POWERDUO

MÖHRENFRISCHKÄSE

Für 2 Personen

20 Min. Zubereitung
Pro Portion ca. 225 kcal,
9 g E, 18 g F, 5 g KH

1 mittelgroße Möhre
½ Bund gehackter Dill
200 g Frischkäse
(16 % Fett)
2 TL geriebener Meer-
rettich (aus dem Glas)
1 EL Zitronensaft
Salz
Pfeffer

Die Möhre putzen, schälen und auf der Gemüsereibe sehr fein raspeln. Den Dill abbrausen, trocken schütteln, die Spitzen abzupfen und fein hacken.

Den Frischkäse mit dem Meerrettich und dem Zitronensaft in einer kleinen Schale gründlich verrühren.

Dann die Möhrenraspel und den Dill unterrühren und den Aufstrich mit Salz und Pfeffer würzen.

Aufstrich in ein sauberes, mit kochendem Wasser ausgespültes Schraubglas füllen und dieses fest verschließen. Im Kühlschrank aufbewahrt hält er sich 3 Tage. Dazu passt eine Scheibe Bauernbrot.

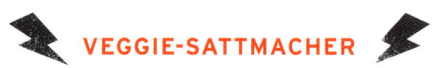

VEGGIE-SATTMACHER

HUMMUS

Für 8 Personen

10 Min. Zubereitung
Pro Portion ca. 380 kcal,
15 g E, 23 g F, 28 g KH

1 große Dose Kichererbsen
(500 g Abtropfgewicht)
4 Knoblauchzehen
2 Zitronen
120 g Tahin (Sesampaste)
8 EL Olivenöl
Salz
Pfeffer
edelsüßes Paprikapulver

Kichererbsen in ein Sieb geben, kalt abspülen und gut abtropfen lassen. Knoblauch schälen und fein würfeln. Den Saft der Zitronen auspressen.

Kichererbsen, Tahin, Knoblauch, Zitronensaft und 6 EL Öl in einen hohen Rührbecher geben und fein pürieren. Dabei esslöffelweise so viel Wasser hinzufügen, bis eine cremige Masse entsteht. Diese mit Salz, Pfeffer und Paprikapulver würzen.

Den Hummus in einer Schüssel anrichten und mit dem restlichen Olivenöl sowie etwas Paprikapulver garnieren. Dazu passt Fladenbrot zum Dippen.

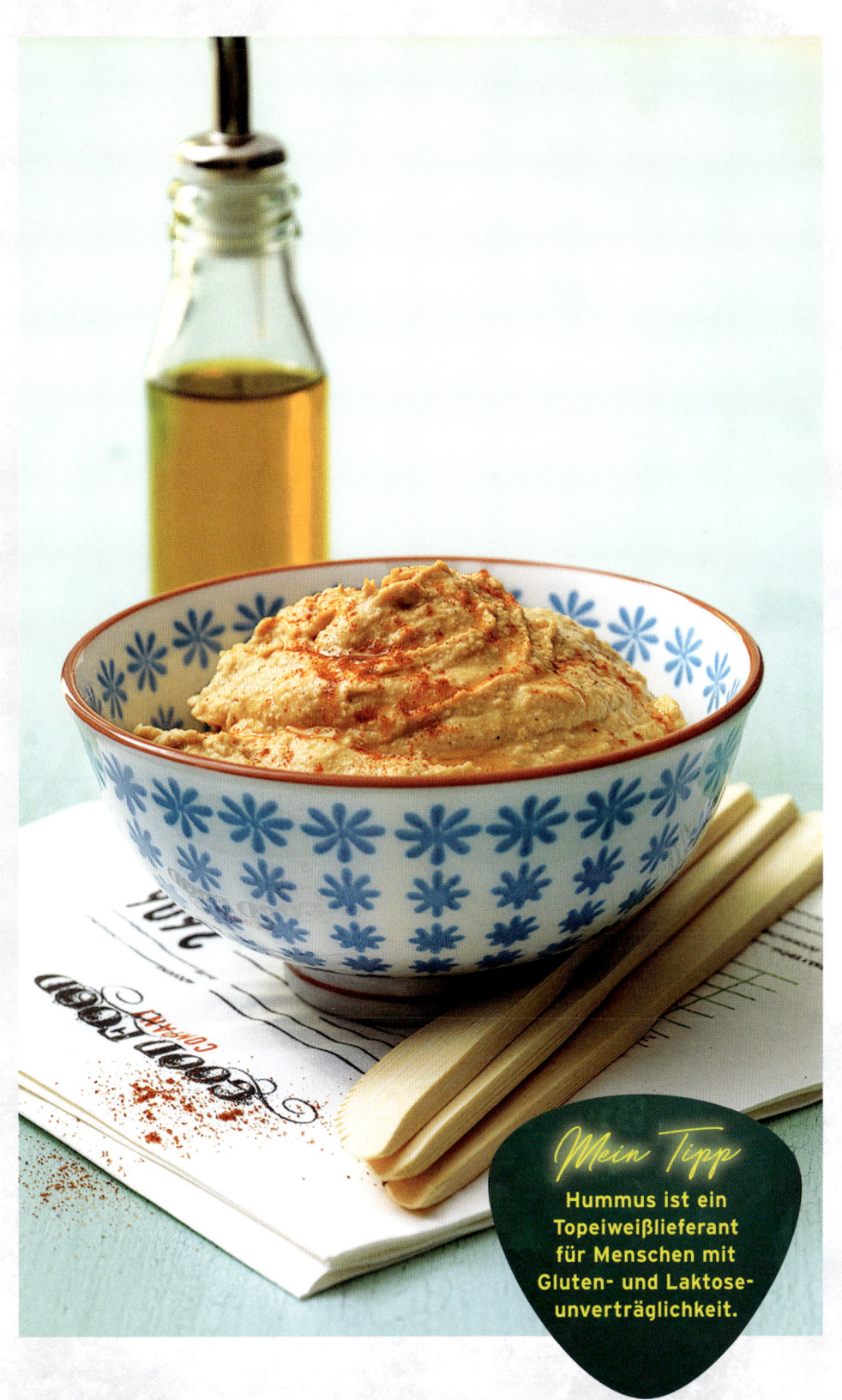

Mein Tipp

Hummus ist ein Topeiweißlieferant für Menschen mit Gluten- und Laktose-unverträglichkeit.

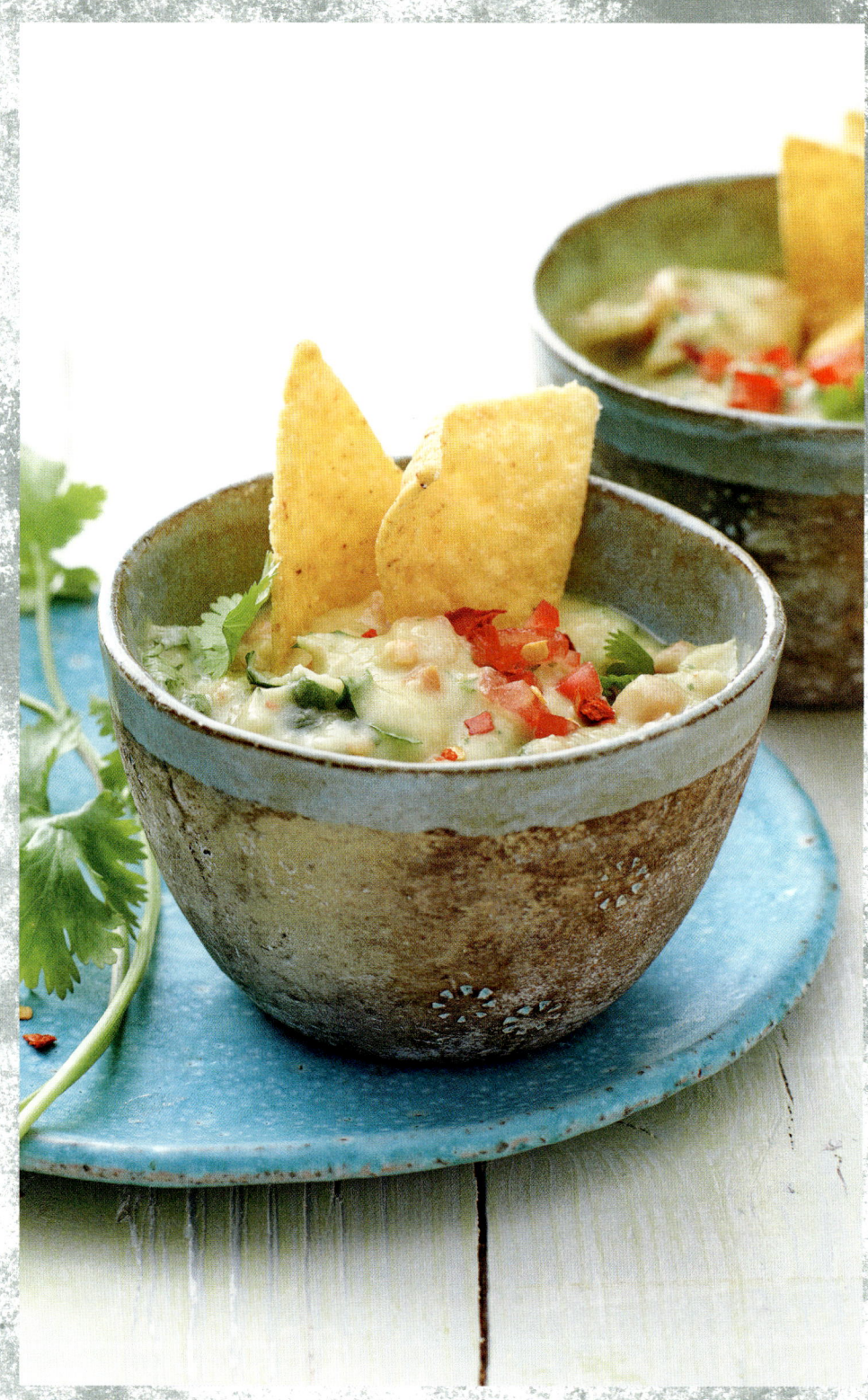

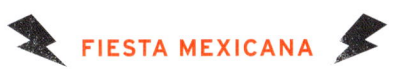

DICKE-BOHNEN-GUACAMOLE

Für 4 Personen

30 Min. Zubereitung
Pro Portion ca. 330 kcal,
8 g E, 14 g F, 35 g KH

600 g Dicke Bohnen
(ca. 200 g; gepalt)
Salz
2 EL Olivenöl
1 Bio-Limette
2 Tomaten
je 6 Stängel Petersilie und
Koriandergrün
Chiliflocken (nach
Belieben)
175 g Tortillachips zum
Servieren

Die Hülsen der Dicken Bohnen aufbrechen und die Bohnen herauslösen. In einem Topf Wasser zum Kochen bringen und salzen. Die Bohnen hineingeben und darin offen in ca. 10 Min. weich kochen.

Danach in ein Sieb abgießen, kalt abschrecken und abtropfen lassen. Die Haut anritzen, die Kerne herausdrücken und in einen hohen Rührbecher geben. Das Öl hinzufügen und alles fein pürieren.

Die Limette heiß abwaschen und abtrocknen. Die Schale fein abreiben und eine Hälfte auspressen. Die Tomaten waschen und klein würfeln, dabei die Stielansätze entfernen. Die Petersilie und das Koriandergrün waschen und trocken schütteln. Die Blättchen jeweils abzupfen und fein hacken.

Das Püree mit Limettenschale, 1 EL Limettensaft, Tomaten und Kräutern verrühren. Mit Salz und nach Belieben mit Chiliflocken würzen. In eine Schale füllen und zu den Tortillachips servieren.

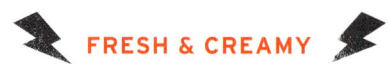

AUBERGINEN-TAHIN-PASTE

Für 6 Personen

30 Min. Zubereitung
35 Min. Backen
Pro Portion ca. 130 kcal,
3 g E, 8 g F, 8 g KH

2 Auberginen (ca. 500 g)
2 EL Olivenöl
2 EL Zitronensaft
2 Knoblauchzehen
2 Scheiben Weißbrot vom
Vortag (ca. 50 g)
2 EL Tahin (Sesampaste)
4 Zweige Minze
1 rote Chilischote
Salz
Pfeffer
½ EL Schwarzkümmel
Öl für das Backblech

Den Backofen auf 200° vorheizen. Ein Backblech einölen. Die Auberginen längs halbieren. Die Schnitt- und Hautflächen mit 1 EL Olivenöl bestreichen und die Auberginen mit der Hautseite nach oben auf das Blech legen. Im heißen Backofen (unten) in 30–35 Min. weich backen.

Anschließend die Auberginen aus dem Ofen nehmen, etwas abkühlen lassen und das Fruchtfleisch mit einem Löffel herauskratzen. Mit dem Zitronensaft in eine Rührschüssel geben. Knoblauch schälen und grob hacken. Das Weißbrot klein würfeln. Beides mit übrigem Öl und Tahin zu den Auberginen geben und mit dem Pürierstab glatt pürieren.

Die Minze abbrausen und trocken schütteln, die Blättchen abzupfen. Ein paar für die Garnierung beiseitelegen, den Rest grob hacken. Die Chili halbieren, Stielansatz, Trennwände und Kerne entfernen. Die Hälften waschen und fein würfeln.

Chili und Minze unter die Paste heben und den Aufstrich mit Salz und Pfeffer abschmecken. Zum Servieren mit Kümmel und übriger Minze garnieren. Dazu passt frisches Fladenbrot.

Gekühlt ist der Aufstrich 3–4 Tage haltbar.

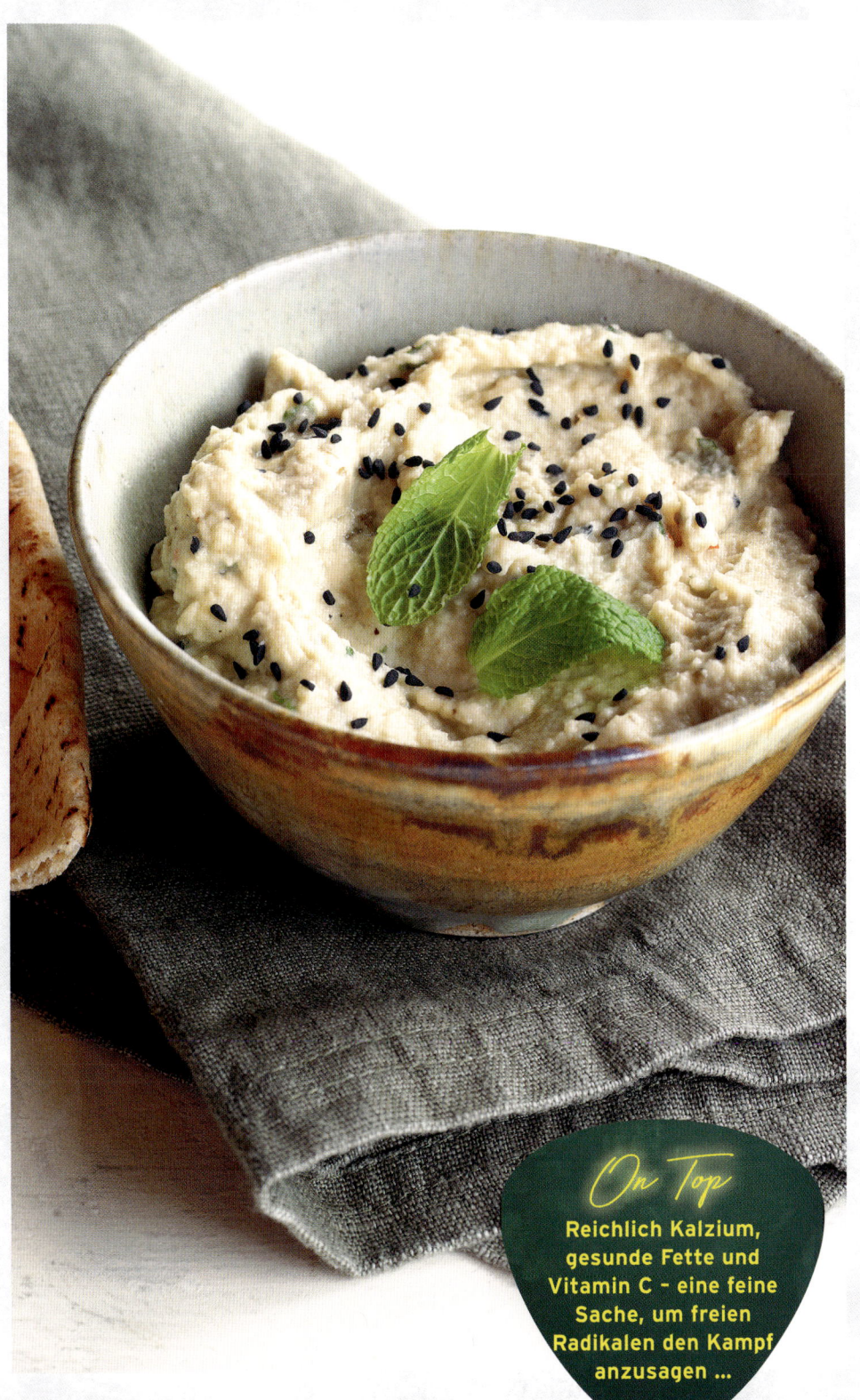

SPINAT-BOWL

Für 4 Personen

15 Min. Zubereitung
Pro Portion ca. 375 kcal,
6 g E, 26 g F, 28 g KH

15 g Kokosöl (1 ½ EL)
60 g gemischte Nusskerne
(z. B. Mandeln, Haselnuss-,
Pinien- und Cashewkerne)
5 g Ahornsirup (1 TL)
1 Salatgurke (ca. 400 g)
1 Banane (ca. 170 g)
80 g Baby-Blattspinat
1 Avocado (ca. 160 g)
1 Stück Ingwer (4 cm)
400 ml Orangensaft
6 Datteln (entsteint)
150 g Mangofruchtfleisch

Das Kokosöl in einer Pfanne erhitzen. Die Nusskerne darin bei mittlerer Hitze in ca. 5 Min. goldbraun anrösten und mit dem Ahornsirup karamellisieren. In eine Schüssel umfüllen und abkühlen lassen.

Die Gurke waschen, die Banane schälen und grob schneiden. Den Spinat waschen, trocken schütteln. Die Avocado halbieren, entkernen und das Fruchtfleisch mit einem Löffel aus der Schale heben.

Ingwer schälen. Gurke, Banane, Spinat, Avocado und Ingwer mit Orangensaft, Datteln und 300 g Wasser in einem hohen Rührbecher fein pürieren.

Spinat-Bowl in vier Schüsseln verteilen, das Mangofruchtfleisch in Stücke schneiden und daraufgeben. Die Bowl mit den Nüssen bestreuen und genießen.

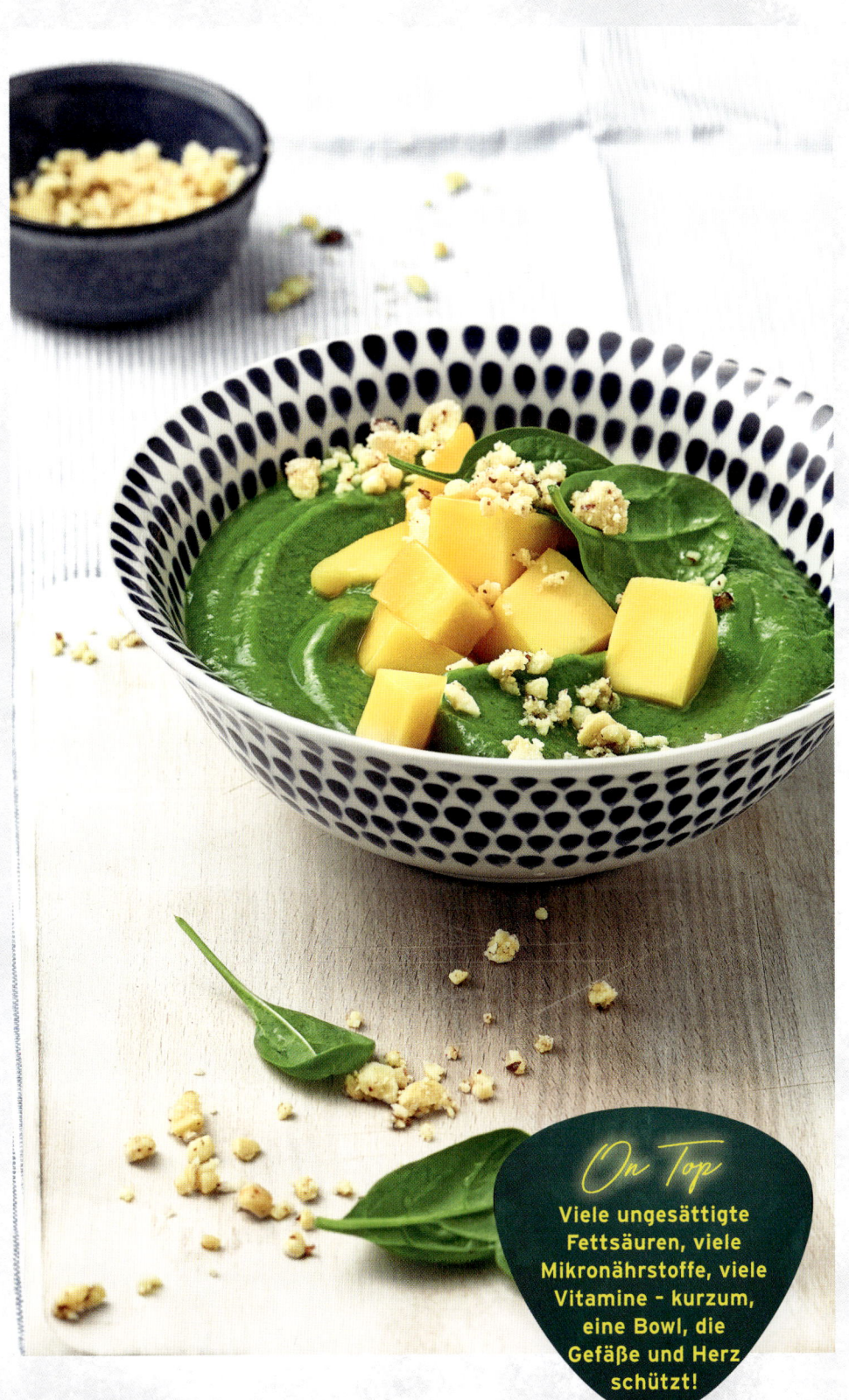

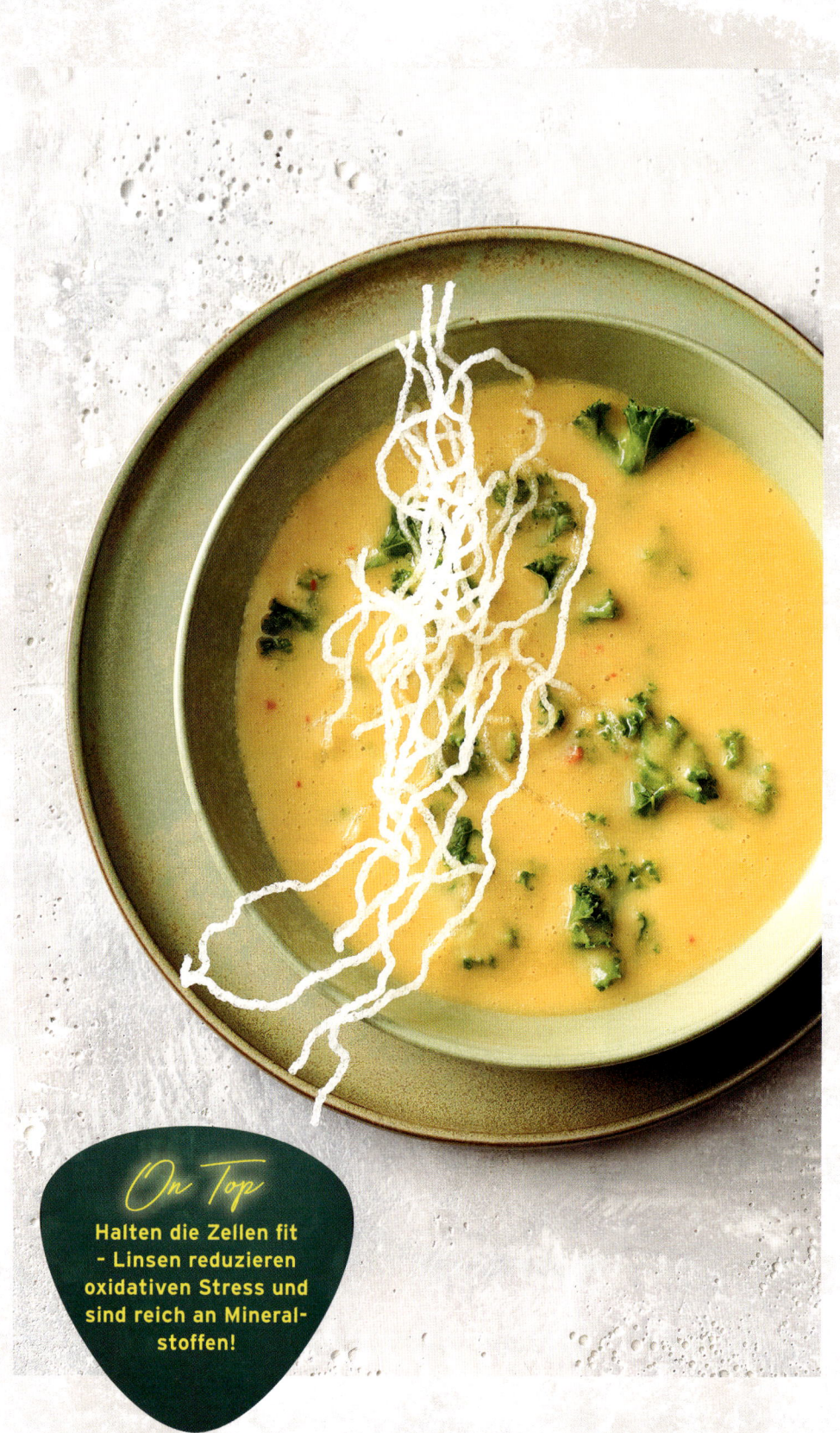

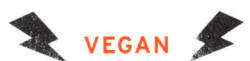

ROTE LINSENSUPPE MIT GRÜNKOHL

Für 4 Personen

25 Min. Zubereitungszeit
Pro Portion ca. 265 kcal,
14 g E, 8 g F, 31 g KH

200 g rote Linsen
1 l Gemüsebrühe
½ TL Chilipulver
8 Stängel Grünkohl
(ersatzweise 50 g
TK-Grünkohl)
Salz
3 EL Öl
10 g Glasnudeln

Linsen und Brühe in einen Topf geben und aufko-chen. Das Chilipulver unterrühren. Linsen abgedeckt bei kleiner Hitze in ca. 20 Min. weich garen. In-zwischen den Grünkohl putzen und waschen. Den Strunk entfernen, die Blättchen fein zupfen.

Am Ende der Garzeit die Linsensuppe mit dem Pürierstab glatt pürieren. Mit Salz abschmecken. Die Grünkohlblättchen hinzufügen und die Suppe weitere 3–4 Min. bei kleiner Hitze köcheln lassen.

Das Öl in einer großen Pfanne erhitzen. Die Glas-nudeln darin portionsweise 1–2 Sek. frittieren, bis sie aufgehen. Die Suppe in vier Teller verteilen und mit den frittierten Glasnudeln garniert servieren.

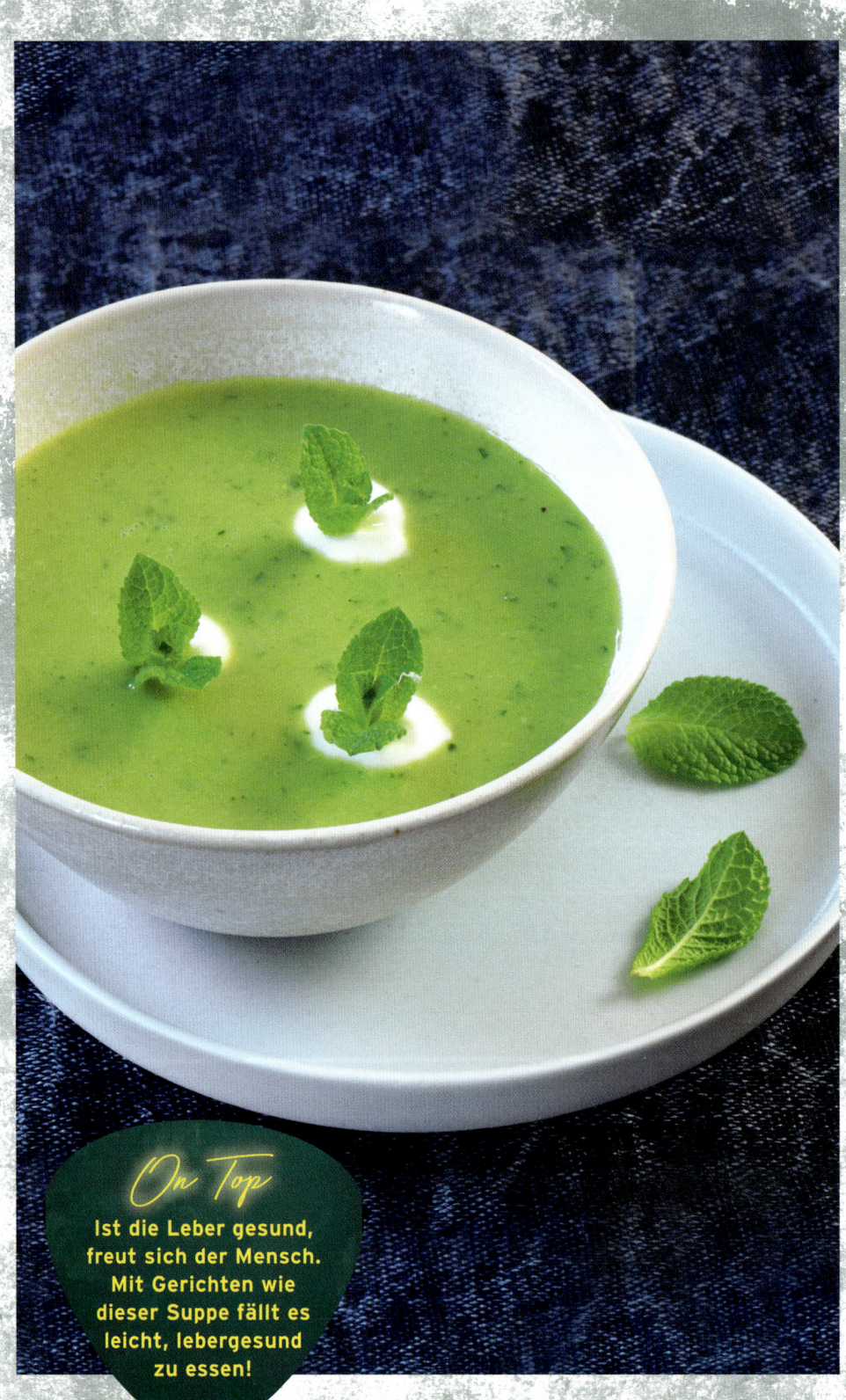

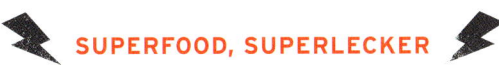

SUPERFOOD, SUPERLECKER

GRÜNE ERBSENSUPPE

Für 4 Personen

45 Min. Zubereitung
Pro Portion ca. 355 kcal,
28 g E, 9 g F, 36 g KH

1 mittelgroße Zwiebel
½ rote Chilischote
1 EL Olivenöl
2 TL Kreuzkümmelsamen
600 g TK-Erbsen
1 l Gemüsebrühe
100 g rote Linsen
1 Bund Kerbel
8 Bärlauchblätter (ersatzweise ½ Knoblauchzehe)
80 g Mandelmehl
1 TL edelsüßes Paprika-
pulver
Salz
Pfeffer

Die Zwiebel schälen und fein hacken. Die Chilischote halbieren, Stielansatz, Trennwände und Kerne
entfernen. Die Hälften waschen und fein würfeln.

In einem breiten Topf etwas Olivenöl erhitzen und
die Zwiebel darin anbraten. Kreuzkümmel und
Chilischote dazugeben und 1 Min. mitbraten. TK-
Erbsen dazugeben, kurz mitbraten und dann mit der
Gemüsebrühe aufgießen. Die roten Linsen unterrüh-
ren. Die Suppe aufkochen und zugedeckt bei kleiner
Hitze in ca. 15 Min. fertig garen.

Inzwischen den Kerbel waschen, trocken schütteln, die Blättchen abzupfen und diese fein hacken.
Bärlauch waschen, trocken tupfen und fein hacken
bzw. den Knoblauch schälen und fein würfeln, dann
in die Suppe geben. Wer will, kann die Suppe auch
pürieren. Zum Schluss das Mandelmehl mit etwas
kaltem Wasser glatt rühren und in die Suppe geben.

Suppe mit Paprikapulver, Salz und Pfeffer abschmecken, auf vier Teller verteilen und mit dem gehackten Kerbel bestreuen. Sofort servieren.

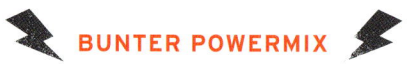

GRÜNER LINSENEINTOPF

Für 2 Personen

45 Min. Zubereitung
Pro Portion ca. 355 kcal,
19 g E, 13 g F, 35 g KH

1 große Stange Lauch
1 große Möhre
2 Stangen Staudensellerie
1 Zwiebel
2 Knoblauchzehen
2 EL Olivenöl
¾ TL Kreuzkümmel
1 TL gemahlener Koriander
½ TL gemahlene Kurkuma
Salz
Pfeffer
800 ml Gemüsebrühe
80 gelbe Linsen (ersatzweise rote Linsen)
200 g Blattspinat
1 Zitrone

Lauch putzen, längs vierteln, waschen, trocken schütteln und die Viertel in sehr feine Streifen schneiden. Die Möhre putzen, schälen, längs sechsteln und quer in dünne Scheiben schneiden. Den Sellerie putzen, waschen, das Grün beiseitelegen. Stangen längs dritteln und in kleine Stücke schneiden. Zwiebel und Knoblauch schälen, fein würfeln.

Das Öl in einem großen Topf erhitzen, Zwiebel und Kreuzkümmel darin bei kleiner Hitze dünsten. Knoblauch dazugeben, kurz mitdünsten, Lauch, Sellerie und Möhre hinzufügen und bei mittlerer bis großer Hitze 2 Min. unter Rühren anbraten. Das Gemüse mit Koriander, Kurkuma, Salz und Pfeffer würzen. 1 Min. weiterbraten, dann die Brühe angießen, aufkochen und die Linsen darin bei kleiner Hitze in 20–25 Min. weich garen.

Spinat putzen, waschen und trocken schütteln. Die Blätter in 2–3 cm breite Streifen schneiden. Die Zitrone halbieren, den Saft einer Hälfte auspressen, die andere Hälfte halbieren. Den Spinat unter die Linsen mischen und bei mittlerer Hitze unter Rühren zusammenfallen lassen. Den Eintopf mit Salz, Pfeffer und 2–3 EL Zitronensaft abschmecken. Die übrige Zitrone zum Beträufeln dazu servieren.

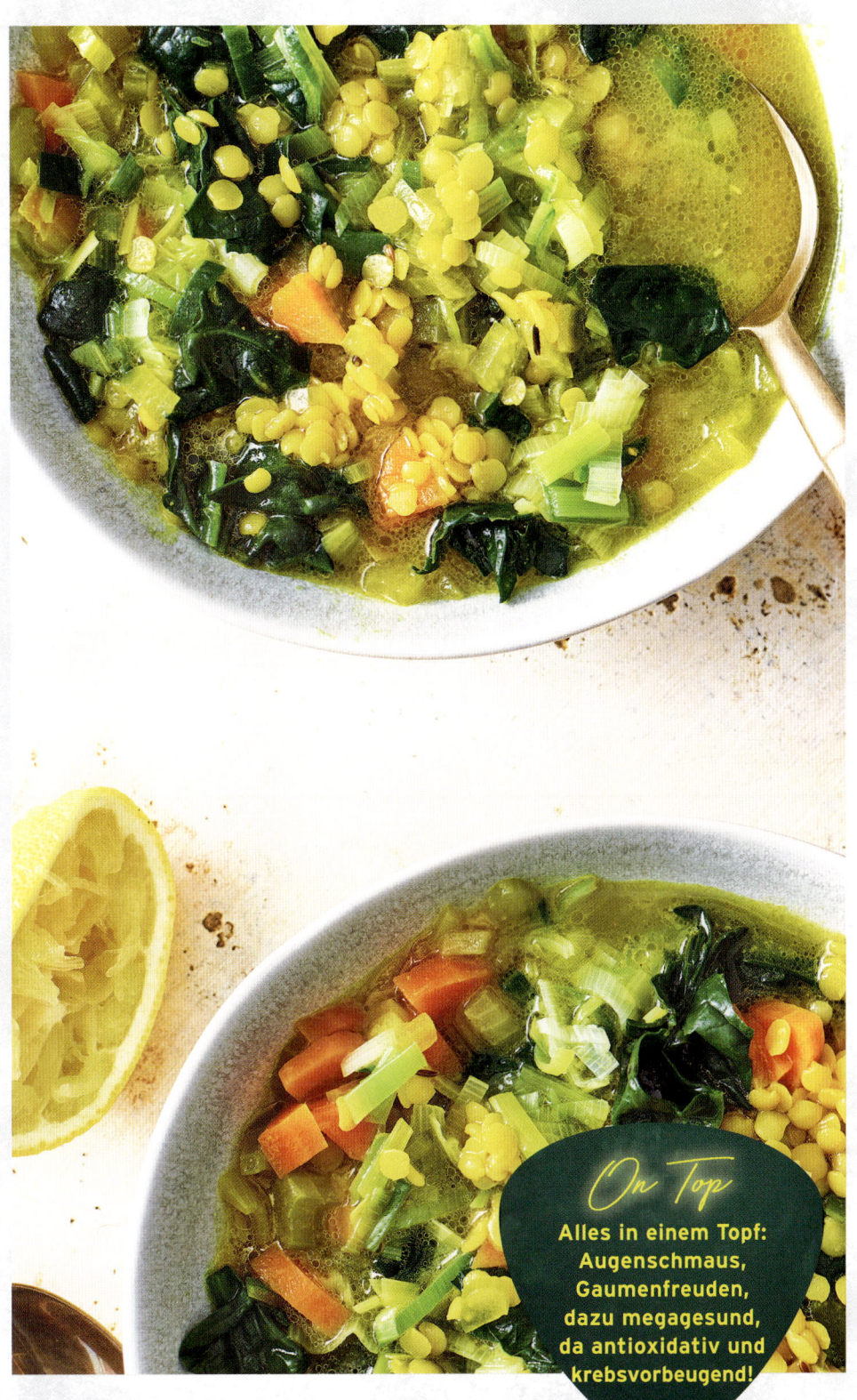

On Top

Alles in einem Topf:
Augenschmaus,
Gaumenfreuden,
dazu megagesund,
da antioxidativ und
krebsvorbeugend!

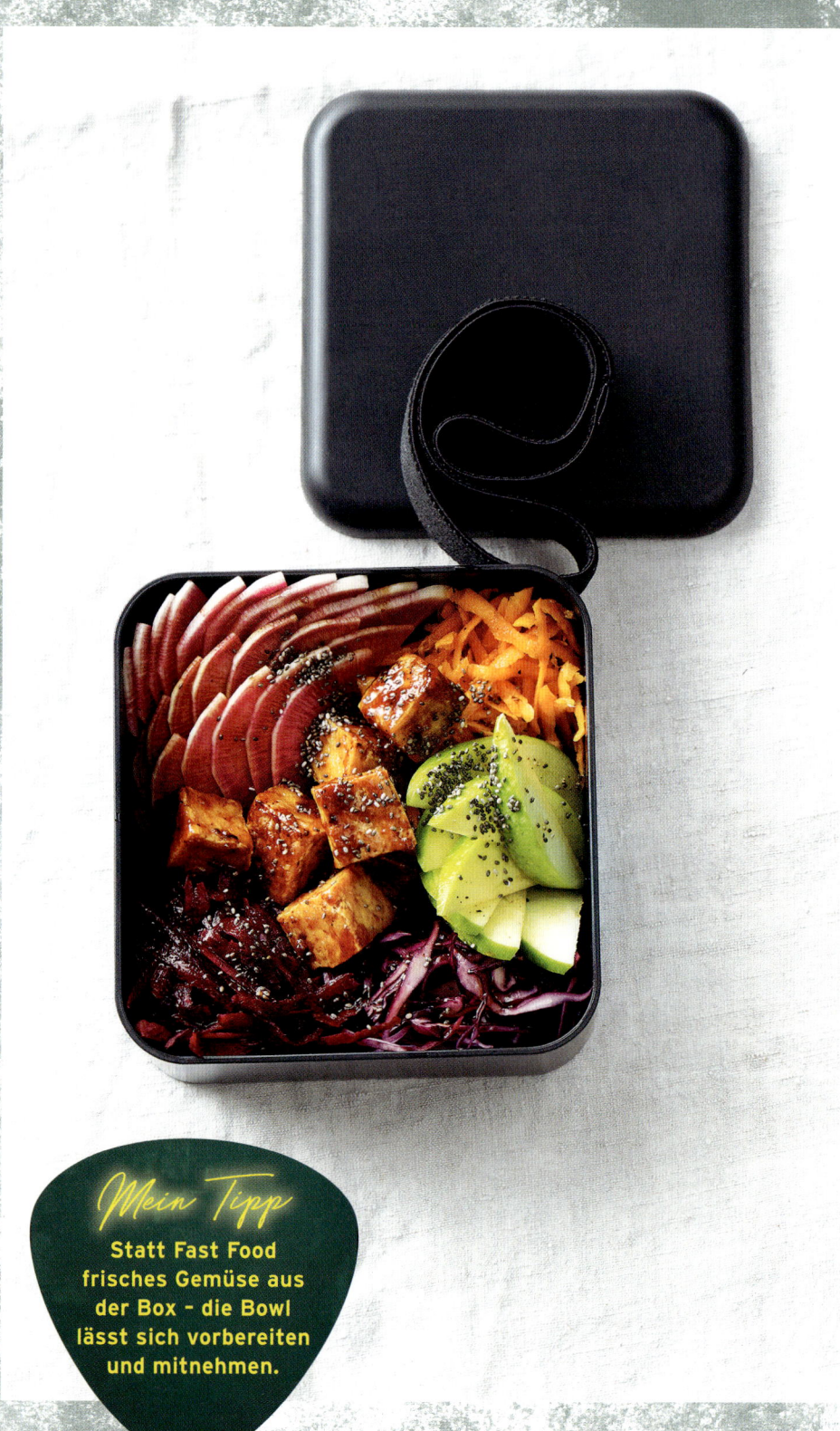

Mein Tipp

Statt Fast Food
frisches Gemüse aus
der Box - die Bowl
lässt sich vorbereiten
und mitnehmen.

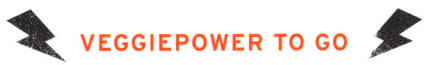

BUNTE GEMÜSE-POKE-BOWL

Für 2 Personen

**35 Min. Zubereitung
Pro Portion ca. 490 kcal,
17 g E, 36 g F, 21 g KH**

200 g Tofu
2 EL Kokosöl
3 TL Sesamöl
1 Stück Ingwer (ca. 3 cm)
3 EL Tamari (glutenfreie
Sojasauce, Asialaden)
3 EL Erythrit
1½ TL Sriracha (Chilisauce,
Asialaden)
2 EL Reisessig
2 EL Olivenöl
Salz
Pfeffer
150 g Rote Bete
150 g Möhren
1 grüner Apfel
1 kleiner Wassermelonen-
rettich (ersatzweise 100 g
weißer Rettich)
100 g Rotkohl
2 TL Chia-Samen

Tofu trocken tupfen, ca. 2 cm groß würfeln. Kokos-
und 1 TL Sesamöl in einer Pfanne erhitzen. Tofu
darin bei mittlerer Hitze ca. 5 Min. anbraten.

Ingwer schälen, fein reiben und mit je 1 EL Tamari
und Erythrit sowie 1 TL Sriracha vermischen. Die
Marinade nach und nach zum Tofu geben und weitere 2–3 Min. rührbraten, bis die Würfel von einer
sirupartigen Schicht umgeben sind. Die Pfanne vom
Herd nehmen und beiseitestellen.

Essig, Olivenöl und 2 TL Sesamöl, je 2 EL Tamari
und Erythrit, übriges Sriracha, 1 TL Salz sowie
2 Prisen Pfeffer in einer Schüssel verrühren.

Rote Bete und Möhren putzen, schälen und grob
reiben. Den Apfel waschen, vierteln und entkernen.
Die Viertel in dünne Spalten schneiden. Rettich
putzen, schälen, halbieren und in dünne Scheiben
schneiden. Rotkohl in feine Streifen schneiden, in
einem Sieb abbrausen und abtropfen lassen.

Das Gemüse in kleinen Portionen kreisförmig in
zwei dicht schließende Boxen (à 1 l Inhalt) setzen
und mit Dressing beträufeln. Tofuwürfel in die Mitte
geben und mit je 1 TL Chia-Samen bestreuen. Boxen
verschließen und mitnehmen.

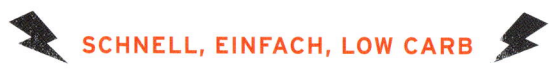

AVOCADO-TOMATEN-RÜHREI

Für 2 Personen

20 Min. Zubereitung
Pro Portion ca. 491 kcal,
22 g E, 42 g F, 6 g KH

1 kleine Avocado (ca. 200 g)
2 TL Zitronensaft
100 g Kirschtomaten
4 Frühlingszwiebeln
4 Eier (M)
3 EL Milch
Salz
Pfeffer
2 Msp. Chiliflocken
2 EL Olivenöl
4 EL körniger Frischkäse

Die Avocado halbieren, entkernen, das Fruchtfleisch mit einem Löffel aus der Schale heben und ca. 1 cm groß würfeln. Mit Zitronensaft beträufeln.

Tomaten waschen, entkernen und halbieren. Frühlingszwiebeln waschen, putzen, das Weiße und Hellgrüne schräg in ca. 2 cm lange Stücke schneiden, das Dunkelgrün in feine Ringe schneiden.

Eier mit Milch, Salz, Pfeffer und Chiliflocken verquirlen. Das Öl in einer beschichteten Pfanne erhitzen. Die weißen und hellgrünen Zwiebelstücke darin bei mittlerer Hitze ca. 2 Min. andünsten. Die Tomaten zufügen und ca. 1 Min. mitdünsten.

Die Eimasse in die Pfanne geben und bei mittlerer Hitze kurz stocken lassen. Dann mit einem Teigspatel von außen nach innen zusammenschieben und unter gelegentlichem Schieben ca. 3 Min. braten, bis die Masse leicht gestockt ist.

Die Avocadowürfel unter das Rührei heben, dann alles mit je 2 EL Frischkäse auf Tellern anrichten und mit den Frühlingszwiebelringen bestreut servieren.

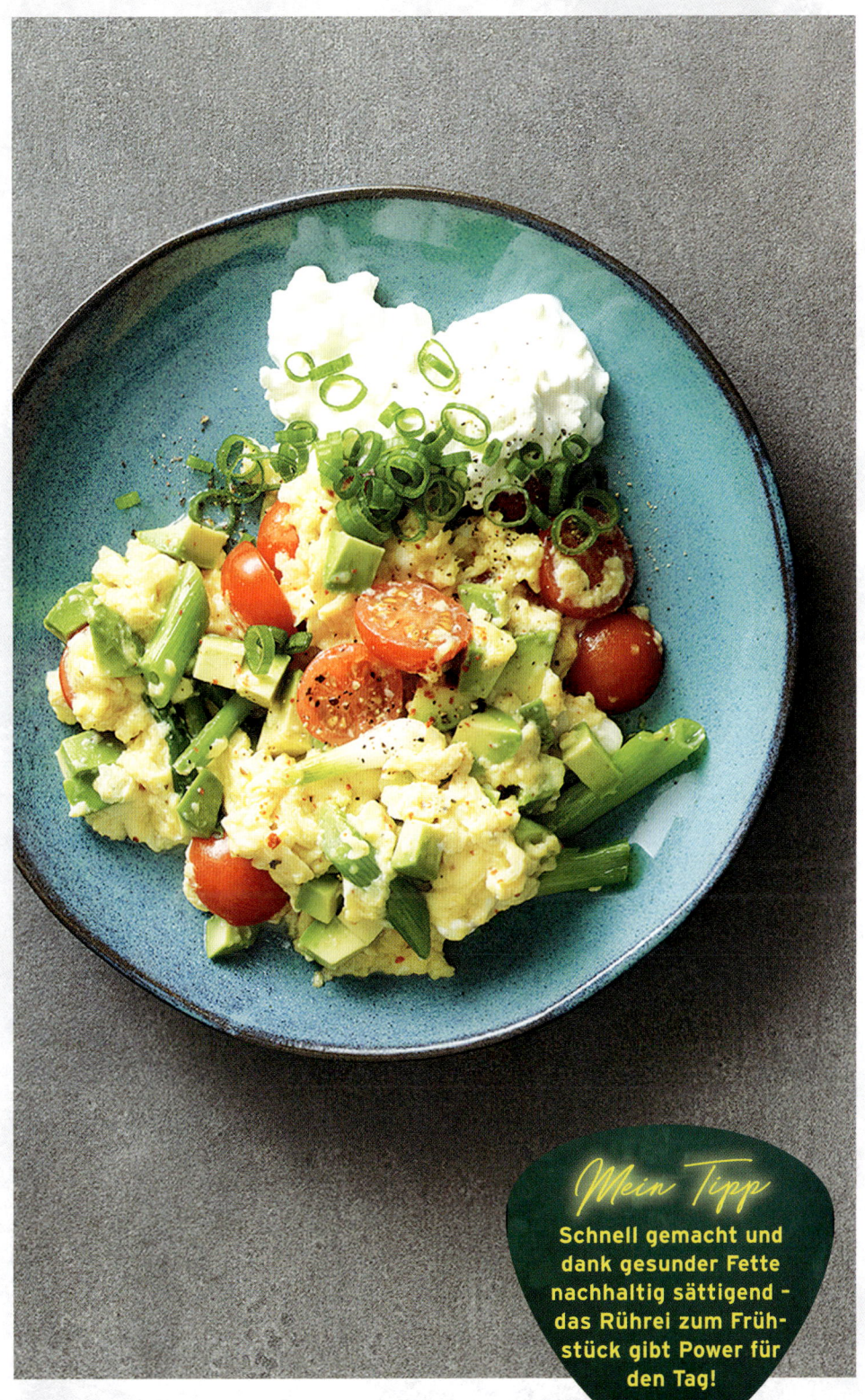

Mein Tipp

Schnell gemacht und dank gesunder Fette nachhaltig sättigend – das Rührei zum Frühstück gibt Power für den Tag!

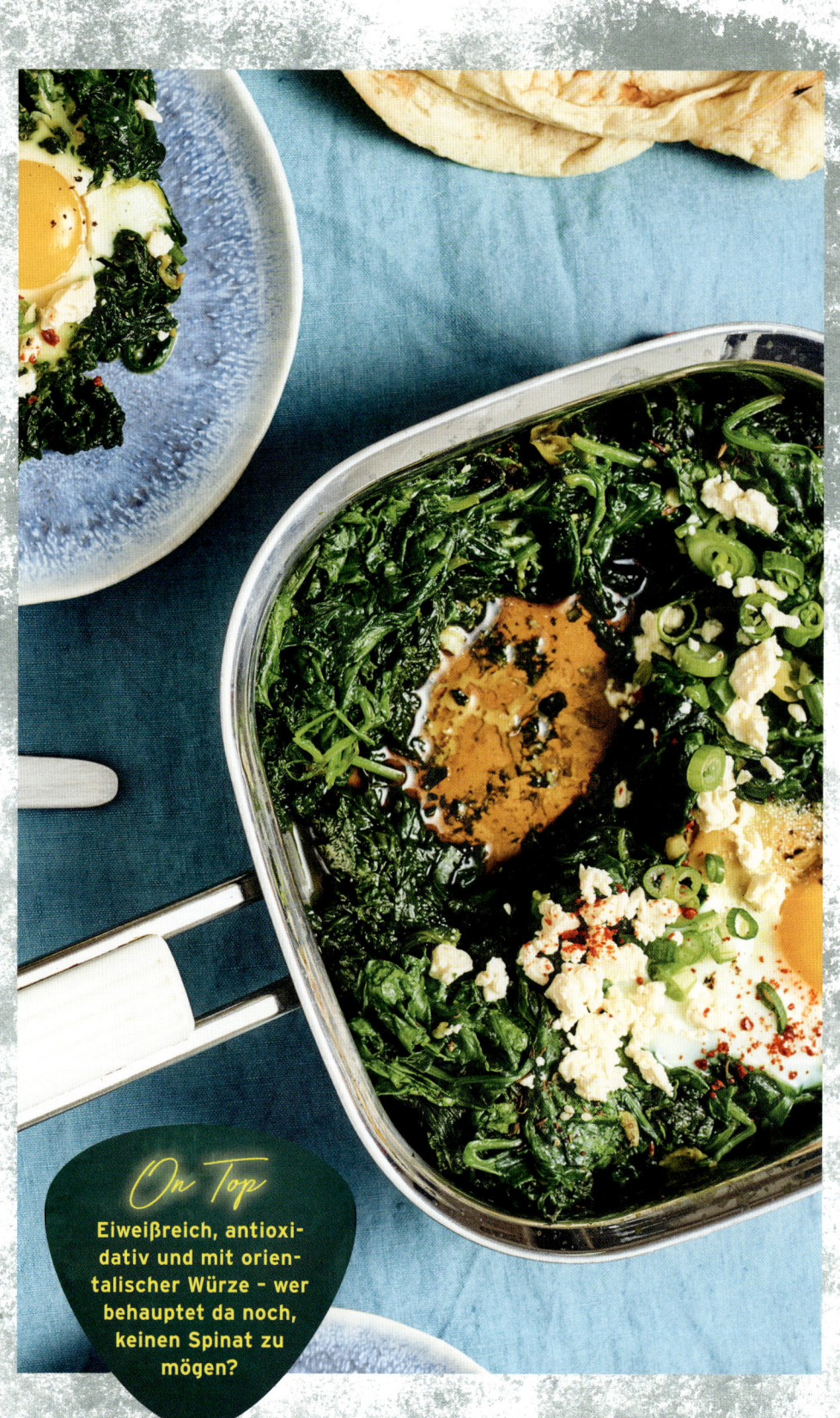

Eiweißreich, antioxidativ und mit orientalischer Würze – wer behauptet da noch, keinen Spinat zu mögen?

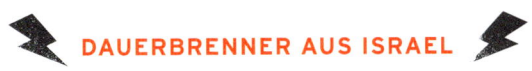

SPINAT-SHAKSHUKA

Für 2 Personen

25 Min. Zubereitung
Pro Portion ca. 230 kcal,
19 g E, 15 g F, 5 g KH

3 Frühlingszwiebeln
1 Knoblauchzehe
450 g Blattspinat
1 EL Olivenöl
¼ TL Kreuzkümmel
1 TL Zatar (oriental.
Gewürzmischung)
Salz
Pfeffer
2 Eier (M)
50 g Schafskäse light
(Feta; 9 % Fett)
Pul Biber (nach Belieben)

Die Frühlingszwiebeln putzen, waschen, den grünen und weißen Teil getrennt in Ringe schneiden. Den Knoblauch schälen und fein würfeln. Den Spinat verlesen, grobe Stiele entfernen. Die Blätter waschen, trocken schleudern und grob zerschneiden.

Das Öl in einer beschichteten Pfanne erhitzen, die weißen Zwiebelringe darin bei mittlerer Hitze goldbraun und weich dünsten, den Knoblauch und Kreuzkümmel kurz mitrösten. Den Spinat dazugeben und zugedeckt zusammenfallen lassen, dann alles mit Zatar, Salz und Pfeffer würzen.

Mit einem Löffel zwei Mulden in den Spinat drücken. Die Eier aufschlagen und in die Mulden geben, salzen, pfeffern und in 5–8 Min. zugedeckt bei kleiner Hitze stocken lassen.

In der Zwischenzeit den Schafskäse fein zerkrümeln. Shakshuka behutsam auf zwei Tellern anrichten, mit Schafskäse, grünen Zwiebelringen und nach Belieben mit Pul Biber bestreuen und sofort servieren.

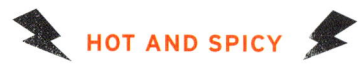

ROTE-BETE-PFANNKUCHEN MIT AVOCADOSALSA

Für 2 Personen

35 Min. Zubereitung
15 Min. Quellen
Pro Portion ca. 930 kcal,
32 g E, 77 g F, 20 g KH

50 g Pistazienkerne
(geröstet)
1 rote Zwiebel
1 Avocado
1 rote Chilischote
½ Bund Koriandergrün
2 EL Sonnenblumenkerne
3 EL Olivenöl
2 EL Zitronensaft
30 g Erythrit
Salz, Pfeffer
150 g Rote Bete
100 g Apfel
5 Eier (M)
20 g Kokosmehl
10 g Flohsamenschalen
½ TL Backpulver
2 TL Rapsöl

Pistazien schälen, fein hacken. Zwiebel schälen, fein würfeln. Avocado halbieren, entkernen, das Fruchtfleisch aus der Schale heben und fein hacken. Chilischote waschen, halbieren, Stielansatz, Trennwände und Kerne entfernen. Die Hälften fein schneiden. Koriander abbrausen, trocken schütteln und mitsamt den Stängeln fein hacken. Sämtliche Zutaten mit Sonnenblumenkernen, Olivenöl Zitronensaft, 10 g Erythrit, ½ TL Salz und Pfeffer verrühren.

Rote Bete schälen und ca. 1 cm groß würfeln. Den Apfel waschen, abtrocknen, vierteln und entkernen. Die Viertel in kleine Stücke schneiden. Beides mit Eiern, Kokosmehl, Flohsamenschalen, Backpulver, 20 g Erythrit, ½ TL Salz und ¼ TL Pfeffer pürieren. 15 Min. quellen lassen.

In einer beschichteten Pfanne (Ø 24 cm) ½ TL Rapsöl erhitzen. Ein Viertel vom Teig in der Pfanne verstreichen und abgedeckt ca. 2 Min. bei kleiner Hitze backen. Dann wenden und noch 2 Min. backen.

Den Pfannkuchen auf einen Teller gleiten lassen und nach Belieben warm halten. Aus dem übrigen Teig drei weitere Pfannkuchen backen. Die Pfannkuchen aufrollen und mit der Salsa anrichten.

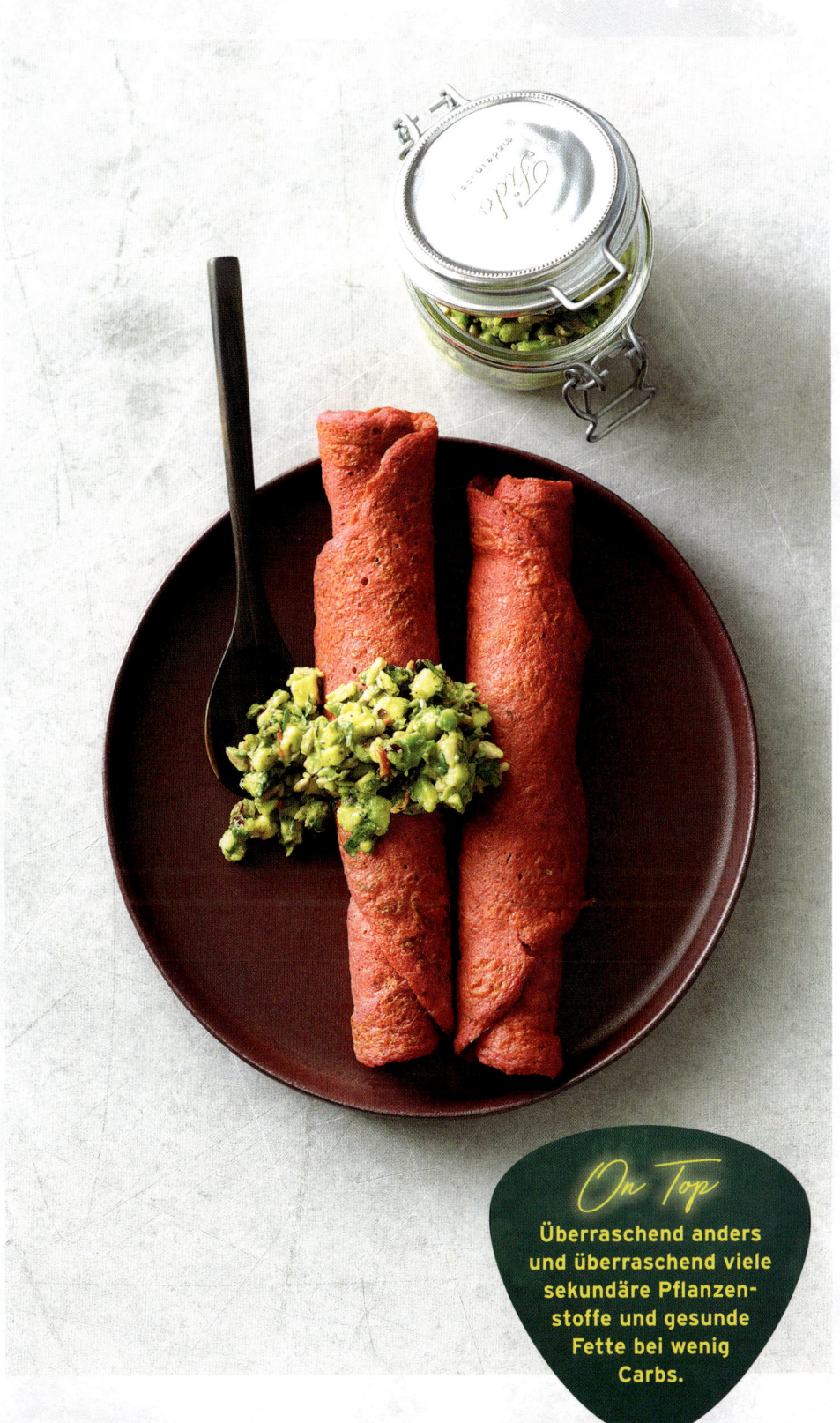

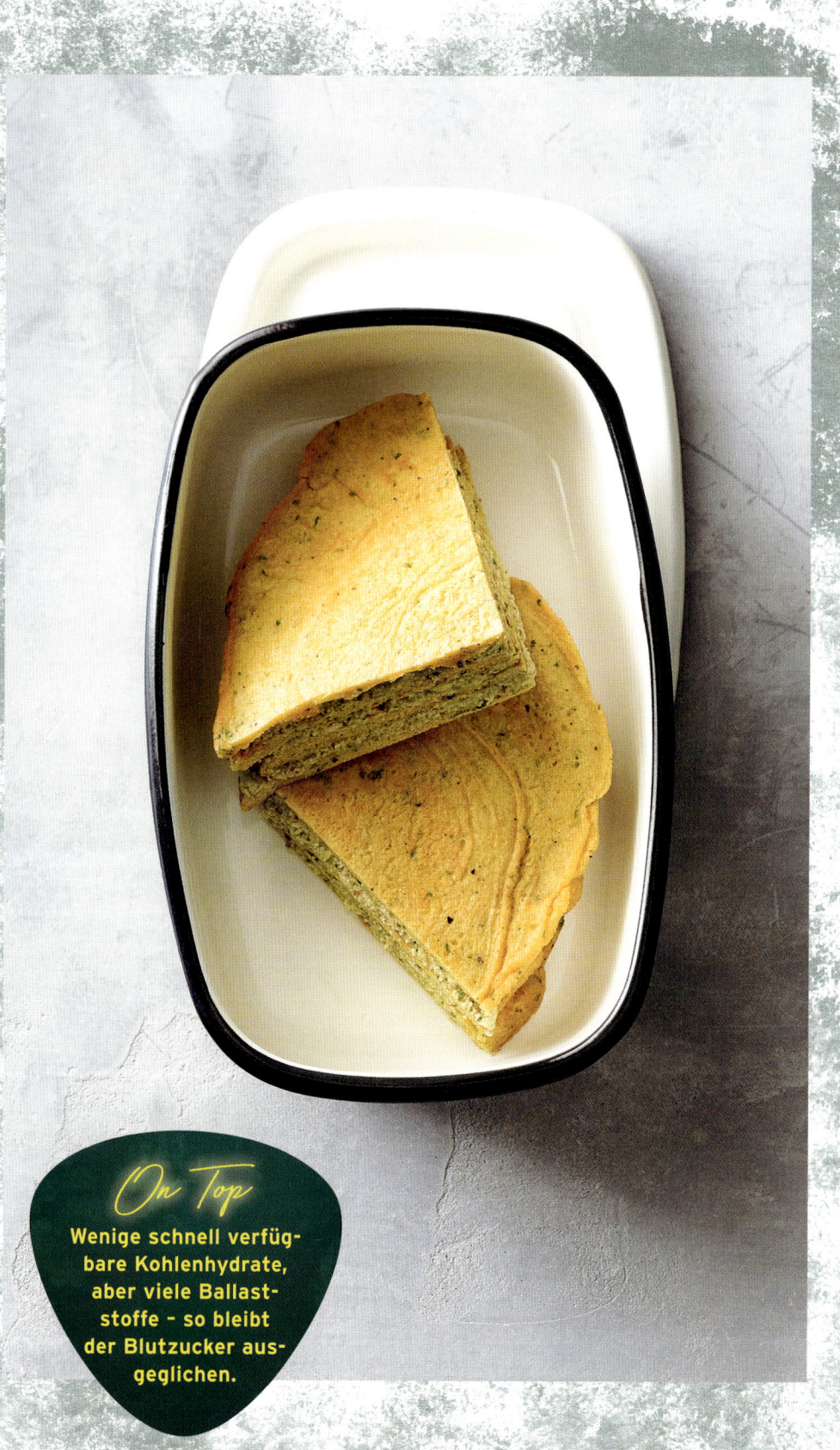

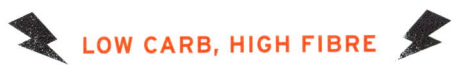

LOW CARB, HIGH FIBRE

KICHERERBSEN-CRÊPES

Für 2 Personen

35 Min. Zubereitung
Pro Portion ca. 675 kcal,
23 g E, 56 g F, 17 g KH

50 g getrocknete
Kichererbsen
15 g Kokosmehl
2 Eier (M)
½ TL Zwiebelpulver
½ TL gemahlener
Kreuzkümmel
½ TL gemahlener
Koriander
½ TL gemahlene Kurkuma
1 TL TK-Petersilie
½ TL Backpulver
Salz
Pfeffer
4 TL Butterschmalz
1 Avocado
100 g geräucherter Tofu
2 Stängel Koriandergrün
½ Limette

Kichererbsen im Blitzhacker fein pulverisieren. Kichererbsenmehl, Kokosmehl, Eier, Zwiebelpulver, sämtliche Gewürze, Petersilie und Backpulver in einer Schüssel vermischen. 100 ml Wasser zugeben und alle Zutaten zu einem glatten Teig verrühren. Mit ½ TL Salz und 2 Prisen Pfeffer würzen.

In einer beschichteten Pfanne (Ø 24 cm) 1 TL Butterschmalz erhitzen. 4 EL Teig dazugeben und durch Schwenken in der Pfanne verteilen. Die Crêpe von beiden Seiten 2–3 Min. bei mittlerer Hitze goldgelb braten. Herausnehmen und aus dem übrigen Teig in gleicher Weise drei weitere Crêpes backen.

Die Avocado halbieren, entkernen, das Fruchtfleisch mit einem Löffel aus der Schale heben und grob würfeln. Tofu in Würfel schneiden. Das Koriandergrün abbrausen, trocken schütteln und mitsamt den Stängeln grob hacken. Limettensaft auspressen. Mit Avocado, Tofu, Koriander und ½ TL Salz in einen hohen Rührbecher geben und fein pürieren.

Drei Crêpes mit je einem Drittel der Creme bestreichen und aufeinanderstapeln. Mit der letzten Crêpe abschließen. Mit einem Messer in 4 Tortenstücke schneiden, diese auf Tellern anrichten und servieren.

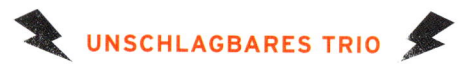

MÖHRENPUFFER MIT MANGO-SAUCE UND DILLJOGHURT

Für 4 Personen

1 Std. Zubereitung
Pro Portion ca. 755 kcal,
25 g E, 39 g F, 73 g KH

2 Mangos
1 Stück Ingwer (ca. 4 cm)
1 rote Chilischote
ca. 100 ml Öl
2 EL brauner Zucker
Saft von 1 Limette
Salz
300 g Möhren
1 Bund Petersilie
300 g Kichererbsenmehl
je 1½ TL Backpulver und
Currypulver
3 Eigelb
½ Salatgurke
400 g Joghurt
(3,5 % Fett)
½ TL gemahlener Kreuz-
kümmel
2 EL gehackter Dill

Mangos schälen, das Fruchtfleisch vom Stein schneiden und fein würfeln. Ingwer schälen, fein würfeln.
Chili halbieren, Stielansatz, Trennwände und Kerne
entfernen. Die Hälften waschen, fein schneiden.

3 EL Öl in einem Topf erhitzen, Ingwer und Chili
ca. 3 Min. andünsten. Mangos kurz mitdünsten und
mit Zucker bestreuen. Limettensaft und 200 ml
Wasser angießen, aufkochen und die Sauce ca.
10 Min. köcheln. Mit Salz würzen.

Inzwischen die Möhren schälen und grob raspeln.
Die Petersilie abbrausen und trocken schütteln, die
Blätter abzupfen und fein schneiden. Das Kichererb-
senmehl mit Back- und Currypulver sowie 1½ TL
Salz mischen, die Eigelbe und 450 ml kaltes Wasser
unterrühren. Petersilie und Möhren untermischen.

Backofen auf 120° vorheizen. In einer großen beschichteten Pfanne das restliche Öl erhitzen und darin portionsweise ca. 18 kleine Möhrenpuffer in ca.
5 Min. goldbraun backen. Auf Küchenpapier entfetten und im Backofen warm halten.

Währenddessen die Gurke schälen, längs halbieren,
entkernen und grob raspeln. Mit Joghurt, Kreuzkümmel und Dill verrühren, salzen. Die Möhrenpuffer mit Dilljoghurt und Mangosauce servieren.

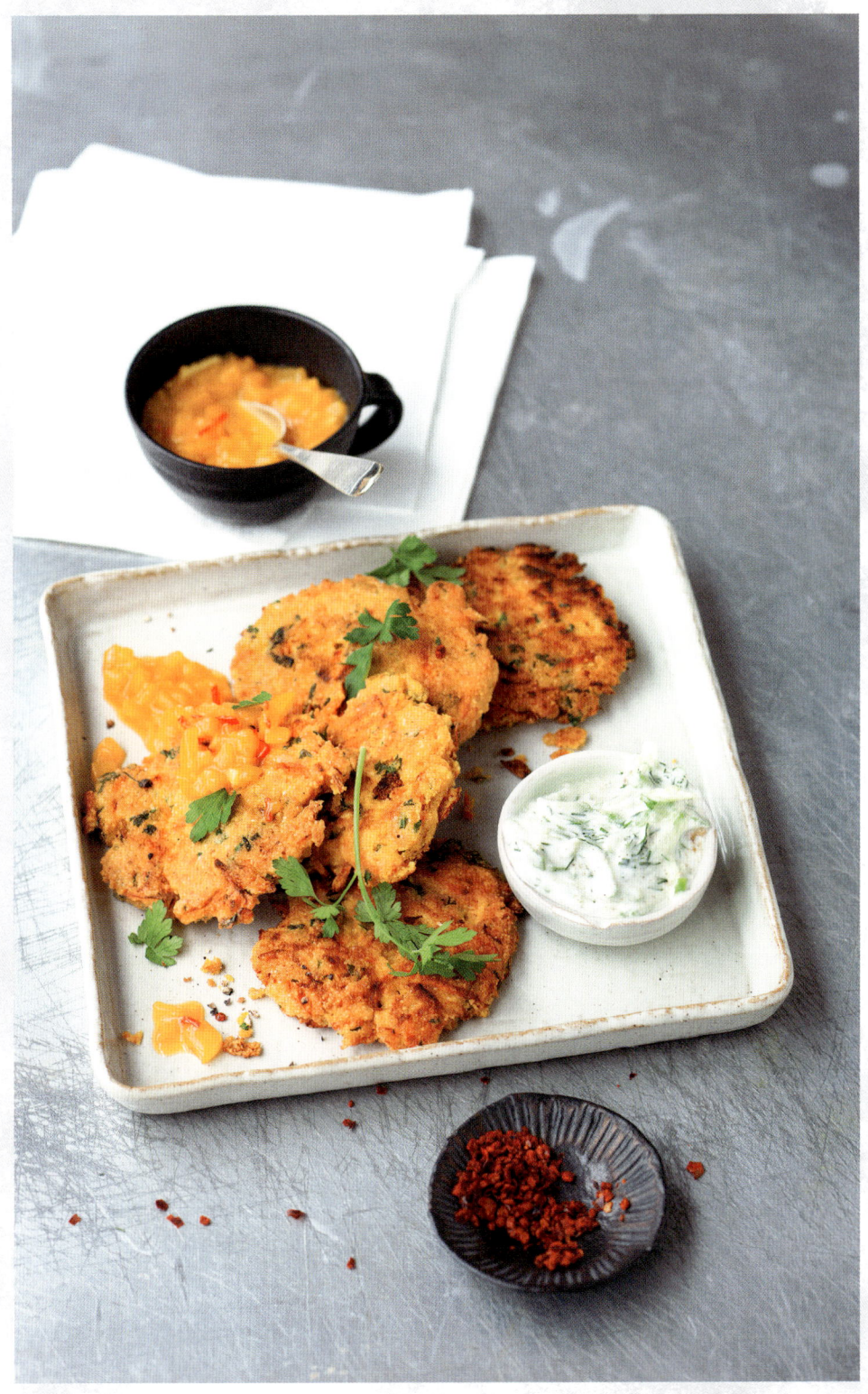

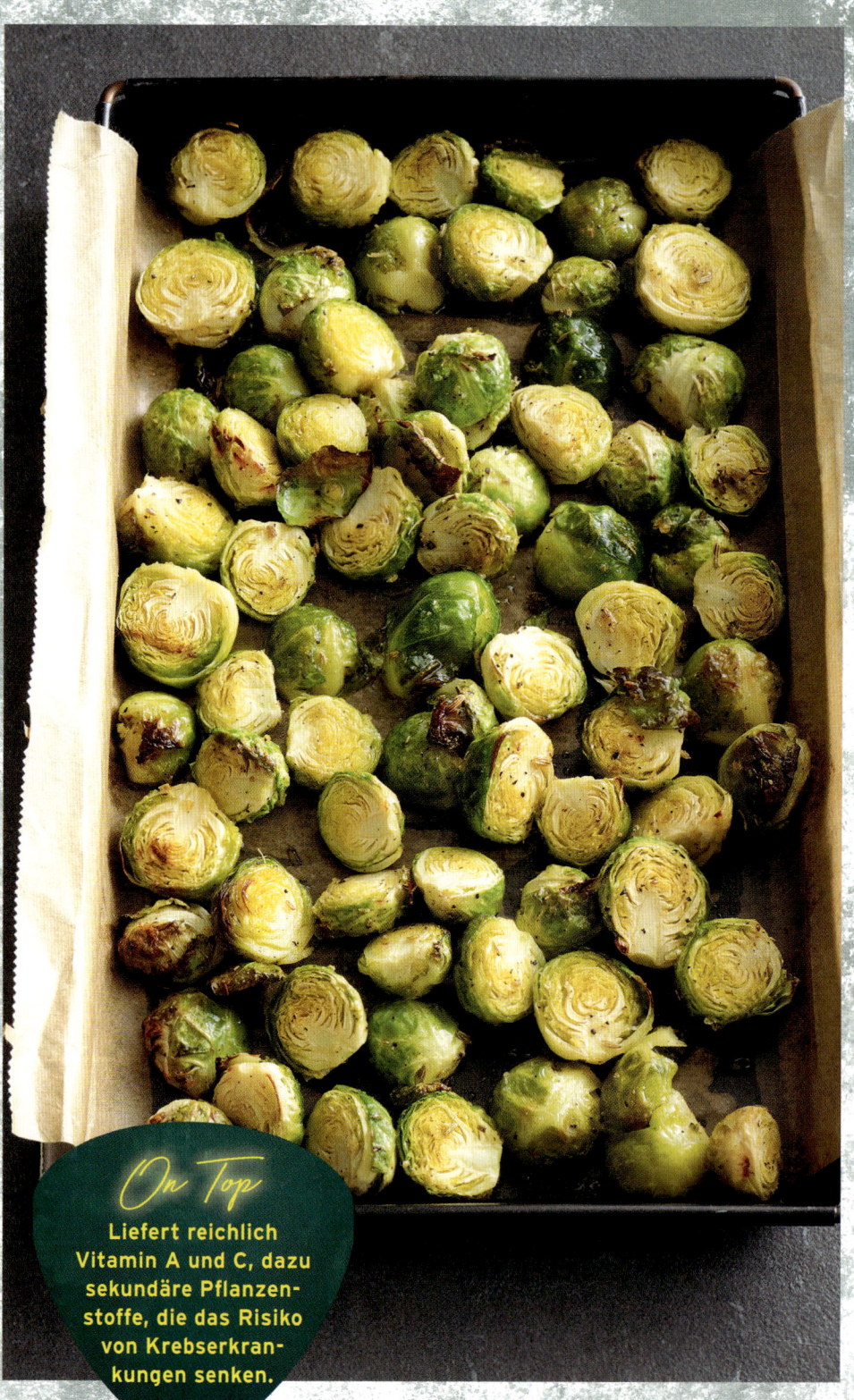

On Top

Liefert reichlich Vitamin A und C, dazu sekundäre Pflanzenstoffe, die das Risiko von Krebserkrankungen senken.

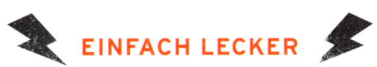

GEBACKENER ROSEN-KOHL

Für 4 Personen

40 Min. Zubereitung
Pro Portion ca. 105 kcal,
6 g E, 6 g F, 7 g KH

600 g Rosenkohl
½ Bio-Zitrone
1 TL Fenchelsamen
1 TL flüssiger Honig
2 EL Olivenöl
Salz
Pfeffer

Den Backofen auf 180° vorheizen. Ein Backblech mit Backpapier auslegen. Den Rosenkohl waschen, von den äußeren welken Blättern und den Stielansätzen befreien, dann die Röschen halbieren.

Zitrone heiß waschen, abtrocknen und die Schale abreiben. Die Fenchelsamen im Mörser andrücken.

Den Rosenkohl in eine Schüssel geben. Zitronenabrieb, Fenchelsamen, Honig und Öl sowie etwas Salz und Pfeffer hinzufügen. Alles gründlich vermischen und auf dem vorbereiteten Blech verteilen.

Im heißen Ofen (Mitte) ca. 25 Min. backen, bis der Rosenkohl gar und leicht gebräunt ist, zwischendurch einmal durchrühren. Dazu schmeckt Kartoffelpüree oder Ciabatta mit Oliven.

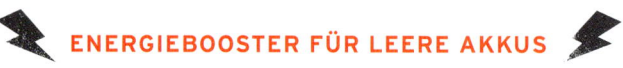

KICHERERBSEN MIT KARAMELL-MÖHREN

Für 2 Personen

40 Min. Zubereitung
8 Std. Einweichen
1 Std. Garen
Pro Portion ca. 685 kcal,
16 g E, 36 g F, 62 g KH

110 g getrocknete
Kichererbsen
1 kleine Salatgurke
1 kleine rote Peperoni
2 Frühlingszwiebeln
1 Avocado
3 EL Zitronensaft
Salz, Pfeffer
2 große Möhren
1 TL Korianderkörner
1 TL Fenchelsamen
4 Stängel Koriandergrün
2 EL Zucker
150 ml Gemüsebrühe
3 EL Olivenöl
1 TL edelsüßes Paprika-
pulver
1 TL Honig
1 EL Zitronensaft
2 EL Sesam

Kichererbsen mind. 8 Std. einweichen. In frischem Wasser ca. 1 Std. weich kochen, dann abgießen, kalt abbrausen und aus den Häutchen drücken.

Gurke, Peperoni und Frühlingszwiebeln putzen und waschen. Gurke in Scheiben, Peperoni ohne Kerne sowie Frühlingszwiebeln in dünne Ringe schneiden. Die Avocado halbieren, entkernen, das Fruchtfleisch mit einem Löffel aus der Schale lösen und würfeln. Die vorbereiteten Zutaten mischen, mit Zitronensaft, Salz und Pfeffer abschmecken.

Die Möhren putzen, schälen und in Stifte schneiden. Korianderkörner und Fenchelsamen in einer Pfanne ohne Fett rösten und im Mörser zerstoßen. Das Koriandergrün waschen, trocken schütteln und die Blättchen fein hacken. Den Zucker in einer Pfanne schmelzen, die Möhren darin karamellisieren. Brühe angießen. Die Möhren 3 Min. garen, dann salzen, pfeffern, Koriander- und Fenchelsamen sowie den gehackten Koriander unterrühren. Vom Herd nehmen.

In einer zweiten Pfanne 2 EL Öl erhitzen. Kichererbsen mit Salz, Paprika und Honig würzen und im heißen Öl ca. 2 Min. bei mittlerer Hitze anbraten. Mit Möhren und Salat auf Tellern anrichten und mit dem übrigen Öl und Zitronensaft beträufeln. Den Sesam in einer Pfanne anrösten und darüberstreuen.

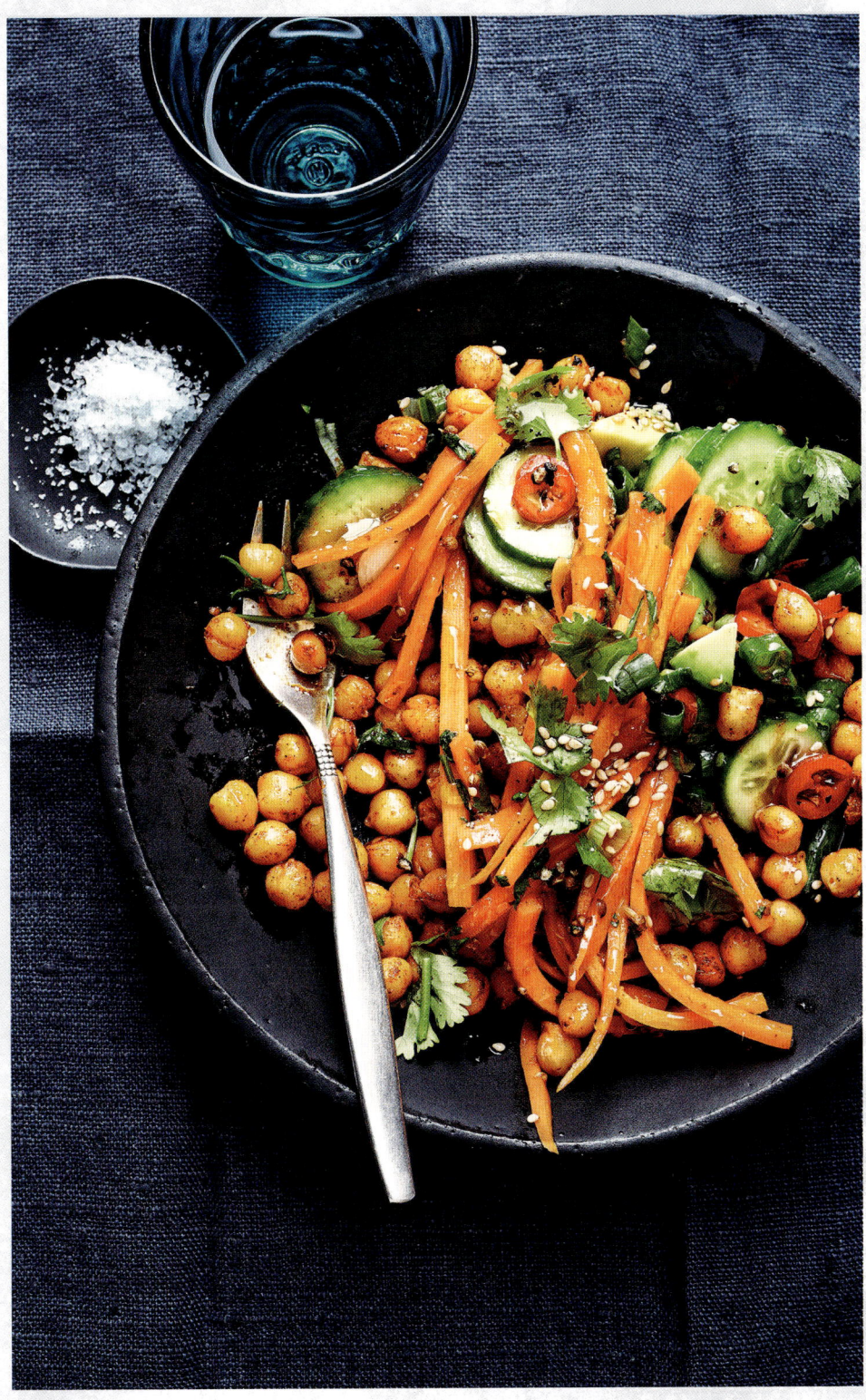

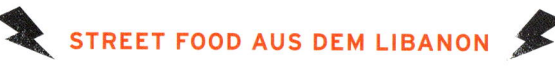

FALAFELN MIT SESAMDIP

Für 6 Personen

50 Min. Zubereitung
12 Std. Quellen
Pro Portion ca. 340 kcal,
10 g E, 21 g F, 22 g KH

200 g getrocknete Kicher-
erbsen
2 Zwiebeln
3 Knoblauchzehen
je 1 Bund Petersilie und
Koriandergrün
6 Zweige Minze
1½ TL gemahlener Kreuz-
kümmel
½ TL gemahlene Kurkuma
4 Msp. Chilipulver
1 TL gemahlener Koriander
Pfeffer
Salz
1 TL Backpulver
4 EL Kichererbsenmehl
3 EL Tahin (Sesampaste)
4 EL Joghurt (3,5 % Fett)
6 EL Zitronensaft
Öl zum Frittieren

Die Kichererbsen in reichlich kaltem Wasser ca.
12 Std. einweichen. Anschließend in ein Sieb abgießen, abbrausen und gut abtropfen lassen. Zwiebeln
und 2 Knoblauchzehen schälen, fein würfeln. Kräuter abbrausen und trocken schütteln, die Blättchen
abzupfen und grob zerschneiden.

Die vorbereiteten Zutaten mit Gewürzen und
1½ TL Salz im Blitzhacker oder mit dem Pürierstab
pürieren. Backpulver und 2–4 EL Kichererbsenmehl
unterrühren, bis eine eher trockene Masse entsteht.
Daraus ca. 30 Bällchen formen. Den Teig gut zusam-
mendrücken, er lässt sich nicht rollen.

Für den Dip den restlichen Knoblauch schälen und
in ein kleines Schälchen pressen. Mit Tahin, Joghurt,
Zitronensaft und 7–8 EL Wasser (je nach gewünsch-
ter Konsistenz) verrühren, salzen und pfeffern.

In einer weiten Pfanne das Öl zum Frittieren erhitzen, darin die Bällchen portionsweise in 3–4 Min.
goldbraun backen. Herausheben und auf Küchenpapier entfetten, eventuell im 80° heißen Ofen warm
halten. Mit dem Sesamdip servieren.

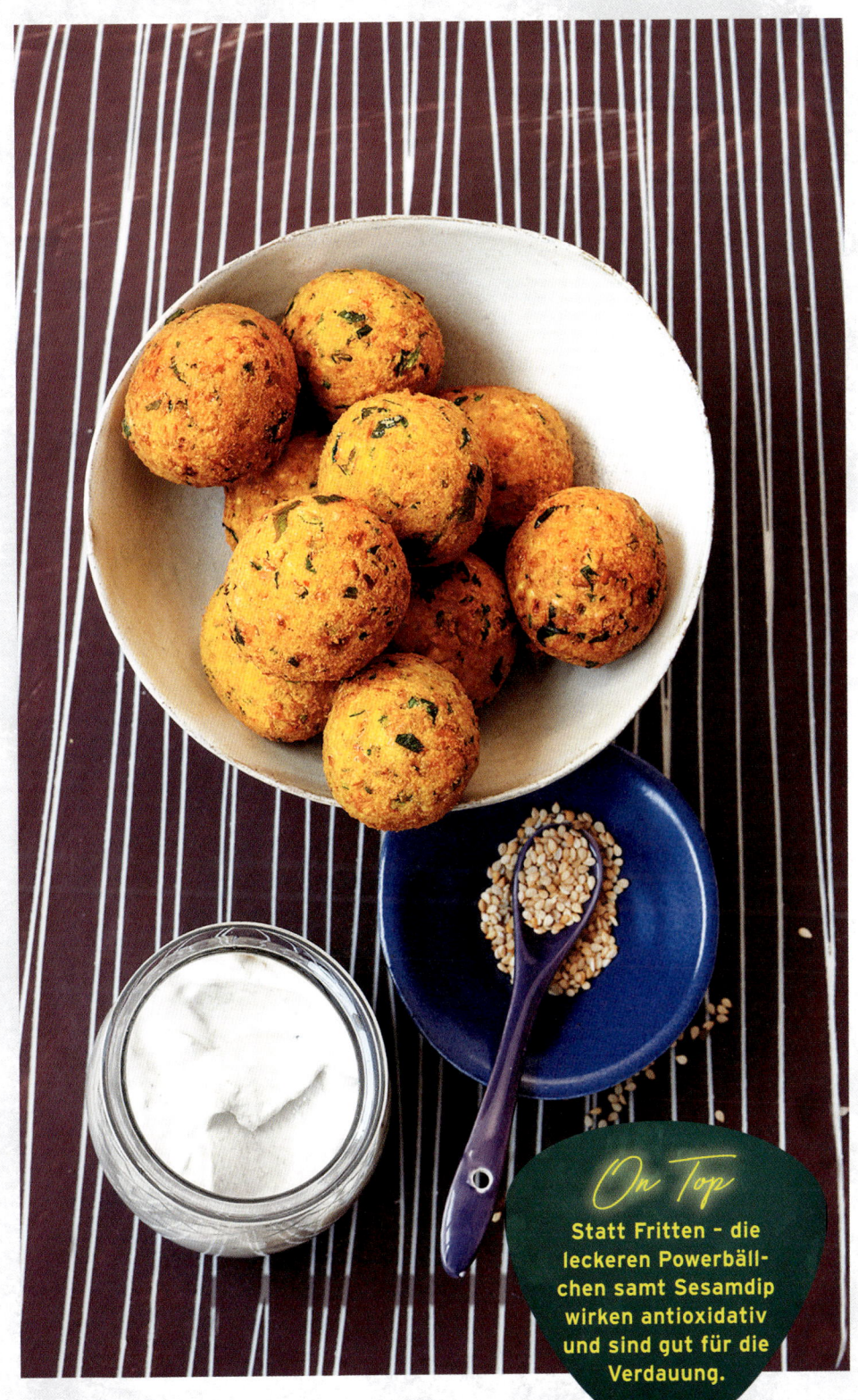

On Top
Statt Fritten – die leckeren Powerbällchen samt Sesamdip wirken antioxidativ und sind gut für die Verdauung.

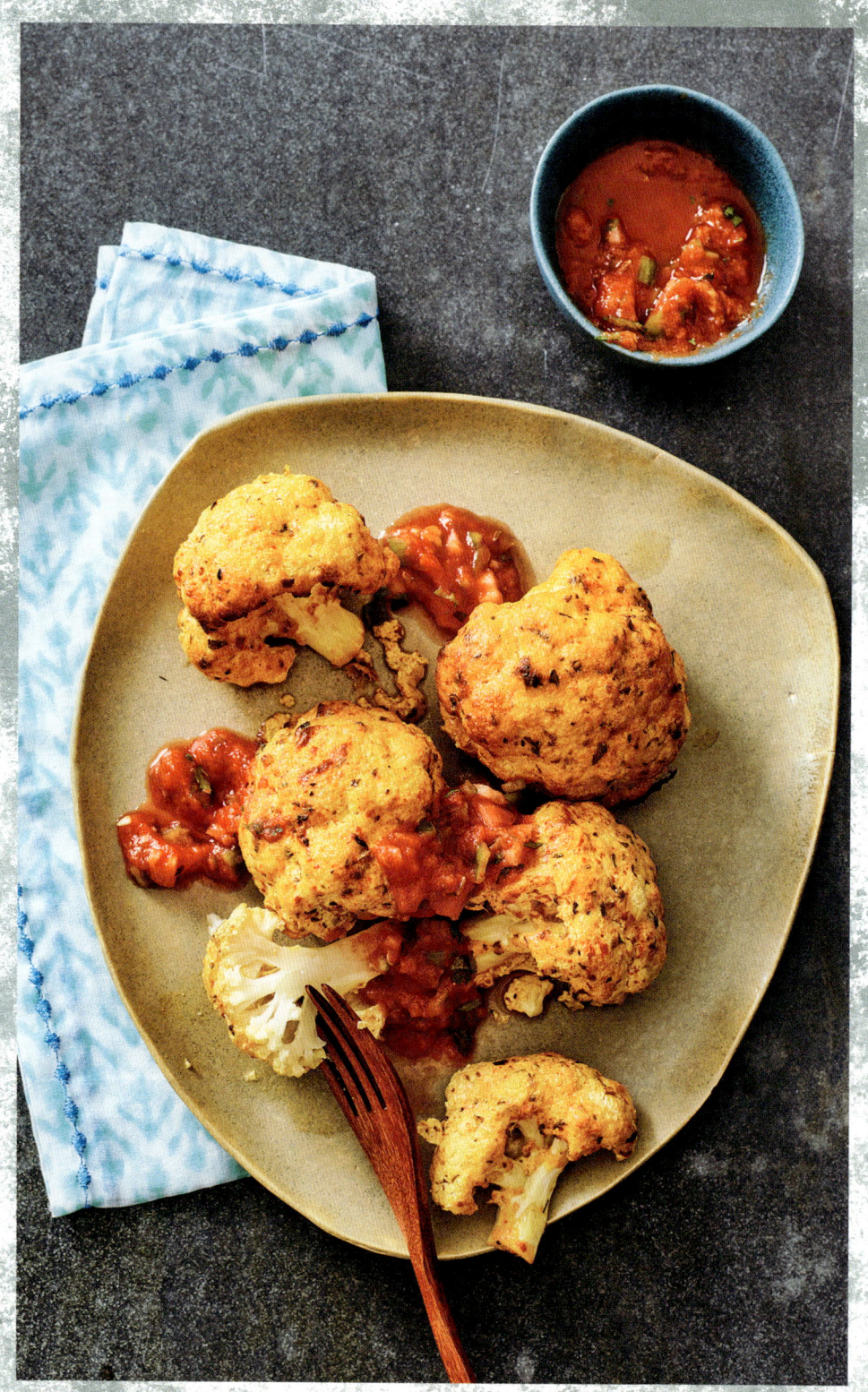

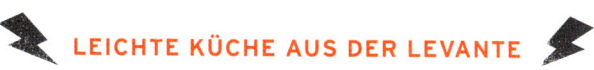

BLUMENKOHL-SHAWARMA-BITES

Für 2 Personen

20 Min. Zubereitung
35 Min. Garen
Pro Portion ca. 295 kcal,
13 g E, 17 g F, 20 g KH

1 Blumenkohl (ca. 750 g)
1 Knoblauchzehe
120 g Joghurt (3,5 % Fett)
3 TL Limettensaft
1½ TL Baharat
je ½ TL gemahlene
Kurkuma und getrockneter
Thymian
1 TL Harissa
Salz
Pfeffer
2 EL Butter
250 g passierte Tomaten
1 kleine grüne Spitzpaprika
1 Schalotte
1 TL Limettensaft
½ TL gemahlener
Kreuzkümmel
¼ TL gemahlener
Koriander
5 Stängel Koriandergrün

Den Backofen auf 200° vorheizen, ein Backblech mit Backpapier belegen. Den Blumenkohl putzen, waschen und in kleine Röschen teilen. Knoblauch schälen, ½ Zehe zum Joghurt in eine Schüssel pressen und mit Limettensaft, Baharat, Kurkuma, Harissa, Thymian, Salz und Pfeffer verrühren. Die Butter zerlassen und unter die Joghurtmischung rühren.

Die Blumenkohlröschen gründlich im Joghurtmix wenden und auf das Backblech legen. Im heißen Ofen (Mitte) 15–20 Min. garen. Dann wenden und in 10–15 Min. weich garen. Dann den Grill dazuschalten und den Blumenkohl auf der obersten Schiene in 5 Min. goldbraun rösten.

In der Zwischenzeit die Tomaten in einen hohen Rührbecher geben. Die Paprika halbieren, Stielansatz, Trennwände und Kerne entfernen. Die Hälften waschen, grob würfeln. Schalotte schälen, grob würfeln und mit den Paprika, Knoblauch, Limettensaft und Gewürzen zu den Tomaten geben. Alles grob pürieren, mit Salz und Pfeffer würzen.

Das Koriandergrün waschen und trocken schütteln, die Blätter abzupfen, fein hacken und unter den Dip rühren. Die Blumenkohl-Bites auf einer Platte verteilen und den Dip in einem Schälchen dazu servieren.

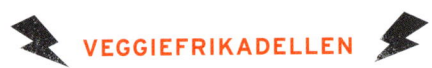

LINSENKÜCHLEIN MIT CURRY-MANGOLD

Für 2 Personen

35 Min. Zubereitung
Pro Portion ca. 525 kcal,
28 g E, 21 g F, 48 g KH

4 Scheiben Vollkorn-
Toastbrot
360 g gegarte Linsen
(Dose oder Beutel)
1 Zwiebel (ca. 80 g)
1 Bund Koriandergrün
1 Ei (M)
Salz, Pfeffer
300 g Mangold
50 ml Gemüsebrühe
40 g Sahne
2 TL Currypulver
3 TL Rapsöl

Das Toastbrot würfeln. Die Linsen in ein Sieb abgießen, kalt abbrausen und abtropfen lassen. Zwiebel schälen, und fein hacken. Koriandergrün waschen, trocken schütteln und die Blättchen abzupfen.

Das Toastbrot mit Linsen, Zwiebel, Koriandergrün, Ei sowie etwas Salz und Pfeffer in eine hohe Schüssel geben und fein pürieren. Aus der Masse mit angefeuchteten Händen acht Frikadellen formen.

Den Mangold waschen, die dicken Stiele in kleine Würfel, die Blätter in Streifen schneiden. Beides in eine beschichtete Pfanne geben und bei mittlerer Hitze ohne Fett 2 Min. andünsten. Brühe und Sahne angießen und zum Kochen bringen. Den Mangold mit 1 TL Currypulver, Salz und Pfeffer würzen und bei kleiner Hitze offen ca. 6 Min. köcheln lassen.

In einer beschichteten Pfanne das Öl erhitzen und die Linsenküchlein darin bei mittlerer bis großer Hitze von beiden Seiten in je 3 Min. knusprig braten.

Mangoldgemüse mit Salz, Pfeffer und übrigem Currypulver abschmecken. Linsenküchlein und Mangold auf Tellern anrichten und servieren.

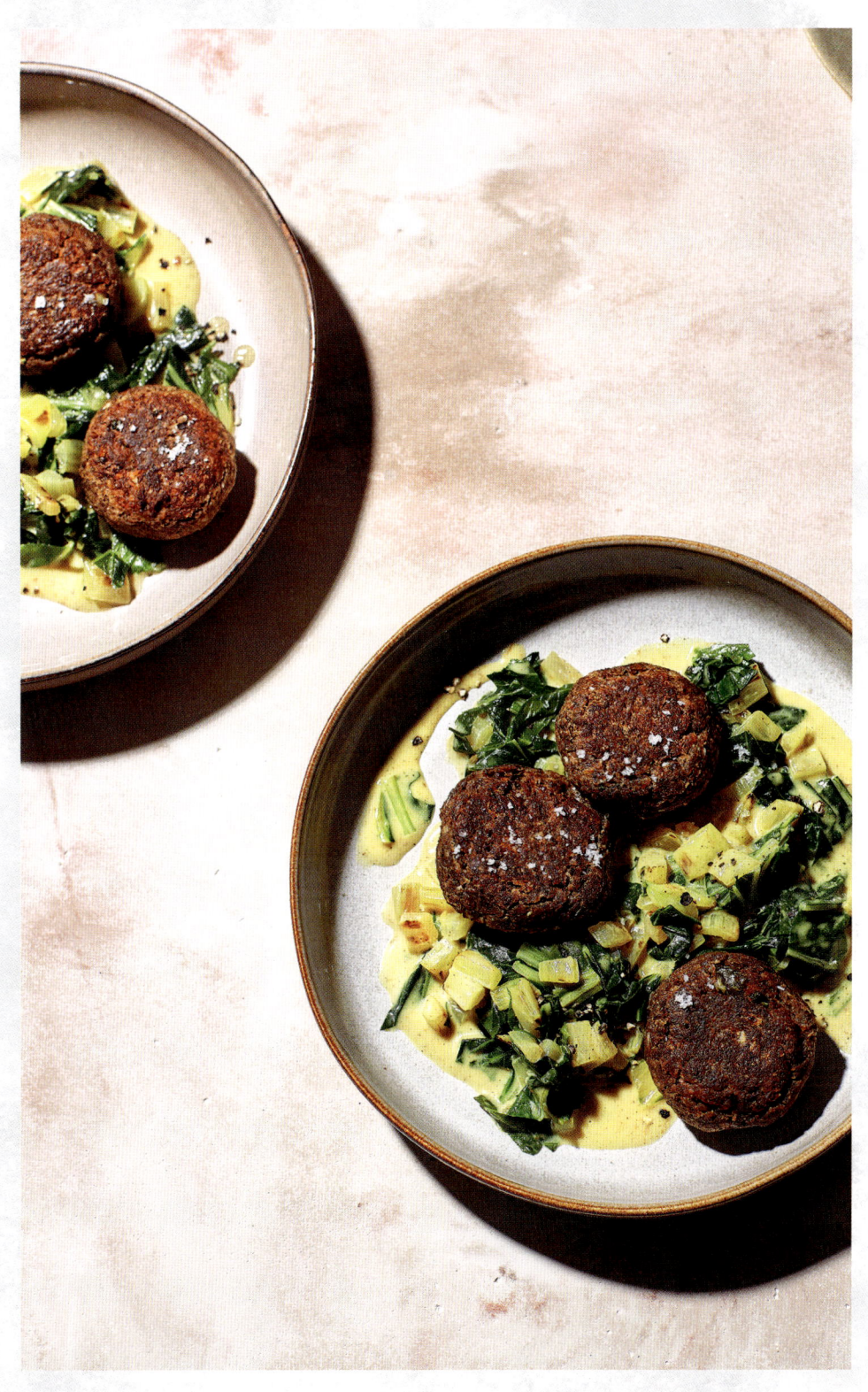

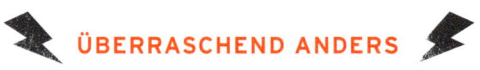

SPINATFLADEN MIT CABANOSSI

Für 2 Personen

20 Min. Zubereitung
15 Min. Quellen
25 Min. Backen
Pro Portion ca. 845 kcal,
36 g E, 73 g F, 38 g KH

100 g Mozzarella
50 g Frischkäse (Doppel-
rahmstufe)
200 g Blattspinat
1 Knoblauchzehe
2 Eier (M)
60 g gemahlene Mandeln
20 g Flohsamenschalen
1 TL Backpulver
Salz
1 rote Zwiebel
100 g Cabanossi
4 EL Crème fraîche

Mozzarella klein schneiden und mit dem Frischkäse in einem Topf bei kleiner Hitze unter Rühren erwärmen, bis sich der Mozzarella aufgelöst hat. Etwa 10 Min. abkühlen lassen. Inzwischen den Spinat verlesen, waschen, gut abtropfen lassen und grob hacken. Den Knoblauch schälen.

Eier, Spinat und Knoblauch in einen hohen Rührbecher geben und fein pürieren. Käsemix dazugeben und so lange untermixen, bis sich alles verbunden hat. In eine Schüssel umfüllen. Mit Mandeln, Flohsamenschalen, Backpulver und ½ TL Salz verrühren und den Teig 15 Min. quellen lassen.

Den Backofen auf 175° vorheizen. Ein Backblech mit Backpapier auslegen. Den Teig in 4 Portionen auf das Backblech setzen und jeweils zu einem etwa 20 cm langen und 1 cm hohen Oval verstreichen. Im vorgeheizten Ofen (Mitte) ca. 15 Min. backen.

In der Zwischenzeit die Zwiebel schälen. Zwiebel und Cabanossi in feine Ringe schneiden. Das Blech nach 15 Min. Backzeit aus dem Ofen nehmen, die Fladen mit je 1 EL Crème fraîche bestreichen und zu gleichen Teilen mit Zwiebelringen und Cabanossi bestreuen. Weitere 10 Min. backen, dann die Fladen aus dem Ofen nehmen und noch heiß servieren.

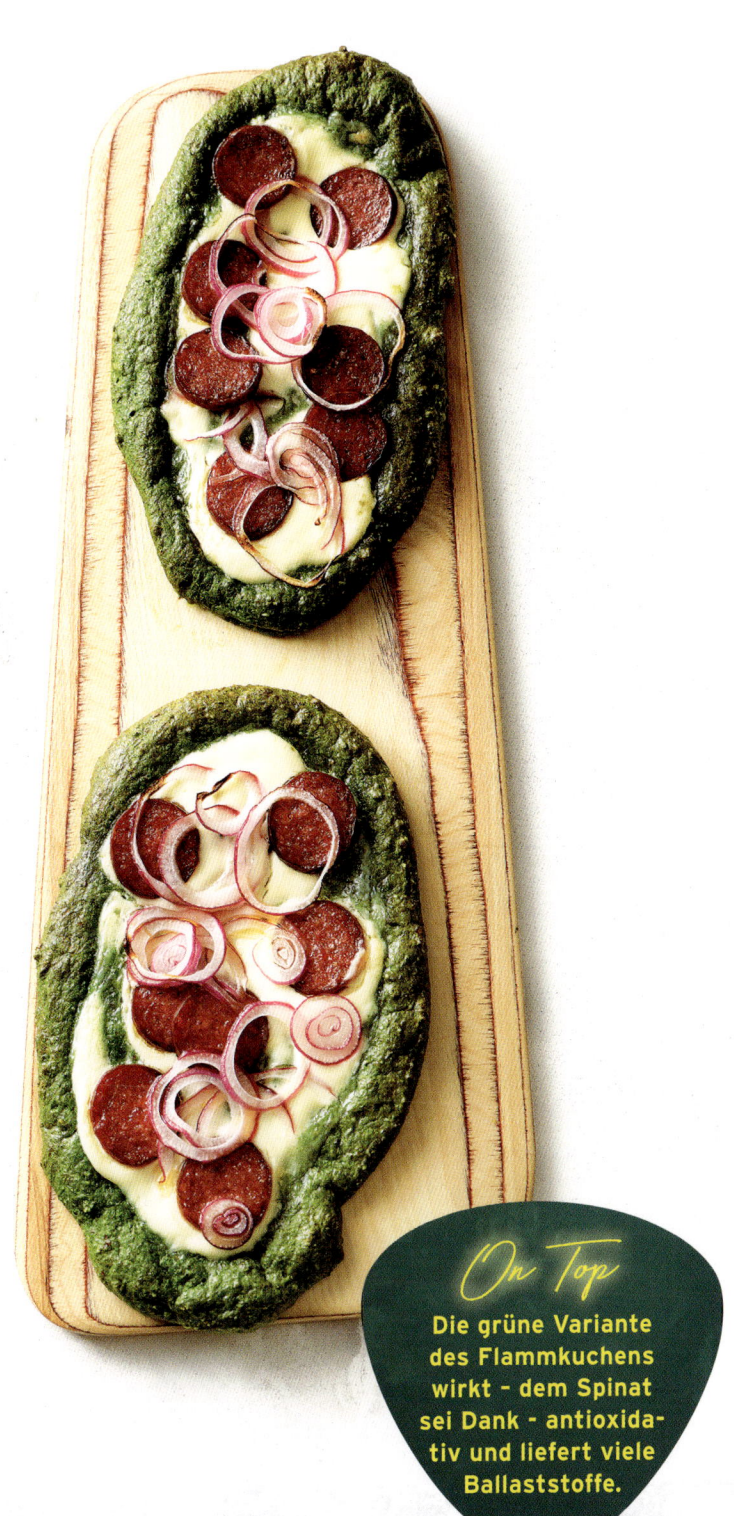

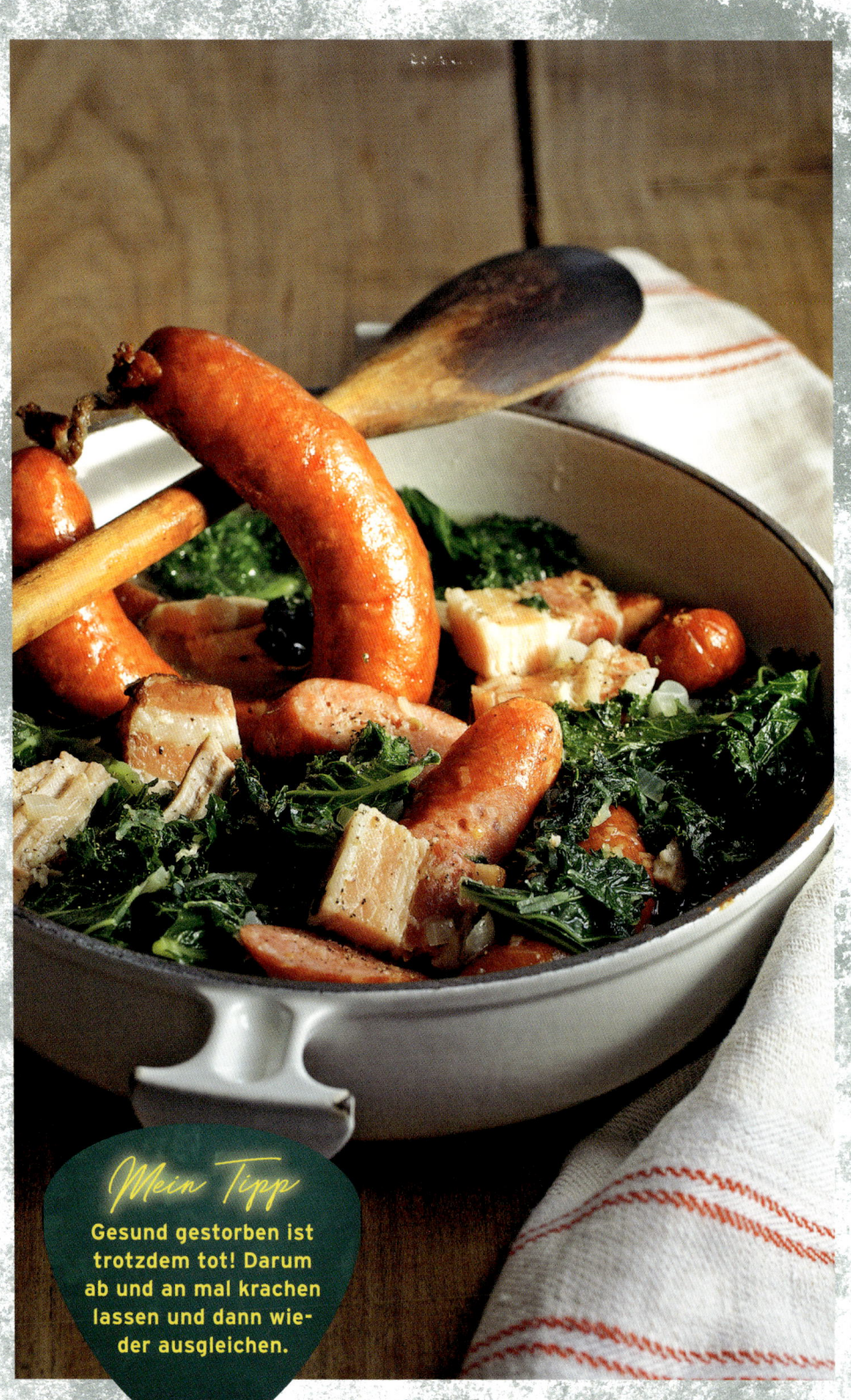

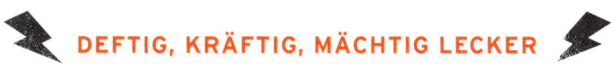

DEFTIG, KRÄFTIG, MÄCHTIG LECKER

GRÜNKOHL MIT PINKEL

Für 6 Personen

30 Min. Zubereitung
2 Std. 20 Min. Garen
Pro Portion ca. 922 kcal,
33 g E, 79 g F, 12 g KH

1 kg Grünkohl
Salz
2 Zwiebeln
2 EL Gänseschmalz
300 ml Gemüsebrühe
2 mehligkochende
Kartoffeln
250 g Schweinebauch
250 g durchwachsener
Räucherspeck
2 kleine Grütz- oder
Brägenwürste (beim
Metzger vorbestellen)
4 geräucherte Mettwürste

Den Grünkohl in einzelne Blätter teilen, waschen und trocken schütteln. Die Blätter von groben Stielen abschneiden und eventuell kleiner zupfen (feine Stiele und Blattrippen müssen nicht entfernt werden). In einem großen Topf reichlich Wasser zum Kochen bringen und salzen. Die Grünkohlblätter darin bei kleiner Hitze ca. 10 Min. ziehen lassen. In ein Sieb abgießen, gut abtropfen lassen und grob hacken. Die Zwiebeln schälen und fein würfeln.

Das Schmalz in einem großen Topf erhitzen und die Zwiebeln darin glasig andünsten. Grünkohl und 150 ml Brühe dazugeben. Die Kartoffeln schälen, fein dazureiben und untermischen. Den Schweinebauch hinzufügen und die restliche Brühe angießen. Alles zugedeckt bei kleiner Hitze ca. 1 Std. schmoren. Dann den Speck im Ganzen dazugeben und alles nochmals ca. 1 Std. schmoren.

Die Grütz- oder Brägenwürste mit einer Nadel einstechen, damit sie Fett und Aroma abgeben. Mit den Mettwürsten zum Kohl geben und in ca. 20 Min. gar ziehen lassen. Den Grünkohl mit Salz abschmecken. Speck und Schweinebauch in Stücke schneiden. Alles anrichten. Salzkartoffeln und Senf dazu reichen.

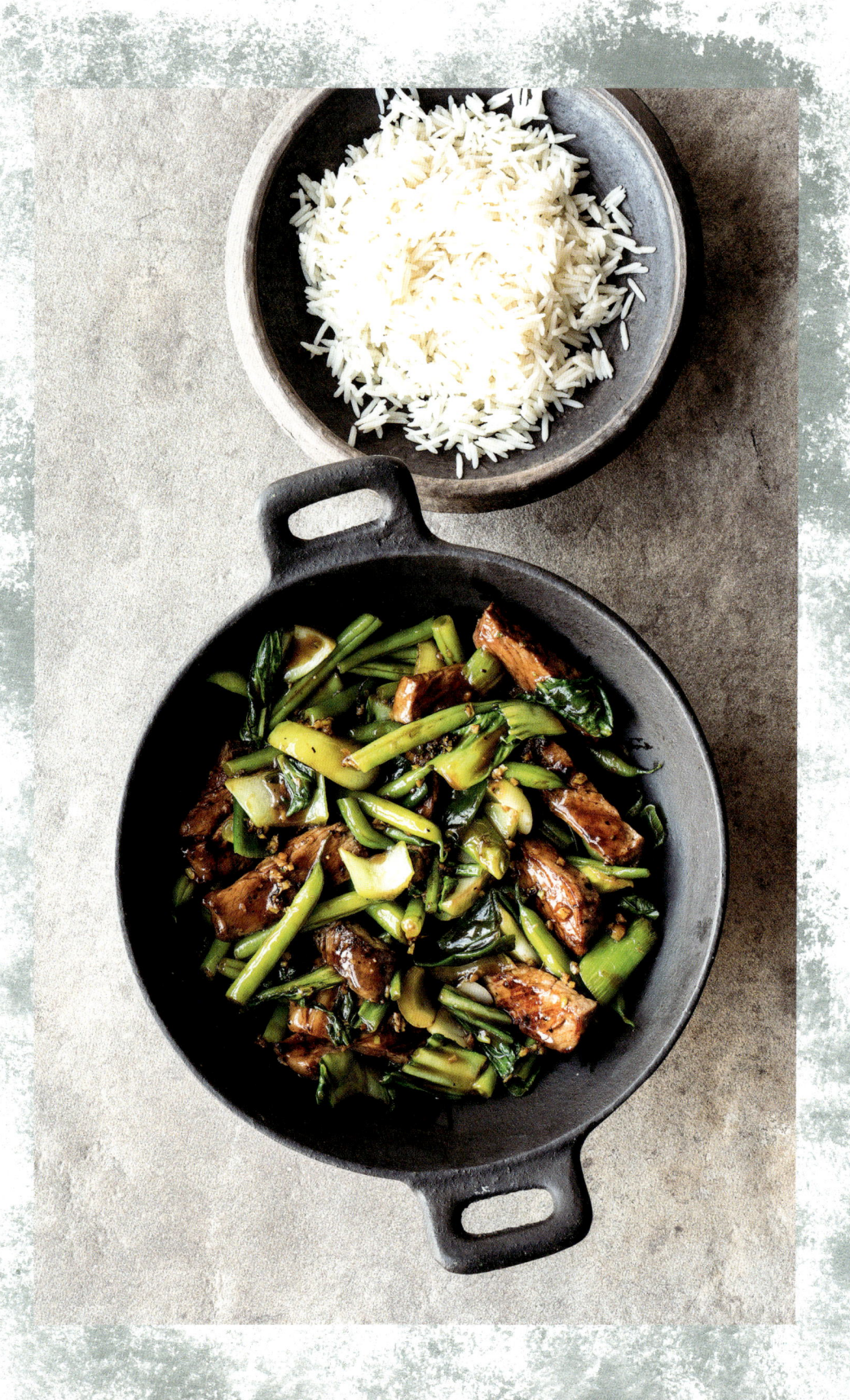

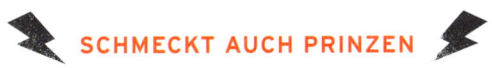

RINDERFILET MIT PRINZESSBÖHNCHEN

Für 4 Personen

45 Min. Zubereitung
1 Std. Marinieren
Pro Portion ca. 245 kcal,
27 g E, 10 g F, 12 g KH

400 g Rinderfilet
1 Knoblauchzehe
1 ½ Zwiebeln
3 EL Sojasauce
1 EL Gemüsebrühe
(Instant)
800 g Prinzessbohnen
1 Zweig Bohnenkraut
Salz
2 EL Öl
Pfeffer

Das Filet trocken tupfen und in 4 gleich große Steaks schneiden. Knoblauchzehe und ½ Zwiebel schälen, fein hacken und mit 2 EL Sojasauce und Brühe verrühren. Steaks und Marinade in einen festen Gefrierbeutel geben und gut vermischen. Etwa 1 Std. in den Kühlschrank legen.

Bohnen waschen, putzen und in mundgerechte Stücke schneiden. In einem Topf ca. 250 ml Wasser aufkochen, Bohnen, Bohnenkraut und ¼ TL Salz ins kochende Wasser geben und die Bohnen zugedeckt bei mittlerer Hitze ca. 15 Min. garen. Anschließend in ein Sieb abgießen und abtropfen lassen. Die übrige Zwiebel schälen, fein würfeln.

Den Backofen auf 80° vorheizen. Das Öl in einer breiten Pfanne erhitzen, die Filets samt Marinade in die Pfanne geben und 2 Min. von jeder Seite bei großer Hitze scharf anbraten. Herausnehmen, in Alufolie wickeln und im Backofen warm stellen.

Zwiebelwürfel im heißen Bratfett glasig dünsten. Die Bohnen dazugeben und 8–10 Min. anbraten, dann mit Salz, Pfeffer und restlicher Sojasauce abschmecken. Die Bohnen mit den Steaks auf vier vorgewärmten Tellern anrichten und sofort servieren. Dazu passt Basmatireis oder etwas Baguette.

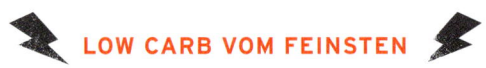

GRÜNES WOKGEMÜSE MIT RUMPSTEAK

Für 4 Personen

45 Min. Zubereitung
Pro Portion ca. 350 kcal,
28 g E, 20 g F, 13 g KH

2 Rumpsteaks (ohne
Fettrand; à ca. 200 g)
400 g grüne Bohnen
Salz
400 g Baby-Pak-Choi
6 Frühlingszwiebeln
1 Stück Ingwer (ca. 4 cm)
2 Knoblauchzehen
2 grüne Chilischoten
(nach Belieben)
300 ml Gemüsebrühe
4 EL Sojasauce
2 TL Speisestärke
6 EL Erdnussöl
Pfeffer

Das Fleisch mit Küchenpapier trocken tupfen und quer in ca. 1 cm breite Streifen schneiden. Bohnen waschen, putzen und quer halbieren. In kochendem Salzwasser ca. 5 Min. garen, dann in ein Sieb abgießen, abschrecken und abtropfen lassen.

Pak Choi und Frühlingszwiebeln waschen, putzen und in ca. 2 cm breite Streifen bzw. Stücke schneiden. Ingwer und Knoblauch schälen, fein würfeln. Falls gewünscht, Chilischoten waschen, halbieren, Stielansätze, weiße Trennwände und Kerne entfernen. Die Hälften winzig klein würfeln. Die Brühe mit Sojasauce und Speisestärke gut verrühren.

In einem Wok 4 EL Öl erhitzen, das Fleisch darin bei großer Hitze portionsweise 2–3 Min. anbraten. Dann herausnehmen, salzen und pfeffern.

Das restliche Öl (2 EL) im Wok erhitzen. Ingwer, Knoblauch und Chili zugeben und unter ständigem Rühren 1–2 Min. bei mittlerer Hitze andünsten. Bohnen hinzufügen und ca. 2 Min. pfannenrühren. Frühlingszwiebeln und Pak Choi in den Wok geben und weitere 2 Min. unter stetigem Rühren mitgaren.

Zuletzt die Würzflüssigkeit und das Fleisch zugeben, alles ca. 1 Min. köcheln lassen, salzen und pfeffern. Die Wokpfanne mit Salz und Pfeffer abschmecken.

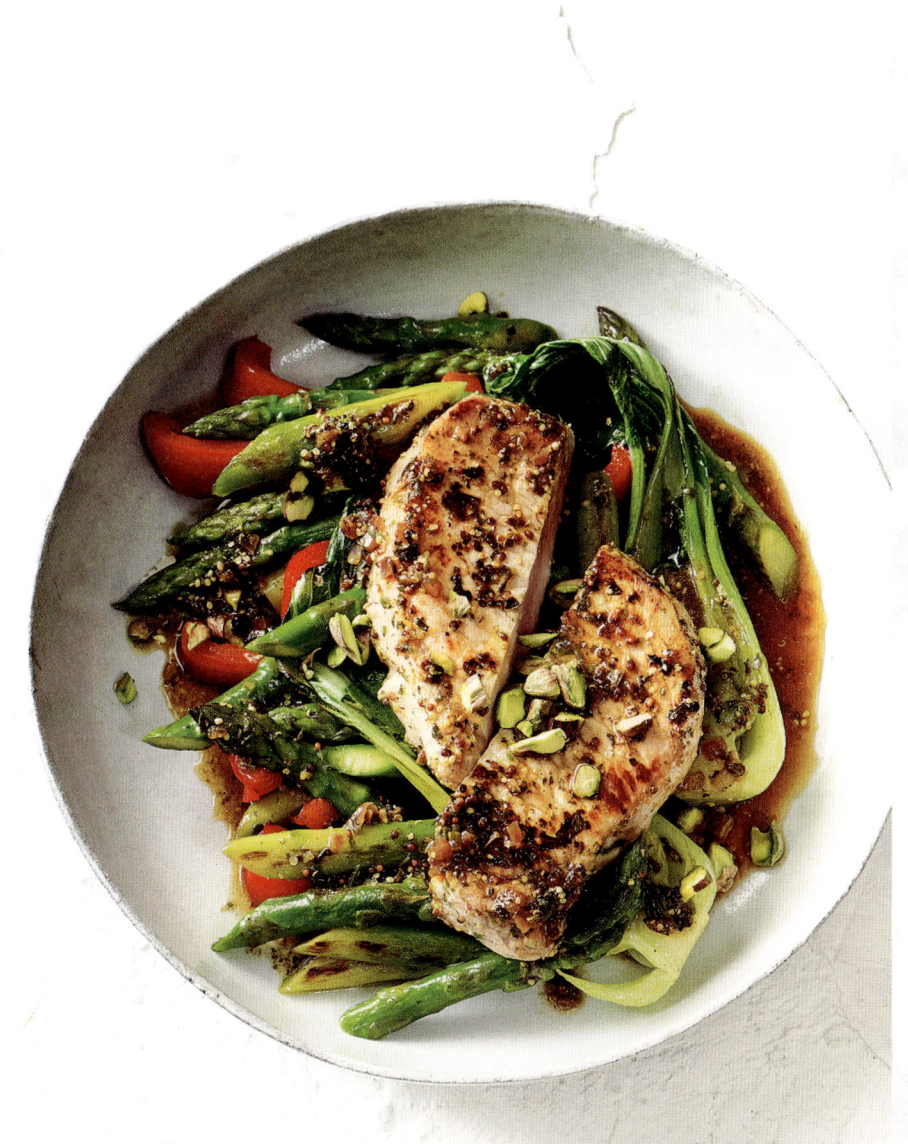

Mein Tipp

Das Wokgemüse mit Naturreis servieren. Passt am besten und liefert nicht zu viele Carbs ...

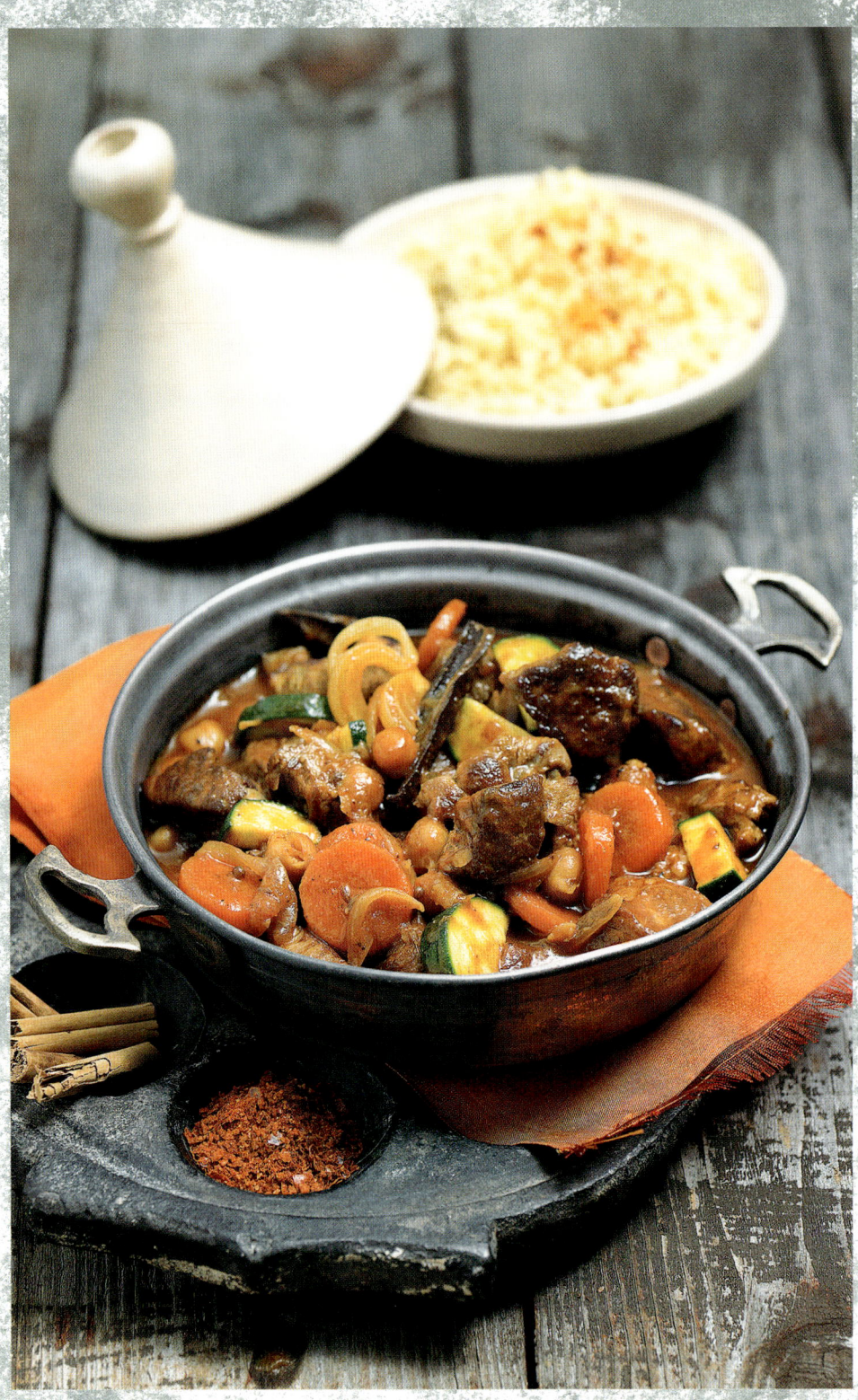

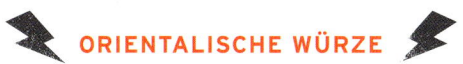

ORIENTALISCHE WÜRZE

LAMMTOPF

Für 2 Personen

25 Min. Zubereitung
30 Min. Garen
Pro Portion ca. 765 kcal,
47 g E, 49 g F, 31 g KH

400 g Lammfleisch
(Schulter oder Keule)
2 Knoblauchzehen
2 Zwiebeln
4 Möhren
1 Dose Kichererbsen
(240 g Abtropfgewicht)
2 EL Öl
2 TL Tomatenmark
Salz
1 TL Harissa (scharfe
Würzpaste)
je 1 TL Zimtpulver,
gemahlener Koriander
und Kreuzkümmel
200 ml Gemüsebrühe
2 Zucchini

Das Lammfleisch mit Küchenpapier trocken tupfen und in ca. 2 cm große Würfel schneiden. Knoblauch schälen, fein hacken. Zwiebeln schälen und in feine Spalten schneiden. Möhren schälen und in Scheiben schneiden. Kichererbsen in ein Sieb abgießen, kalt abbrausen und abtropfen lassen.

Das Öl in einem Topf erhitzen und das Fleisch darin 3–4 Min. kräftig anbraten. Zwiebeln, Knoblauch und Tomatenmark dazugeben und 1 Min. unter Rühren mitbraten. Den Topfinhalt mit Salz, Harissa, Zimt, Koriander und Kreuzkümmel würzen.

Nun die Möhren und die Kichererbsen unterrühren. Die Brühe angießen, alles aufkochen und zugedeckt bei mittlerer Hitze ca. 20 Min. schmoren lassen.

Zucchini waschen, putzen, längs halbieren und in Scheiben schneiden. Diese zum Eintopf hinzufügen und 10 Min. mitschmoren lassen. Den Lammtopf mit Salz und evtl. weiterer Harissa abschmecken, in vorgewärmte Teller verteilen und heiß servieren.

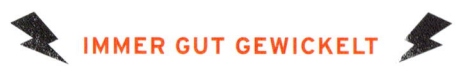

HÄHNCHEN-WRAPS

Für 2 Personen

30 Min. Zubereitung
12 Std. Marinieren
Pro Portion: ca. 590 kcal,
42 g E, 25 g F, 56 g KH

300 g Hähnchenbrustfilet
2 Knoblauchzehen
1 Stück Ingwer (ca. 2 cm)
200 g griech. Joghurt
(10 % Fett)
2 EL Limettensaft
je ½ TL gemahlener Kreuz-
kümmel und Koriander
je ¼ TL gemahlene
Kurkuma, Kardamom,
edelsüßes Paprika-
pulver, Chilipulver und
getrockneter Thymian
Salz, Pfeffer
1 Mini-Salatgurke
2 Tomaten
1 kleine rote Zwiebel
½ Bund Koriandergrün
¾ TL Sumach
1 TL Butter
2 Vollkorn-Tortillas

Das Fleisch trocken tupfen und längs in vier dicke Scheiben schneiden. Knoblauch schälen, durchpressen. Ingwer schälen und fein hacken. 80 g Joghurt mit Knoblauch, Ingwer, Limettensaft und den Gewürzen verrühren, salzen und pfeffern. Das Fleisch mit dem Gewürzjoghurt untermischen und im Kühlschrank 6–12 Std. (über Nacht) marinieren.

Gurke und Tomate putzen, waschen und klein würfeln. Die Zwiebel schälen, halbieren und in dünne Spalten schneiden. Das Koriandergrün abbrausen und trocken schütteln, die Blätter fein hacken. Die Hälfte davon mit Gurke, Tomaten und Zwiebel mischen, salzen und pfeffern. Übriges Koriandergrün mit dem restlichen Joghurt verrühren, mit ¼ TL Sumach, Salz und Pfeffer würzen.

Den Ofen und ein Backblech auf 225° vorheizen. Das Fleisch samt Marinade im heißen Ofen (Mitte) 12–15 Min. garen, dabei zwischendurch wenden. Den Grill zuschalten, die Butter auf dem Fleisch verteilen und das Fleisch 3–5 Min. grillen.

Das Fleisch herausnehmen, kurz ruhen lassen und in Scheiben schneiden. Die Fladen im Ofen erwärmen, dann mit dem Gemüse und Fleisch belegen, mit dem Joghurt beträufeln und mit dem übrigen Sumach bestreuen. Die Fladen aufrollen und sofort servieren.

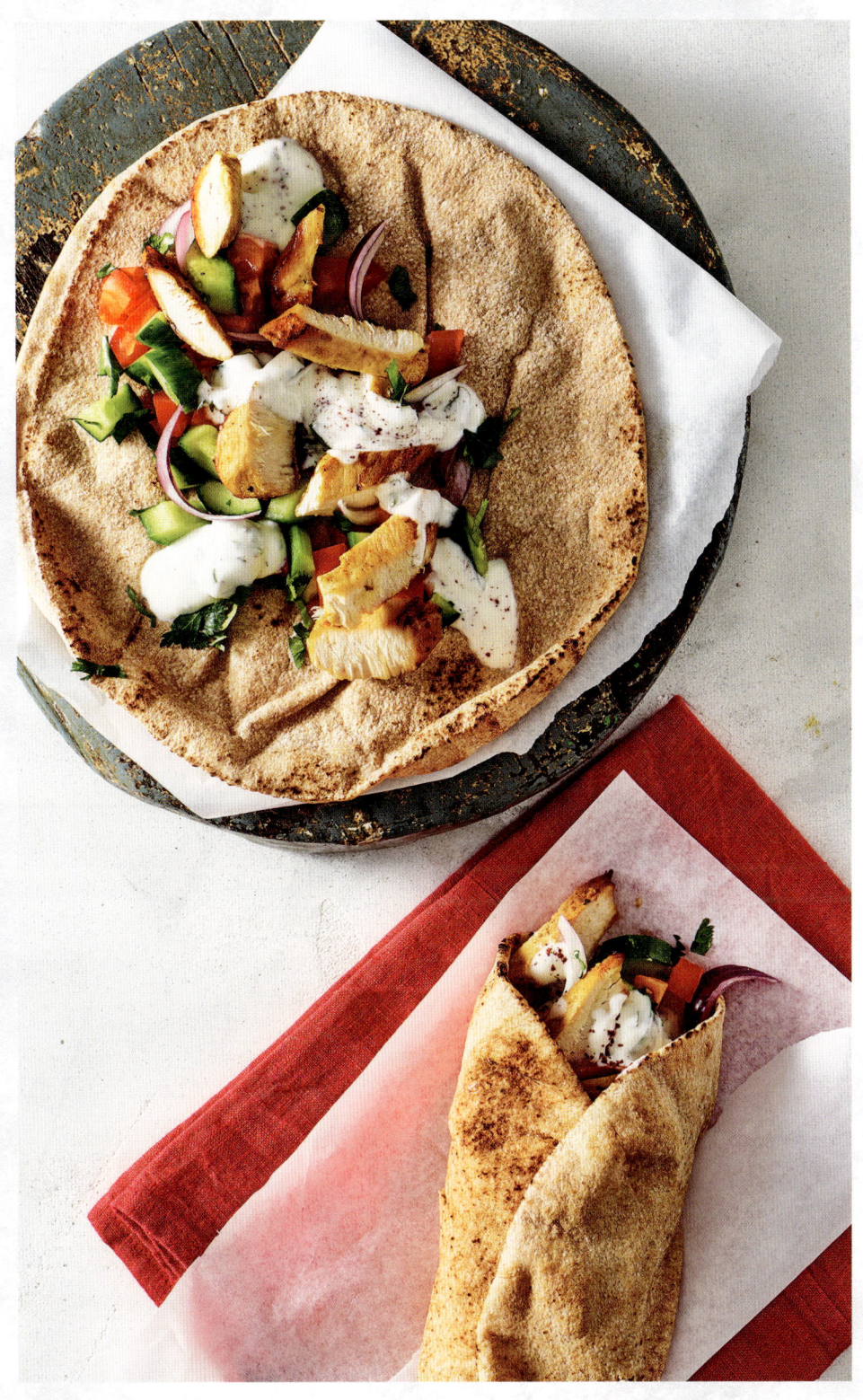

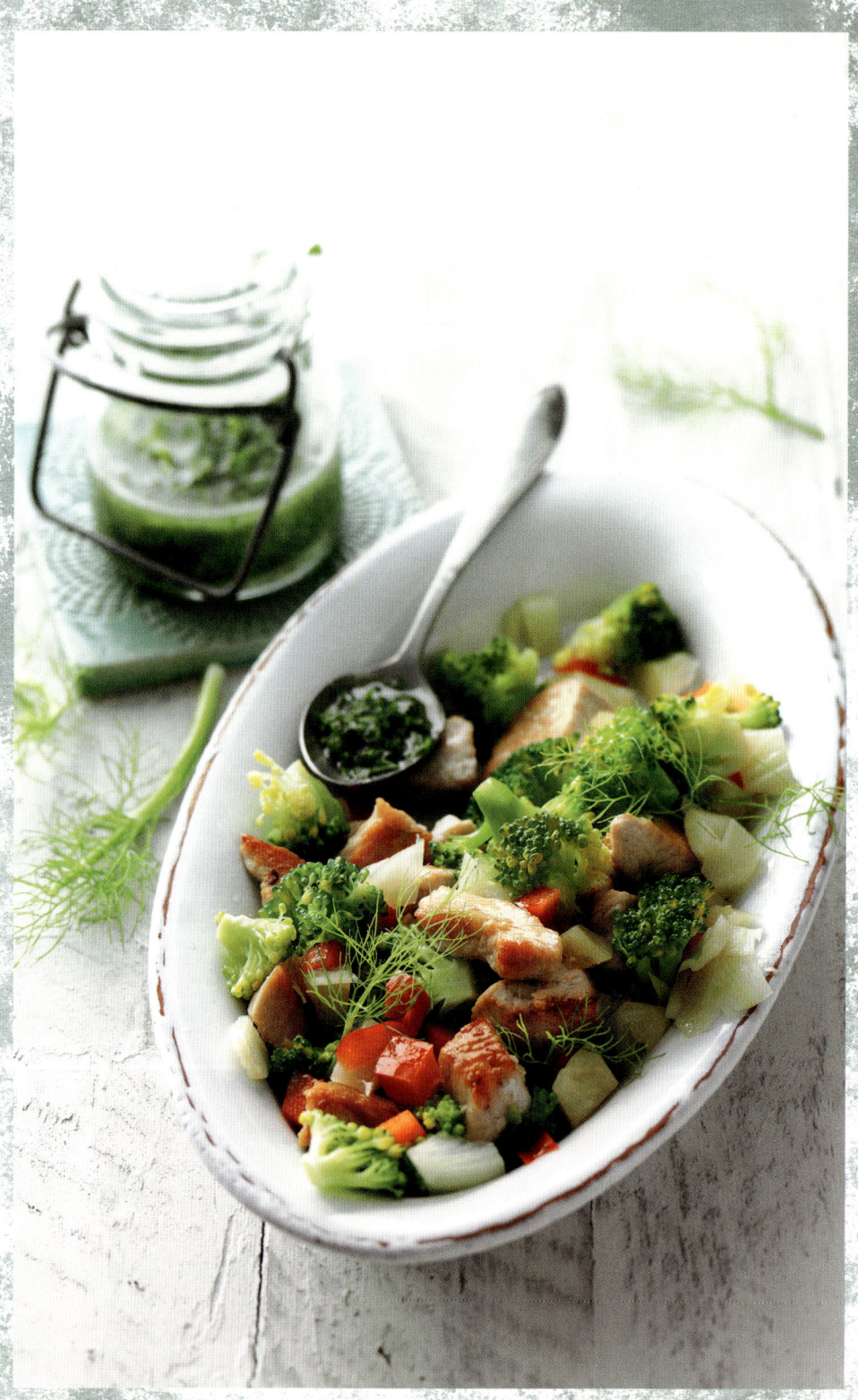

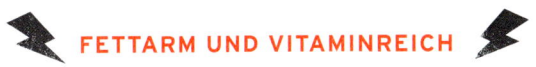

BUNTES PUTEN-GESCHNETZELTES

Für 2 Personen

30 Min. Zubereitung
Pro Portion ca. 260 kcal,
40 g E, 9 g F, 4 g KH

150 g Fenchel
100 g Brokkoli
½ rote Paprika (100 g)
300 g Putenschnitzel
1 EL Öl
Pfeffer
Salz
1 EL Basilikumpesto

Fenchel halbieren, vom Strunk befreien, fein würfeln und kurz in einem Sieb unter fließendem Wasser waschen. Brokkoli waschen, putzen und in sehr feine Röschen schneiden. Die Paprika längs halbieren, Stielansatz, Trennwände und Kerne entfernen. Die Hälften waschen, fein würfeln.

Das Putenfleisch kalt abspülen, trocken tupfen und in mundgerechte Stücke schneiden. Das Öl in einer beschichteten Pfanne erhitzen und das Fleisch darin anbraten, dann mit Pfeffer und Salz abschmecken. Fenchel und Brokkoli zum Fleisch in die Pfanne geben und 3 Min. bei mittlerer Hitze dünsten.

Anschließend die Paprikawürfel in die Pfanne geben und alles mit Salz und Pfeffer abschmecken. Fleisch und Gemüse gemeinsam 5 Min. unter gelegentlichem Wenden dünsten. Das Pesto untermischen. Das Geschnetzelte auf zwei Tellern anrichten und servieren. Dazu schmecken Nudeln oder Reis.

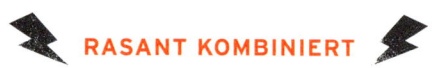

SESAMLACHS MIT ASIA-BROKKOLI

Für 4 Personen

20 Min. Zubereitung
Pro Portion ca. 590 kcal,
45 g E, 42 g F, 14 g KH

Salz
1 kg TK-Brokkoli
4 Lachsfilets mit Haut
(à ca. 175 g)
1 EL Wasabipaste (jap.
grüner Meerrettich)
75 g Sesam
2 EL Öl
2 Knoblauchzehen
1 Stück Ingwer (ca. 2 cm)
2 rote Chilischoten
2 EL Sojasauce
1 großer Spritzer
Limettensaft

In einem Topf Salzwasser aufkochen. Den Brokkoli darin zugedeckt in 4–5 Min. bissfest garen.

Die Lachsfilets mit Küchenpapier trocken tupfen, auf der Fleischseite salzen und mit Wasabi bestreichen. Den Sesam auf einen Teller geben und den Lachs mit der bestrichenen Seite hineindrücken.

In einer beschichteten Pfanne 1 EL Öl erhitzen und den Lachs darin auf der Hautseite ca. 5 Min. braten. Dann wenden und auf der Sesamseite bei mittlerer Hitze 2–3 Min. braten. Danach vom Herd nehmen.

Den Brokkoli in ein Sieb abgießen und abtropfen lassen. Knoblauch und Ingwer schälen, fein hacken. Die Chilischoten längs halbieren, Stielansatz, Trennwände und Kerne entfernen. Die Hälften waschen und in feine Streifen schneiden.

Das restliche Öl in einem Topf erhitzen, Knoblauch, Ingwer und Chilistreifen darin ca. 2 Min. andünsten. Die Brokkoliröschen vorsichtig untermischen. Mit Sojasauce würzen und alles zugedeckt ca. 2 Min. dünsten. Zum Servieren den Brokkoli mit Limettensaft beträufeln und mit dem Sesamlachs anrichten.

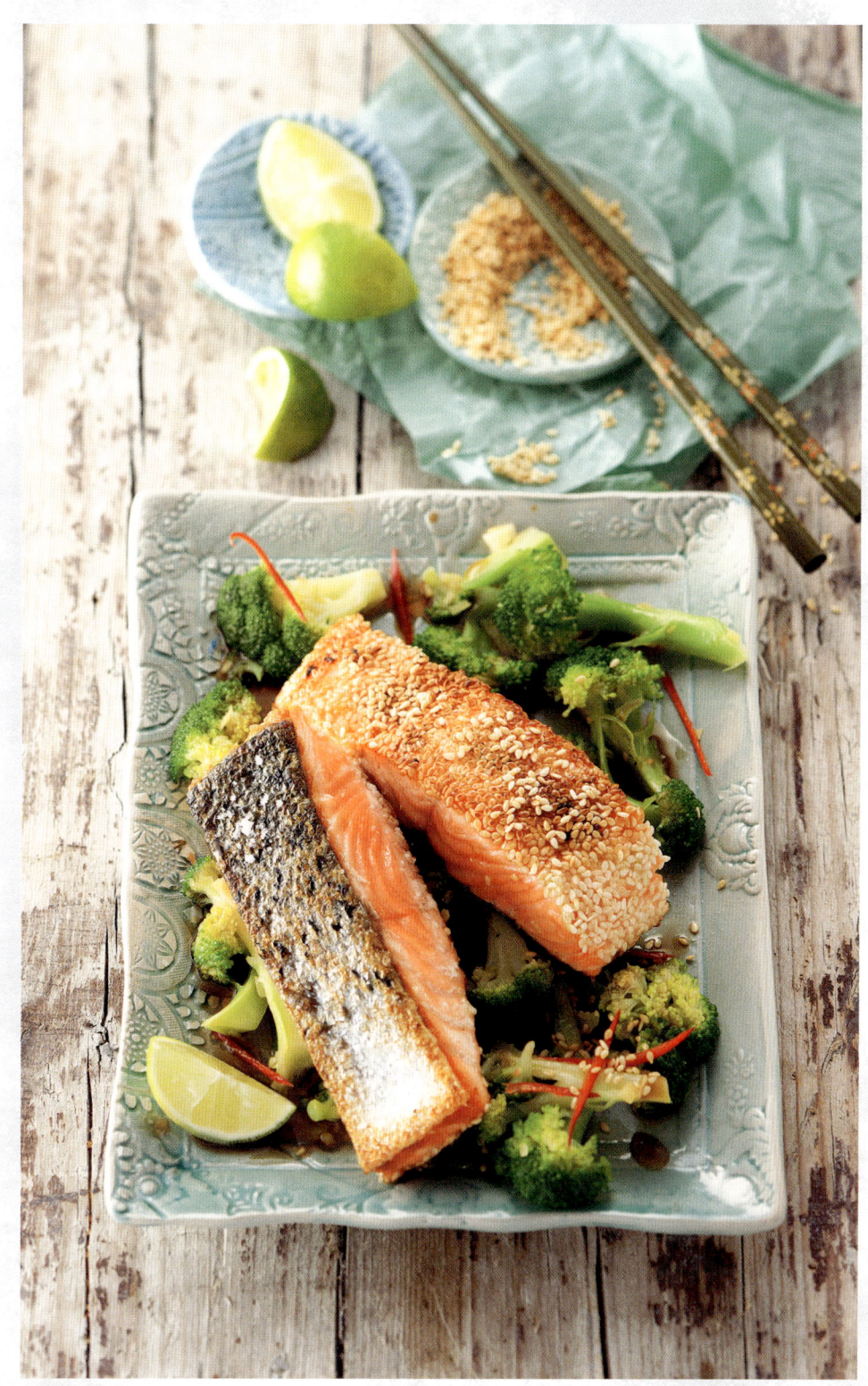

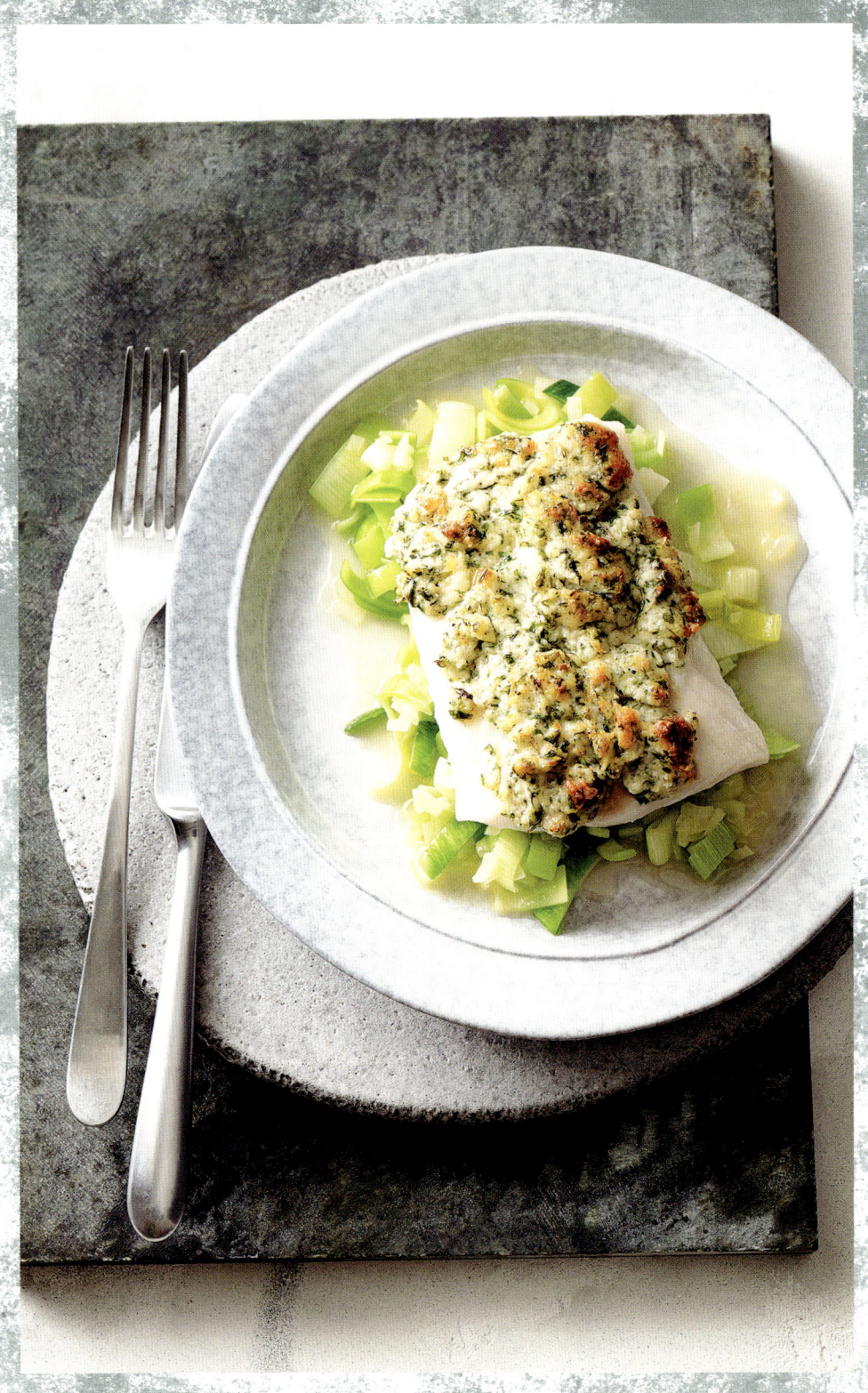

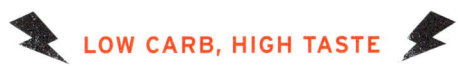

LOW CARB, HIGH TASTE

KABELJAU MIT KRÄUTERKRUSTE

Für 2 Personen

35 Min. Zubereitung
20 Min. Backen
Pro Portion ca. 730 kcal,
51 g E, 51 g F, 11 g KH

2 Kabeljaufilets (à 180 g)
50 ml trockener Weißwein
(ersatzweise 45 ml Wasser
und 1 TL Zitronensaft)
50 g Pecorino
50 g Parmesan
2 Knoblauchzehen
70 g zimmerwarme Butter
2 EL TK-Petersilie
½ TL getrockneter
Thymian
Salz, Pfeffer
500 g Lauch
1 Zwiebel
frisch geriebene
Muskatnuss
100 ml Gemüsebrühe

AUSSERDEM
Auflaufform
(ca. 15 x 15 cm)

Den Backofen auf 220° vorheizen. Kabeljaufilets in die Auflaufform geben und mit Wein übergießen.

Pecorino und Parmesan fein reiben. Knoblauch schälen, fein hacken. Käse, Knoblauch, 50 g Butter, Petersilie, Thymian, ½ TL Salz und 2 Prisen Pfeffer in einer Schüssel verrühren. Die Masse zu gleichen Teilen auf den Fischfilets verstreichen. Den Fisch im vorgeheizten Ofen (Mitte) 15–20 Min. backen.

Inzwischen die Lauchstangen putzen, längs halbieren und quer in feine Streifen schneiden. Lauchstücke in einem Sieb gründlich abbrausen und abtropfen lassen. Zwiebel schälen, fein würfeln. Übrige Butter in einem Topf erhitzen. Zwiebel und Lauch darin ca. 3 Min. bei mittlerer Hitze dünsten, mit ½ TL Salz und 2 Prisen Muskatnuss würzen. Brühe angießen, aufkochen und den Lauch 3–4 Min. garen.

Fisch am Ende der Backzeit aus dem Ofen nehmen. Das Lauchgemüse samt Fond auf zwei Tellern anrichten. Die Fischfilets daraufsetzen und servieren.

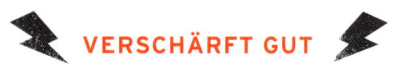

OFENDORADEN MIT MOJO

Für 2 Personen

50 Min. Zubereitung
25 Min. Garen
Pro Portion ca. 775 kcal,
75 g E, 41 g F, 26 g KH

1 rote Paprika
1 kleine rote Chilischote
2 Knoblauchzehen
50 g Mandelmehl
½ TL gemahlener
Kreuzkümmel
2 TL Weißweinessig
6 EL Olivenöl
Salz, Pfeffer
2 Doraden (à ca. 400 g;
küchenfertig)
2 Zweige Rosmarin
300 g festkochende
Kartoffeln
400 g junge Zucchini
50 ml Gemüsebrühe

Backofengrill vorheizen. Paprika vierteln, Stielansatz, Trennwände und Kerne entfernen. Die Viertel waschen und mit der Hautseite nach oben auf ein Backblech legen. Unter dem Grill 8–10 Min. rösten, bis die Haut schwarz wird. 10 Min. abkühlen lassen.

Chili halbieren, Stielansatz, Trennwände und Kerne entfernen. Die Hälften waschen, fein würfeln. Knoblauch schälen, fein würfeln. Die Paprika häuten und in grobe Stücke schneiden. Mit Chili, einem Drittel Knoblauch, Mandelmehl, Kreuzkümmel, Essig und 2 EL Öl glatt pürieren, dann salzen und pfeffern.

Den Backofen auf 200° vorheizen. Die Doraden trocken tupfen, auf beiden Seiten dreimal schräg einschneiden, innen wie außen salzen und pfeffern und mit je 1 Zweig Rosmarin füllen. Kartoffeln schälen, waschen, in Scheiben hobeln und diese in kaltes Wasser legen. Zucchini waschen, putzen und in ca. ½ cm dicke Scheiben schneiden.

Kartoffeln und Zucchini auf einem Backblech verteilen. Die Doraden darauflegen. Übriges Öl mit der Brühe und dem restlichen Knoblauch mischen, salzen, pfeffern und auf dem Gemüse und Fisch verteilen. Im Ofen (unten) ca. 25 Min. braten, dann herausnehmen und mit der Mojo servieren.

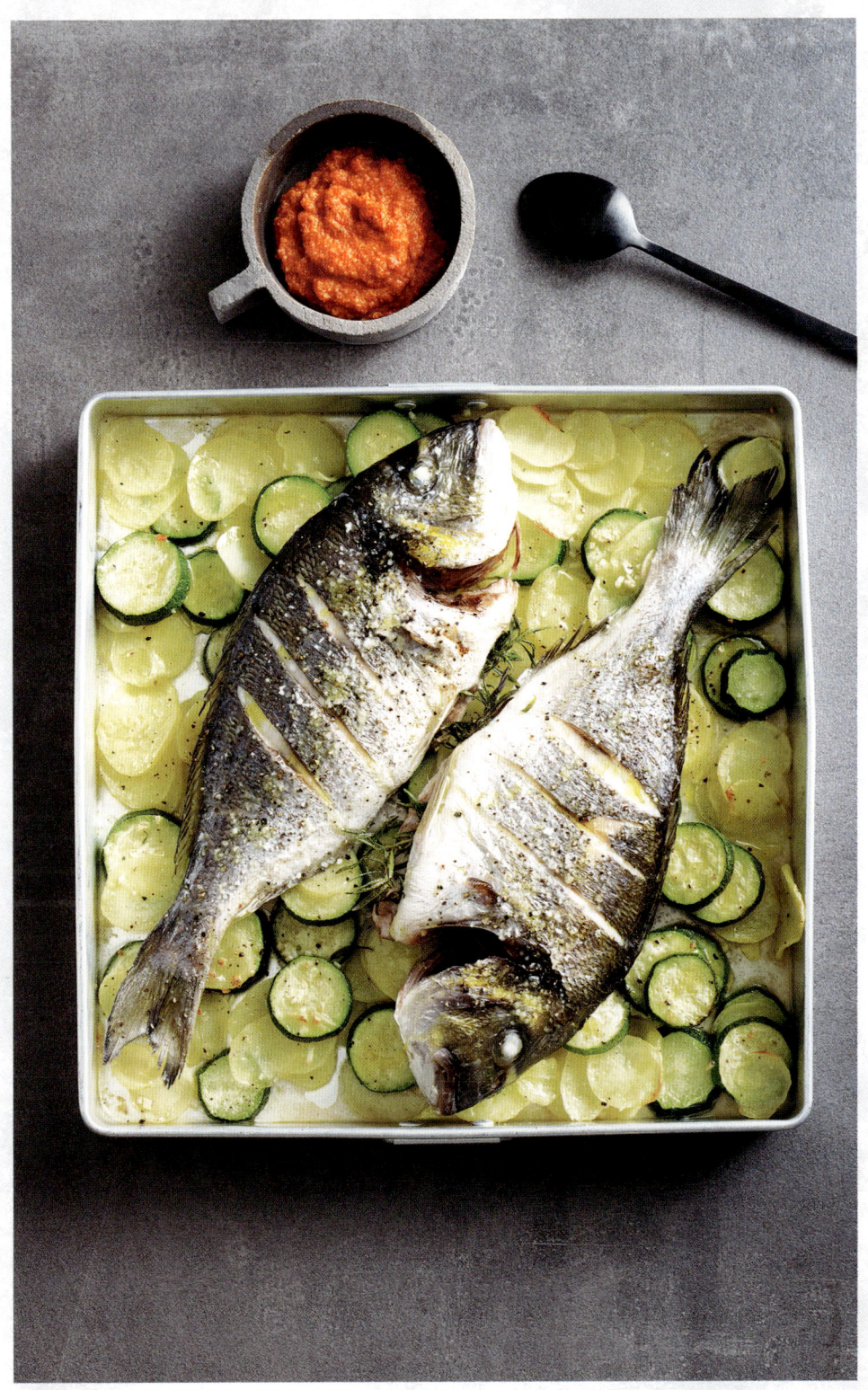

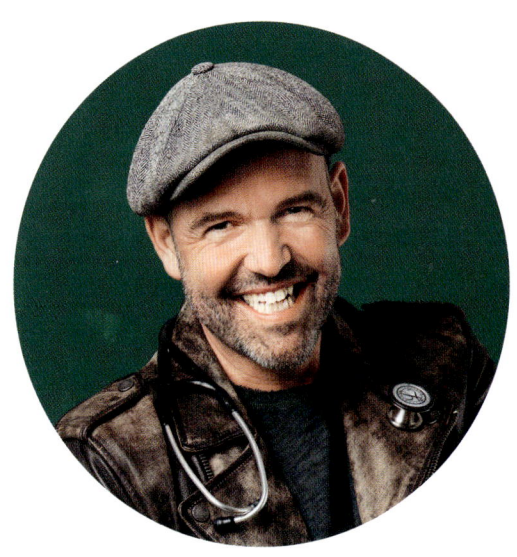

ÜBER MICH

Mein vollständiger Name lautet ja eigentlich Dr. med. Heinz-Wilhelm Esser, wobei sich mein Vorname aus den Namen meiner Großväter zusammensetzt. Im Laufe der Jahre passt sich mein Aussehen immer besser meinem Namen an. Heinz-Wilhelm ist als Rufname viel zu lang, seit Jahrzehnten nennt man mich HeiWi. Geboren und aufgewachsen bin ich in einem kleinen Dorf am Niederrhein. Die Kindheit war unbeschwert und fand vor allem draußen in der Natur statt.

Mit zwölf fand ich meine erste große Liebe: den Schwimmsport. Ich trainierte wie ein Berserker und träumte von großen internationalen Siegen. Trotz extrem großen Trainingsfleißes musste ich so mit 16, 17 Jahren feststellen, dass neben Disziplin und Ehrgeiz auch Talent vonnöten ist, um in einer Disziplin Höchstleistung bringen zu können. Und dieses Talent war bei mir eben nicht so 100%ig vorhanden. Ein enormer Tiefschlag in meinem noch so jungen Leben, der genau für 25,3 Minuten anhielt. Dann nämlich kam mir die Idee, dass ich meine Schwimmkarriere gegen eine Rockstarkarriere austauschen könnte. Gut, ich konnte zwar bis dato nur mein Akkordeon spielen und eine Band hatte ich auch nicht, aber das hielt mich nicht davon ab, schon mal über ein Doppellivealbum nachzudenken. Die Gitarre war schnell gekauft, drei Akkorde gelernt und die Knöppe auf dem Verstärker immer nach links gedreht. Englische Einstellung nennt man das. Bei der Lautstärke konnte eh keiner hören, wenn ich mich mal im Akkord vergriffen hatte. Mit vier anderen Jungs gründete ich meine erste Punkband, die vor allem durch ihre Optik »bestach«. Spielen konnten wir ja alle nicht, umso lustiger wollten wir aussehen mit bunten Haaren, Iros, Nasenringen, ersten Tattoos, Springerstiefeln und zerfetzten Jeans, die kaum der Nietengürtel zusammenhielt. Zeitgleich zu meinen Rockstarbemühungen machte ich Abi und dann Zivildienst. Eine tolle Zeit, da ich mich wunderbar um die Band kümmern konnte. Leider ging der Zivildienst aber auch zu Ende und ich musste mich wohl oder übel für ein Studium einschreiben. Und da fiel meine Wahl auf die Medizin – langes Studium, also ausreichend Zeit für die Musik. Und so ging es zum Studium nach Köln. Die kommenden Jahre verbrachte ich in vermüllten Proberäumen mit Schimmelpilz an den Wänden, auf Konzerten (als Zuschauer oder selbst auf der Bühne), in Clubs oder auf WG-Partys. Ab und zu sah man mich auch bei einer Vorlesung. Dennoch lief das Studium ganz gut, und nach knapp fünf Jahren war ich Arzt UND hatte einen Plattenvertrag in der Tasche. Und mit diesem Plattenvertrag ging es dann erst mal »um die Welt«. Mit meiner Band »Substyle« veröffentlichten wir drei Longplayer, spielten mit Gott und der Welt auf Riesenbühnen und in kleinsten Dorfkneipen und genossen das Leben als »Close to Rockstar«. Ich schrieb zwar meine Doktorarbeit im Tourbus, während um mich rum der Rock 'n' Roll tobte, aber sonst war ich weit entfernt vom Arztberuf.

Das ganze Konstrukt »Rockstar« bekam allerdings einen großen Riss, als mein bester Freund und Geiger der Band, Toby, an Krebs erkrankte. Da es für uns undenkbar war, dass wir ohne ihn weitermachen, legten wir eine Pause ein, die allerdings fünf Jahre dauern sollte. Währenddessen produzierte ich diverse Künstler und Bands und genoss mein Leben als Tonstudiogewächs. Ich liebte meinen Job, die Arbeit mit den Bands, dieses Wahnsinnsgefühl, wenn ein Song langsam Gestalt annahm, ein Gefühl, das ich heute übrigens immer noch habe. Doch dann hielt MP3 Einzug in die Musikwelt. Warum noch CDs kaufen, wenn man sich Tausende von Songs aus dem Netz runterladen und auf einem MP3-Player auch noch ständig dabeihaben konnte? Ich gehöre noch zu den Verrückten, die mit einem Discman joggen gegangen sind (mit Antischock-System), den Discman in der rechten Hand und in der linken diverse CDs zum Wechseln. Und nun hatte man ein Gerät in der Größe einer EC-Karte in der Hand, auf dem unendlich viele Songs Platz finden – für mich damals Teufel und Engel zugleich.

Durch MP3 und seine Anbieter kam es zu einem Dinosauriersterben in der Plattenfirmenbranche. Ich wechselte daraufhin in die Werbebranche, schrieb Musik für Imagefilme und schnitt Hörspiele, die damals schwer angesagt waren. Meine Stimmung war allerdings auf einem Tiefpunkt angelangt und ich musste mich zeitweise wirklich ins Studio reinprügeln.

Und genau zu dem Zeitpunkt rief ein Professor an, der mich gut kannte und aus irgendwelchen Gründen schätzte.

Er bot mir eine Stelle in seiner Abteilung als Anwärter für den Lungen-
facharzt und bereits zwei Monate
später trat ich diese Stelle an. Ich
wurde damals von allen Seiten sehr
misstrauisch beäugt. Die Personal-
abteilung gab mir eine Probezeit von
einem Jahr und ein Oberarzt sagte
mir auf den Kopf zu, dass ein Typ mit
der Vita den Job nicht schaffen könne.
Allerdings hatte ich auch Förderer,
Ärzte, Schwestern und Pfleger, die
mich unterstützten, mich ausbildeten
und an mich glaubten.
Und so kam ich als »tätowierter Rock
’n’ Roller« zurück in die Medizin und
lernte den Arztberuf in kürzester Zeit
über alles lieben. Endlich ein sinn-
hafter Job, eine Arbeit, bei der ich
hilfebedürftigen Menschen zumindest
etwas helfen konnte und mit erfülltem
Herz nach Hause ging. Ich war so
fanatisch, dass ich nach kurzer Zeit
zusätzlich als Notarzt für die Stadt
Köln arbeitete und pausenlos von der
Klinik zur Feuerwache und zurück
wechselte.
So gingen ein paar Jahre ins Land und
ich bekam auch wieder Spaß, Songs
zu schreiben. 2008 gab es ein an sich
schönes Comeback von Substyle
auf einer erfolgreichen Tour mit der
finnischen Band »Negative«, allerdings nur von kurzer Dauer, da unser
Sänger nach der Tour ausstieg.
2011 gründete ich mit meinen

Kumpels Toby und Thomas die »Easy
Medical Applications«, eine kleine
App-Firma. Ich wollte unbedingt eine
App zur Stadien- und Therapiefindung
onkologischer Krankheitsbilder entwickeln – damals wurden wir belacht
und man nannte mich einen Träumer
mit zu viel Fantasie. Neun Jahre und
diverse Entwicklerpreise später gilt
die App und ihre Weiterentwicklung
als eine DER digitalen Hoffnungen.
2015 starb mein bester Freund dann
an dem beschissenen Krebs – ein Jahr,
das ich abhaken möchte, das mich in
eine tiefe Sinnkrise stürzte und mich
am »Boss da oben« echt zweifeln
ließ, obwohl genau in dem Jahr »Doc
Esser« geboren wurde.
Im Rahmen einer Soulproduktion
war ich nämlich bei der Agentur
»Kick-Musik«. Deren Geschäftsführer
und Freund von mir – Jürgen Evers –
suchte dringend nach einem »frischen
Medizinergesicht« für den WDR. Ich
fand es zwar ganz cool und nett, dass
er mich vorschlagen wollte, allerdings
sah ich mich nicht fernsehkompatibel
und schon gar nicht für den öffent-
lich-rechtlichen Sender. Überraschenderweise stellte der Sender aber die
Mittel für einen sogenannten Piloten.
»#Gesund« hieß dieser, und um mich
und mein sehr rock-’n’-rolliges Aussehen ein wenig zu neutralisieren, stellte
man zwei sehr nette junge Damen an
meine Seite. Was soll ich sagen: Die

Ausstrahlung fand quasi unter Ausschluss der Öffentlichkeit statt. Keine Sau interessierte sich für uns. Obwohl die Sendung wirklich gut war! Und damit waren wir auch wieder weg vom Fenster.

Ich trug das Ganze mit Fassung, richtig geglaubt hatte ich ohnehin nie an eine Fernsehkarriere. Aber es kam anders: Die wenigen Zuschauer, die den Piloten gesehen hatten, fanden den tätowierten Kerl, der sich als Arzt ausgab, interessant, sie wollten mehr sehen. Und so nahm alles seinen Lauf. Zunächst gab es den ein oder anderen Kurzauftritt als Experte, dann wurde ich bei meiner Tätigkeit als Notarzt begleitet und zack, plötzlich war der Pilot zu »Doc Esser« abgedreht. Diese Folge wurde auch endlich ein Quotenerfolg und so war ich plötzlich Namensgeber und Gastgeber einer eigenen Fernsehsendung.

Seitdem sind einige Jahre vergangen und ich genieße die Möglichkeit, nicht nur als Klinikarzt Patienten behandeln zu dürfen, sondern als Erklärbär im WDR ein bisschen dazu beizutragen, dass Zuschauer die Signale ihres Körpers verstehen und Wohlstandserkrankungen gar nicht erst aufkommen lassen. Was mich immer wieder fasziniert, ist die Genügsamkeit unseres Körpers. Man muss kein Leben der Entsagungen führen, um Körper und Geist bis ins hohe Alter fit und vital zu halten. Es sind die kleinen Fallstricke im täglichen Leben, die Schweinehunde, die Teufelchen, die uns Dinge ins Ohr flüstern, die zwar kurzfristig befriedigend sind, aber dauerhaft den Körper schädigen. Und weil ich es so schade finde, dass dies so wenige Menschen wissen, habe ich wiederum mein Wissen in dieses Buch gepackt, um den Lesern ihren Weg in ein gesundes Leben so einfach wie möglich zu machen. Hier geht es zwar um Gesundheit, vitale Zellen und Krankheitsvermeidung, aber das gepaart mit viel Genuss, Gelassenheit und in dem Wissen: »Gesund gestorben ist trotzdem tot.« Gesundheit fängt im Kopf an und zum Leben gehört Vorsorge mit einem gehörigen Schuss Unvernunft und Spaß. Jetzt liegt es an Ihnen …

Danksagung

Ich danke meinen wunderbaren Kindern Milla, Emilia, Zora und Joscha. Außerdem danke ich meinen Managern Jürgen Evers und Annika Jepson von kick. management für die langjährige Zusammenarbeit.

Kontakt:
kick. management GmbH
info@kick-management.de
0049 (0) 221 / 33 86-0

SACHREGISTER

REZEPTREGISTER

IMPRESSUM

© 2021 GRÄFE UND UNZER
VERLAG GmbH, Postfach 860366,
81630 München

Gräfe und Unzer ist eine eingetragene
Marke der GRÄFE UND UNZER
VERLAG GmbH,
www.gu.de

ISBN 978-3-8338-8096-4
1. Auflage 2021

Projektleitung: Nadine Widl
Lektorat: Dr. Stefanie Gronau
Bildredaktion: Nele Schneidewind
Umschlaggestaltung und Layout: Marta
Olesniewicz/Sabine Skrobek, ki36,
München
Herstellung: Markus Plötz
Satz: Longo AG, Bozen
Reproduktion: Longo AG, Bozen
Druck und Bindung: Dimograf

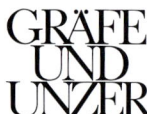

Ein Unternehmen der
GANSKE VERLAGSGRUPPE

Umwelthinweis:
Nachhaltigkeit ist uns sehr wichtig. Der
Rohstoff Papier ist in der Buchproduktion
hierfür von entscheidender Bedeutung.
Daher ist dieses Buch auf PEFC-zertifizier-
tem Papier gedruckt. PEFC garantiert, dass
ökologische, soziale und ökonomische
Aspekte in der Verarbeitungskette unabhängig überwacht werden und lückenlos
nachvollziehbar sind.

Die GU-Homepage finden Sie unter
www.gu.de

Bildnachweis:
Cover und S. 4, 18, 46, 116, 200: GU/
Stephanie Wolff
Adobe Stock: S. 102; Fotolia: S. 70; iStock:
S. 50, 51, 54, 58, 68, 73, 75, 78, 79, 83, 91,
96, 100, 105, 111; alle anderen Rezeptfotos:
GU Archiv;

Syndication: www.seasons.agency

Wichtiger Hinweis
Die Gedanken, Methoden und Anregun-
gen in diesem Buch stellen die Meinung
bzw. Erfahrung des Verfassers dar. Sie
wurden vom Autor nach bestem Wissen
erstellt und mit größtmöglicher Sorgfalt
geprüft. Sie bieten jedoch keinen Ersatz für
persönlichen kompetenten medizinischen
Rat. Jede Leserin, jeder Leser ist für das
eigene Tun und Lassen auch weiterhin
selbst verantwortlich. Weder Autor noch
Verlag können für eventuelle Nachteile
oder Schäden, die aus den im Buch gege-
benen praktischen Hinweisen resultieren,
eine Haftung übernehmen.